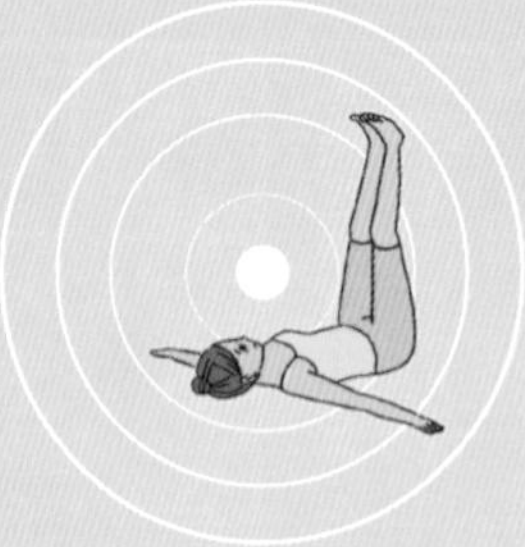

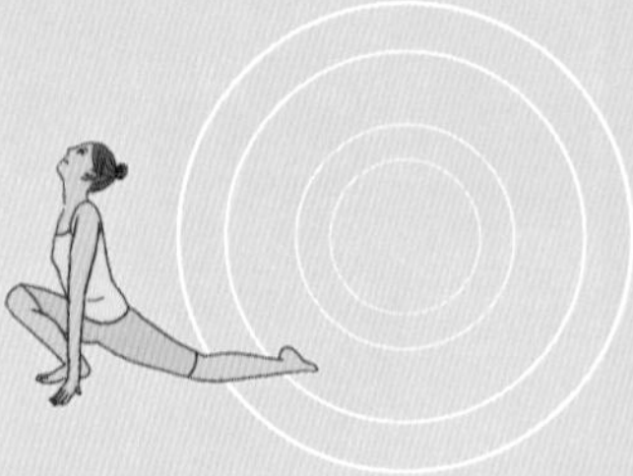

脊椎直了，身體就爽快！

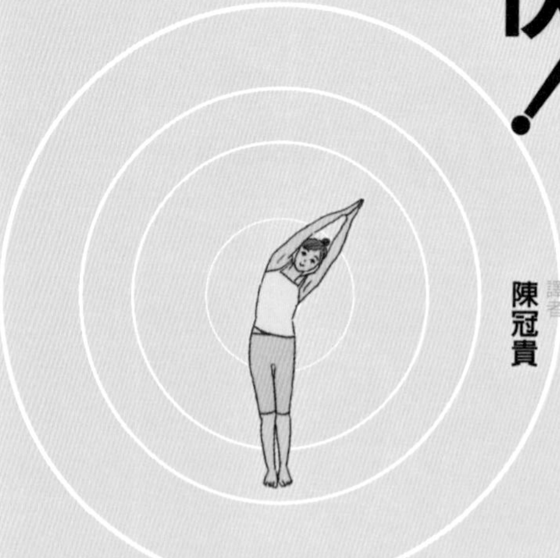

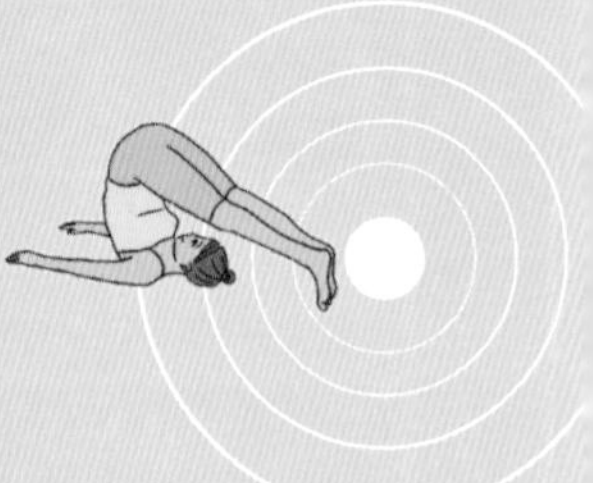

編集 LIBERALSYA

審訂 西川奈穗美

譯者 陳冠貴

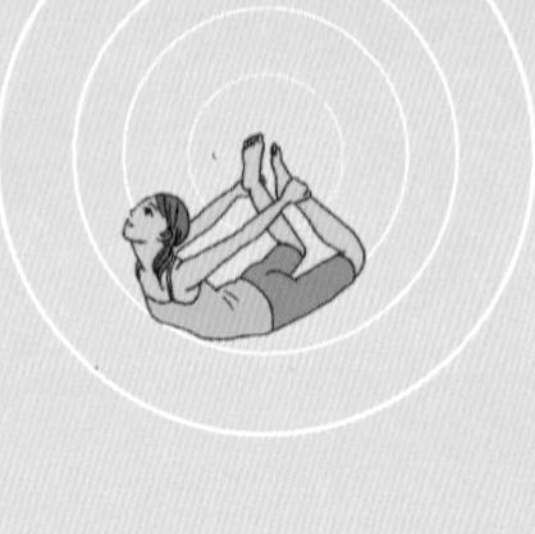

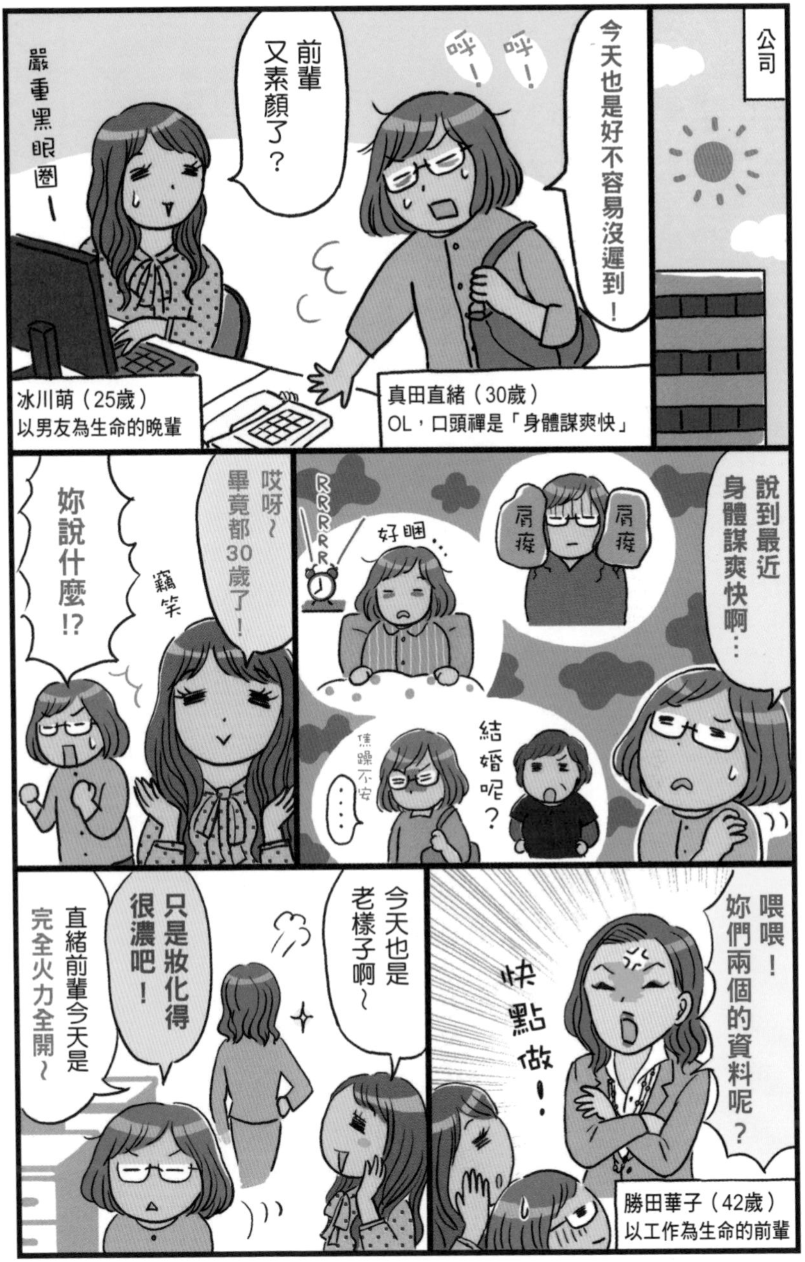
公司
今天也是好不容易沒遲到！
呼！
呼！
前輩又素顏了？
嚴重黑眼圈～
真田直緒（30歲）
OL，口頭禪是「身體謀爽快」
冰川萌（25歲）
以男友為生命的晚輩
說到最近身體謀爽快啊……
肩痠
肩痠
RRRRR
好睏…
結婚呢？
焦躁不安
……
哎呀～畢竟都30歲了！
竊笑
妳說什麼!?
喂喂！妳們兩個的資料呢？
快點做！
勝田華子（42歲）
以工作為生命的前輩
今天也是老樣子啊～
只是妝化得很濃吧！
直緒前輩今天是完全火力全開～

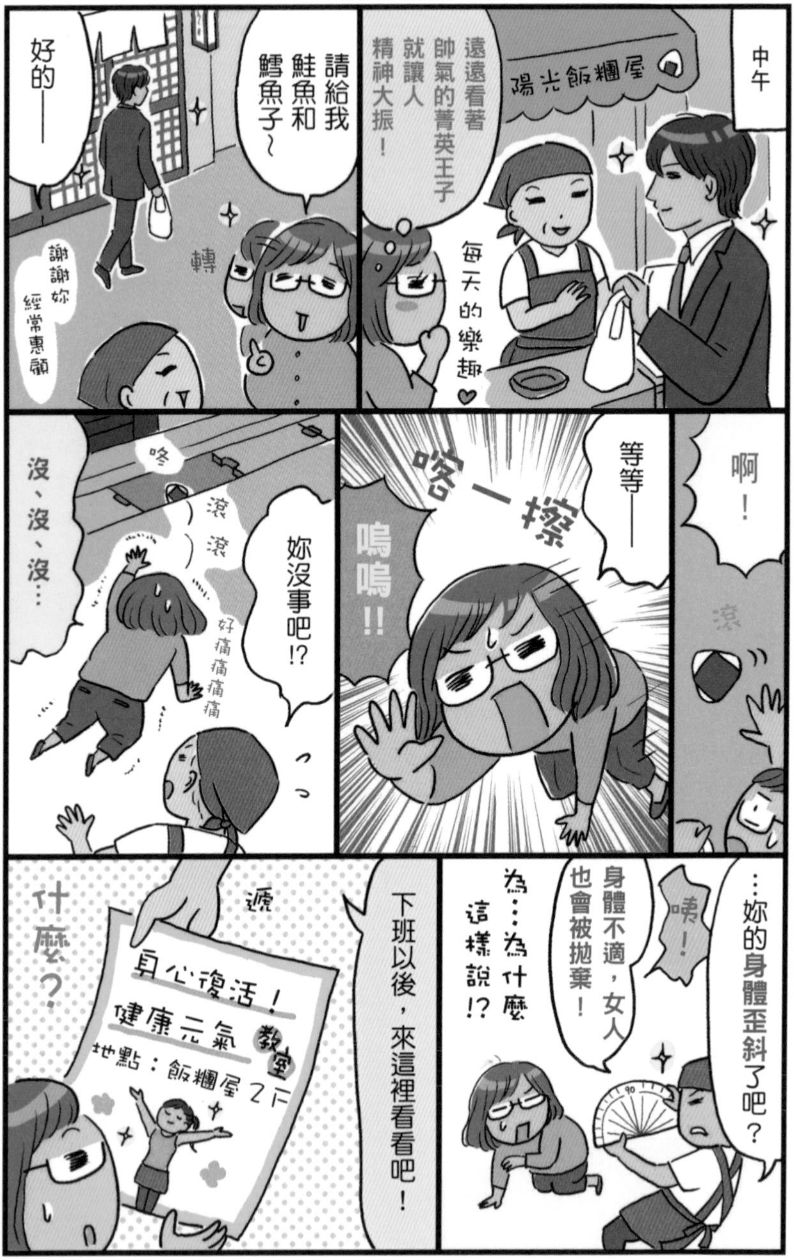
中午
陽光飯糰屋
遠遠看著帥氣的菁英王子就讓人精神大振！
每天的樂趣
請給我鮭魚和鱈魚子～
轉
好的——
謝謝妳經常惠顧
啊！
滾
等等——
喀一擦
嗚嗚!!
妳沒事吧!?
咚
滾滾
好痛痛痛痛
沒、沒、沒…
…妳的身體歪斜了吧？
咦！
身體不適，女人也會被拋棄！
為…為什麼這樣說!?
下班以後，來這裡看看吧！
遞
身心復活！
健康元氣教室
地點：飯糰屋2F
什麼？

▸ Contents ◂

1 矯正身形歪斜，解除身體不適

2 以美姿美儀為目標！

3 滋潤女人，提升子宮能力

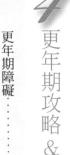

4 更年期攻略&各年紀的照護

如何享受本書

- 伸展操或瑜伽、鍛鍊肌肉等等運動，避免在餐後 2 小時內進行，並請穿著容易活動的服裝。
- 暖身運動請做P23的放鬆肩膀＆頸部，或是P101的放鬆腳趾活動，暖和身體後做運動效果更佳。
- 運動時建議用鼻子呼吸。
- 活動身體時請補充適量水分。
- 每個運動請勿勉強自己。特別是有宿疾的人、懷孕的人、產後不久的人請取得醫師的許可，並確認自己的身體狀態後，在可以負荷的前提下進行運動。

▸ 人物介紹 ◂

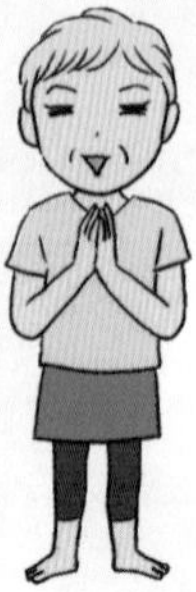

佐藤伸子（65）
解決所有女性不適的「身體教室」講師，也是經營飯糰屋與酒吧的女強人。

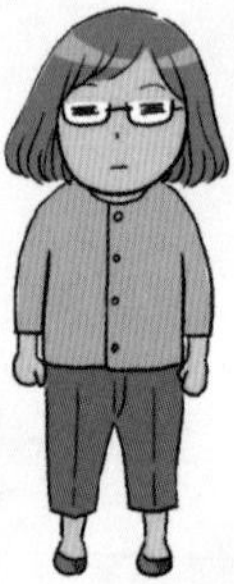

真田直緒（30）
平凡的OL。有疲勞、肩痠、便祕等等許多身體不適症狀，最近性格也逐漸扭曲。

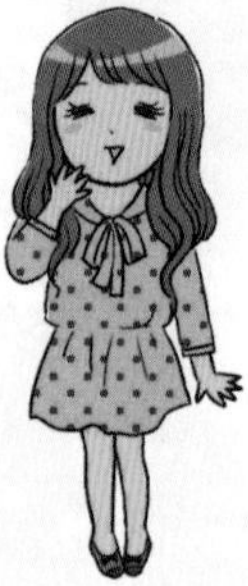

冰川萌（25）
直緒的晚輩，性格純真。明明有寒症卻最喜歡冰冷的東西，常煩惱月經不順。

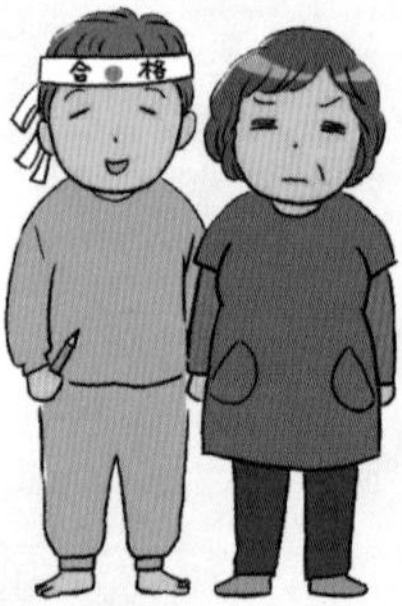

真田和子（53）
真田法男（25）
直緒的母親，期待直緒結婚，自己則與更年期不適對抗中。弟弟是支持母親的司法重考生。

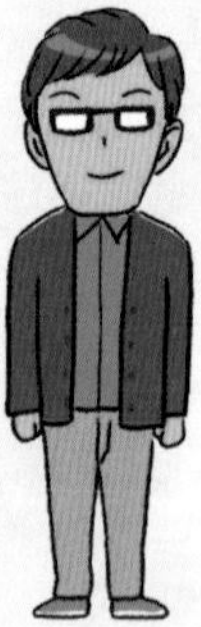

太田優太（32）
直緒憧憬的菁英王子的朋友，綽號眼鏡男。性格充滿慈愛，對直緒有好感。

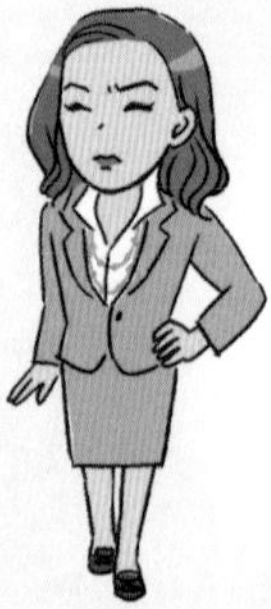

勝田華子（42）
直緒的前輩。雖然是美人，但偶爾會爆發偏離成功之路的焦躁，神色有如魔鬼。夢想成為社長。

Chapter 1

矯正身形歪斜，解除身體不適

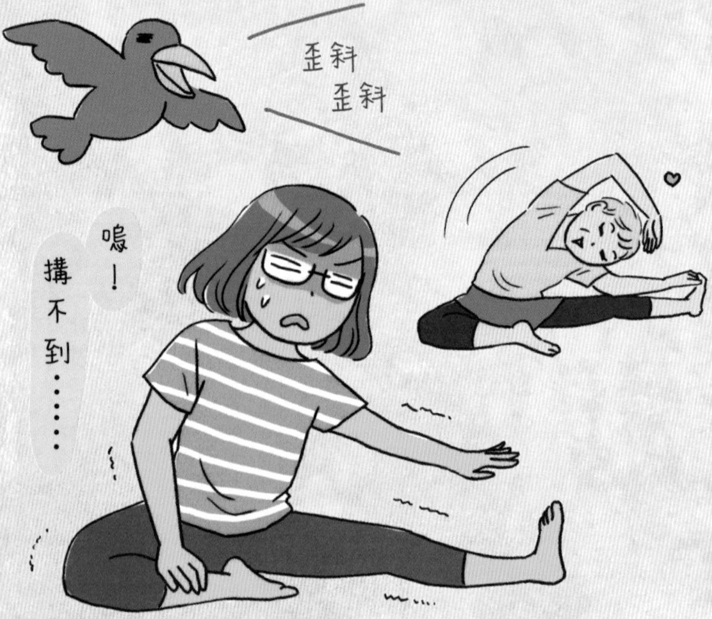

身體不舒服的原因就是身形歪斜！
藉由活動身體、矯正歪斜，
根除糾纏多年的身體不適！

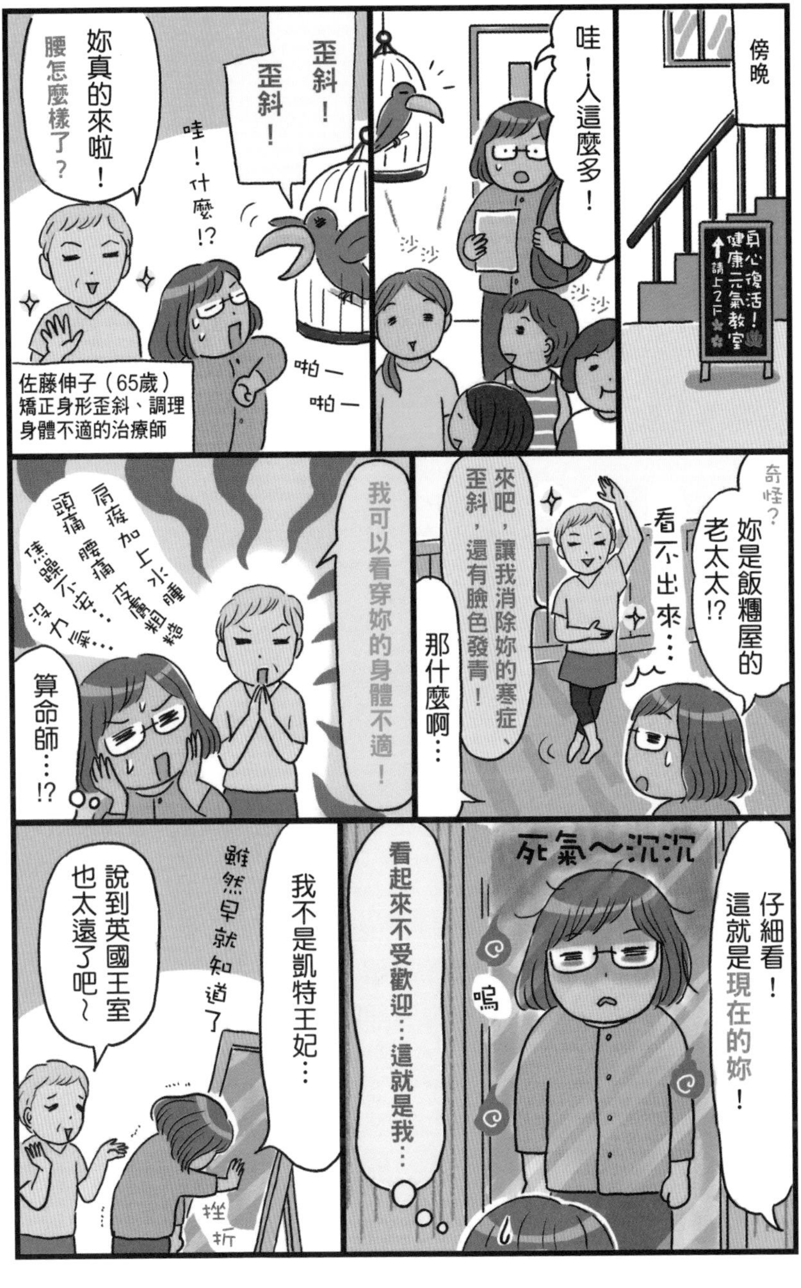
傍晚
身心復活！
健康元氣教室
↑請上2F
哇！人這麼多！
沙沙
沙沙
歪斜！歪斜！
哇！什麼!?
妳真的來啦！
腰怎麼樣了？
啪一
啪一
佐藤伸子（65歲）
矯正身形歪斜、調理身體不適的治療師
奇怪？
妳是飯糰屋的老太太!?
看不出來……
來吧，讓我消除妳的寒症、歪斜，還有臉色發青！
那什麼啊……
我可以看穿妳的身體不適！
肩痠加上水腫 皮膚粗糙
頭痛 腰痛
焦躁不安……
沒力氣……
算命師……!?
仔細看！
這就是現在的妳！
死氣～沉沉
嗚
看起來不受歡迎……這就是我……
我不是凱特王妃……
雖然早就知道了
說到英國王室也太遠了吧～
挫折

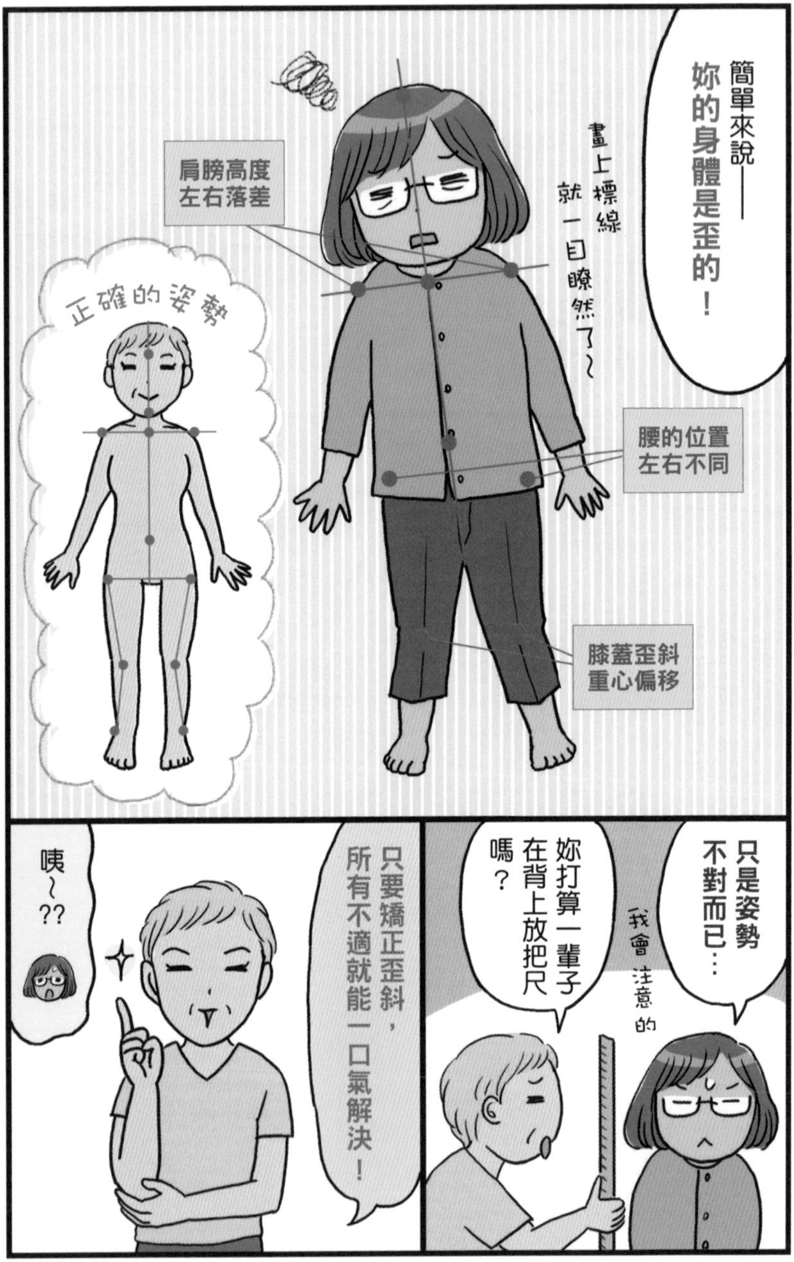
簡單來說——
妳的身體是歪的！
畫上標線
就一目瞭然了~
肩膀高度
左右落差
正確的姿勢
腰的位置
左右不同
膝蓋歪斜
重心偏移
只是姿勢
不對而已…
我會注意的
妳打算一輩子
在背上放把尺
嗎？
只要矯正歪斜，
所有不適就能一口氣解決！
咦~??

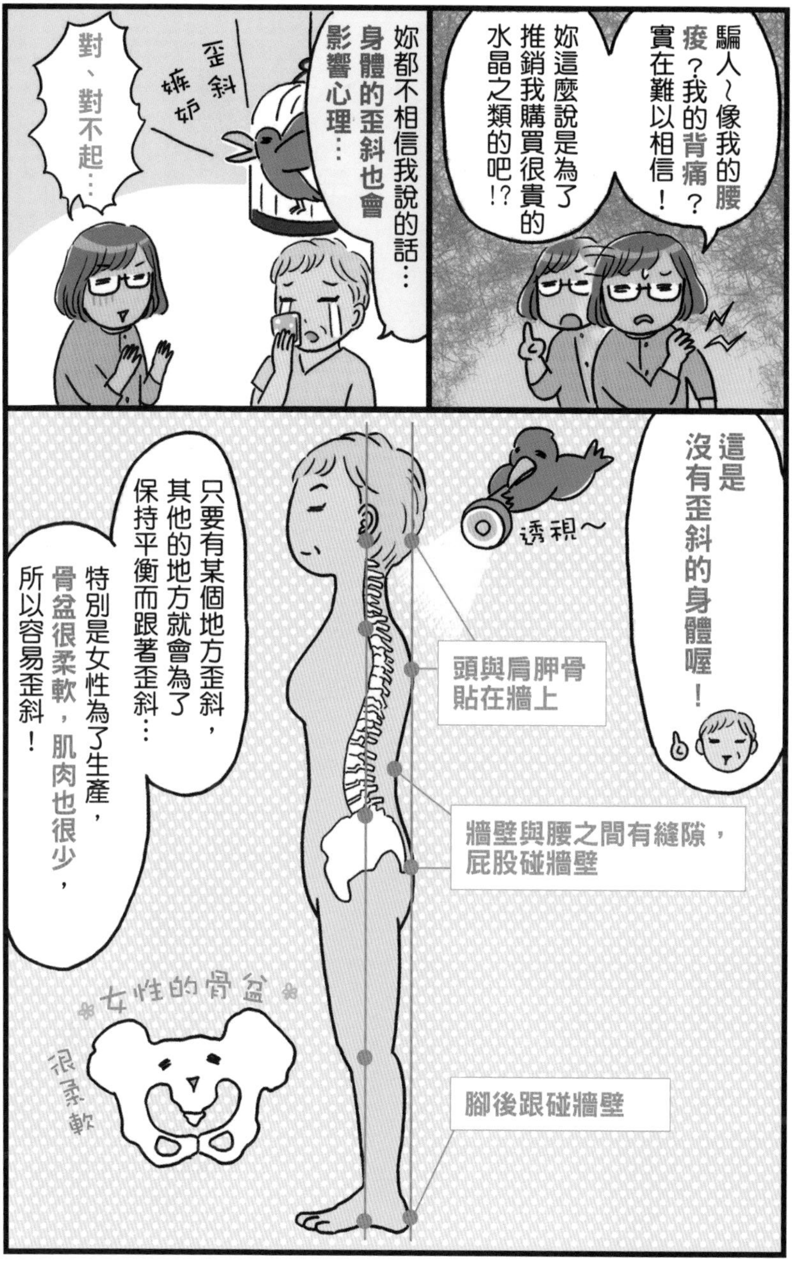
騙人~像我的腰痠？我的背痛？實在難以相信！
妳這麼說是為了推銷我購買很貴的水晶之類的吧!?
妳都不相信我說的話…身體的歪斜也會影響心理…
歪斜 嫉妒
對、對不起…
這是沒有歪斜的身體喔！
透視~
頭與肩胛骨貼在牆上
牆壁與腰之間有縫隙，屁股碰牆壁
腳後跟碰牆壁
只要有某個地方歪斜，其他的地方就會為了保持平衡而跟著歪斜…
特別是女性為了生產，骨盆很柔軟，肌肉也很少，所以容易歪斜！
女性的骨盆
很柔軟

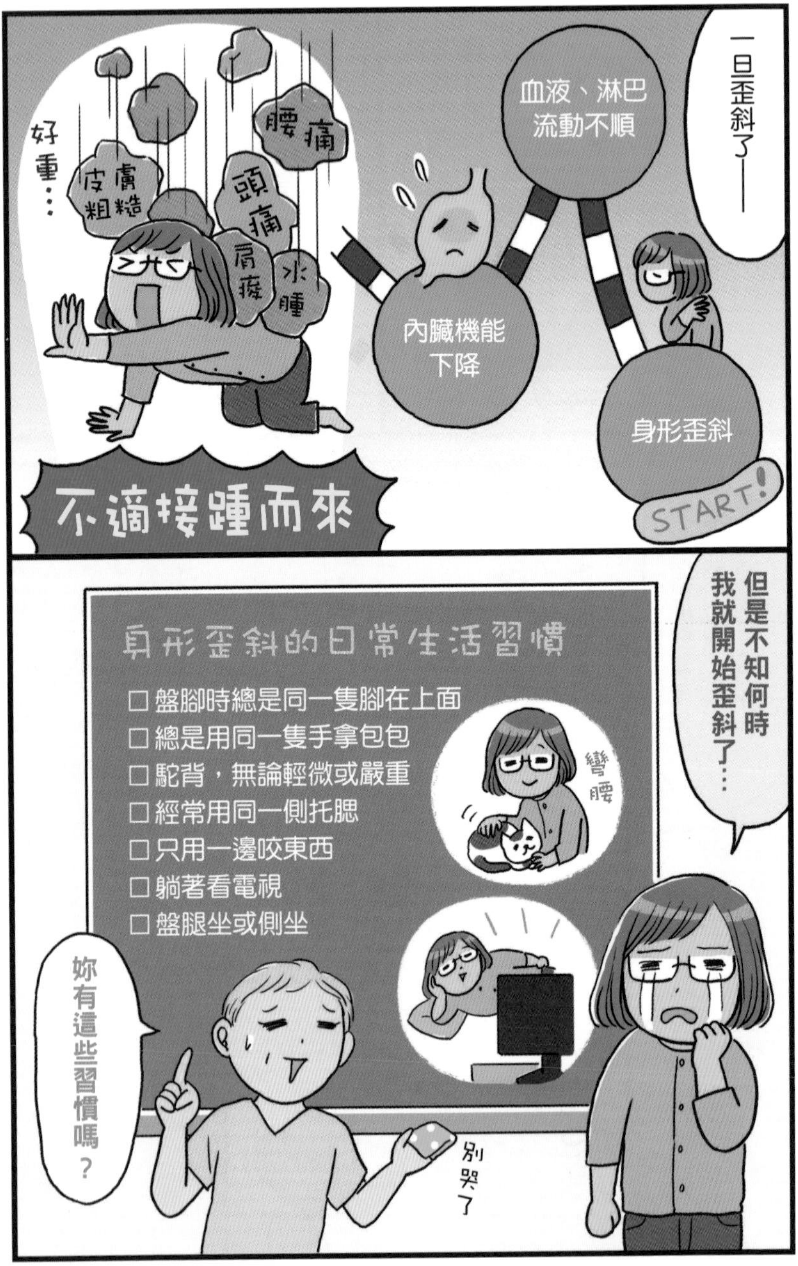

一旦歪斜了——
血液、淋巴流動不順
內臟機能下降
身形歪斜
START!
好重⋯
腰痛
皮膚粗糙
頭痛
肩痠
水腫
不適接踵而來
但是不知何時我就開始歪斜了⋯
身形歪斜的日常生活習慣
□盤腳時總是同一隻腳在上面
□總是用同一隻手拿包包
□駝背，無論輕微或嚴重
□經常用同一側托腮
□只用一邊咬東西
□躺著看電視
□盤腿坐或側坐
彎腰
妳有這些習慣嗎？
別哭了

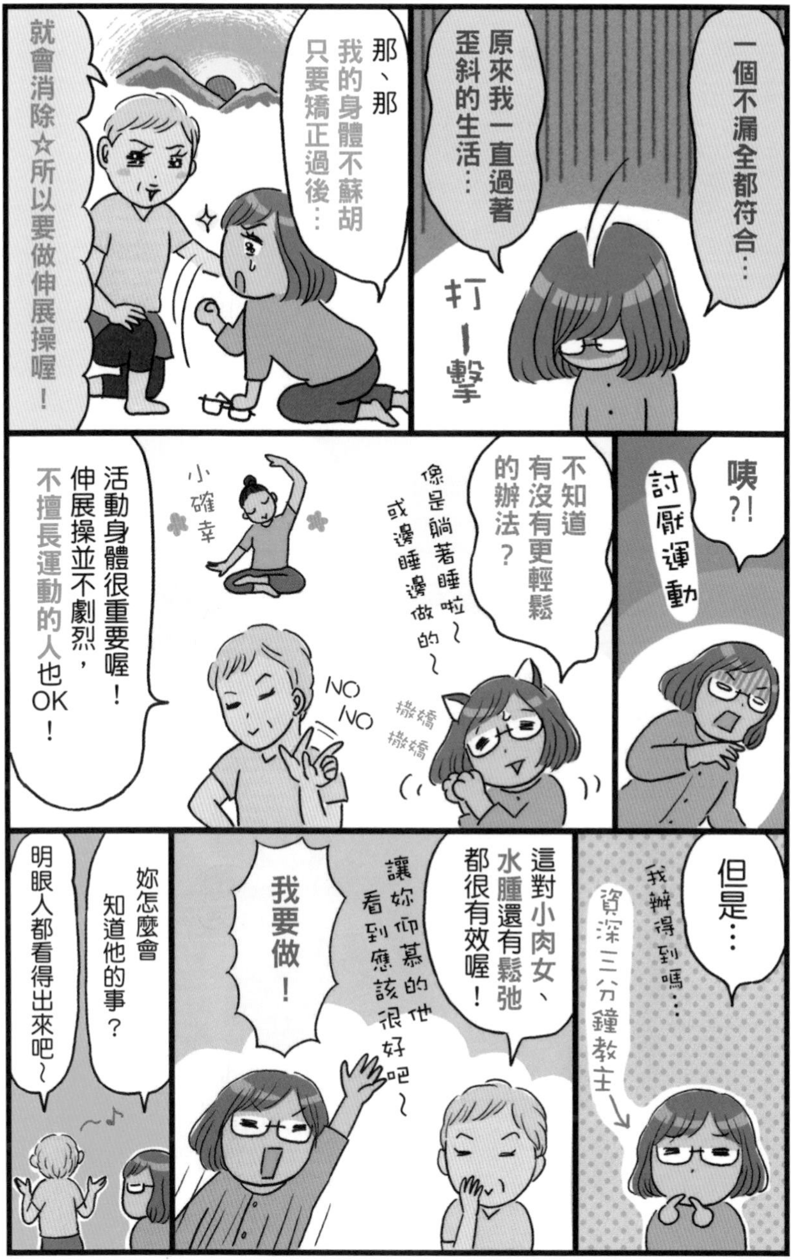
一個不漏全都符合…
原來我一直過著歪斜的生活…
打擊
那、那
我的身體不蘇胡只要矯正過後…
就會消除☆所以要做伸展操喔！
咦?!
討厭運動
不知道有沒有更輕鬆的辦法？
像是躺著睡啦～或邊睡邊做的～
撒嬌撒嬌
NO NO
小確幸
活動身體很重要喔！伸展操並不劇烈，不擅長運動的人也OK！
但是…
我辦得到嗎…
資深三分鐘教主
這對小肉女、水腫還有鬆弛都很有效喔！
讓妳仰慕的他看到應該很好吧～
我要做！
妳怎麼會知道他的事？
明眼人都看得出來吧～

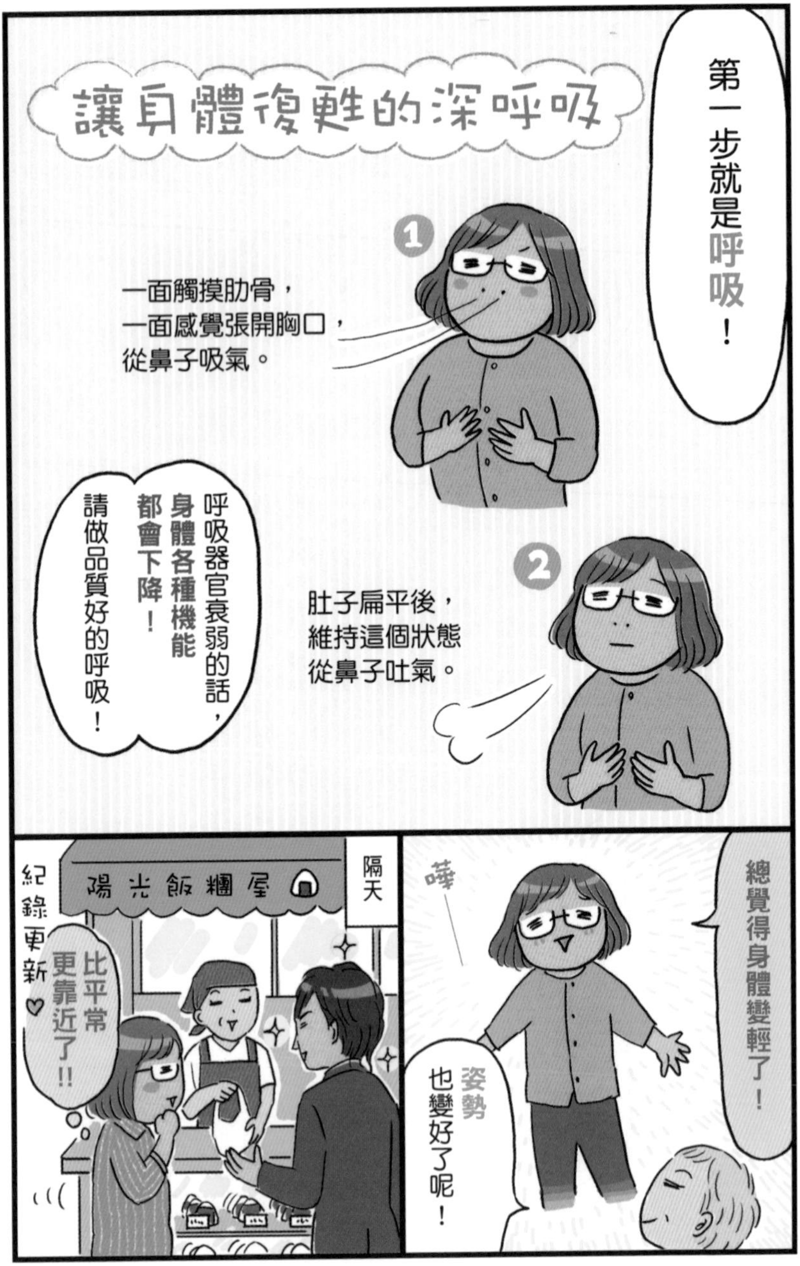
第一步就是呼吸！
讓身體復甦的深呼吸
1
一面觸摸肋骨，
一面感覺張開胸口，
從鼻子吸氣。
呼吸器官衰弱的話，身體各種機能都會下降！請做品質好的呼吸！
2
肚子扁平後，
維持這個狀態
從鼻子吐氣。
總覺得身體變輕了！
嘩
姿勢也變好了呢！
隔天
陽光飯糰屋
比平常更靠近了!!
紀錄更新♡

總是無法解除身體不適

「總是身體不適」的元凶是歪斜的身體

疲勞不斷累積、肩膀經常痠痛、腸胃很沉重、經痛難受……許多女性都有這種還不到疾病程度的「身體不適」。原因並不清楚，難以消除也只能空煩惱。

造成身體不適的主因，說不定是日常習慣所產生的「身形歪斜」！讓我們來了解歪斜的身體所帶來的影響，以及矯正歪斜的效果，讓身體復甦吧！

從根本解除很重要

如同「怎樣按揉肩膀也治不好肩膀痠痛」一樣，光是舒緩患部也無法解除長年的不適。換句話說，原因未必只在患部。如手臂和腸胃的疲勞，會影響到完全不同的部位，因此產生身體不適。不僅要舒緩患部，還要找出身體不適的主因，從根本逐步治療。

歪斜是平衡的崩潰

人的身體由許多骨頭與肌肉支撐。可是，因為身體的使用方式，前後左右肌肉力量的平衡一旦崩潰，就會產生歪斜。請透過活動身體調整肌肉力量的平衡，用心打造沒有不適的身體吧！

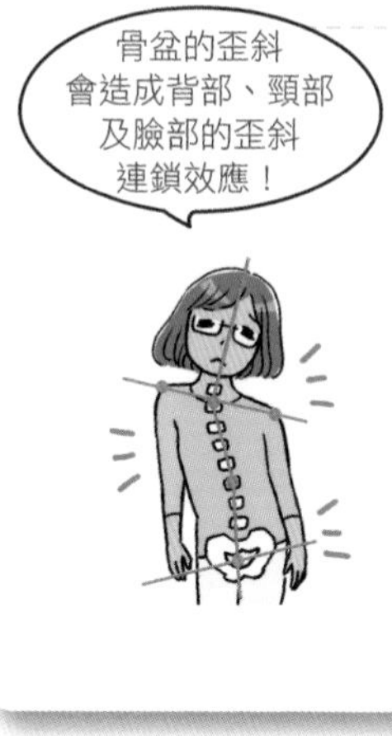
骨盆的歪斜
會造成背部、頸部
及臉部的歪斜
連鎖效應！

在歪斜產生身體不適之前

了解歪斜給身體帶來的影響，專心致力於解除根本的身體不適。

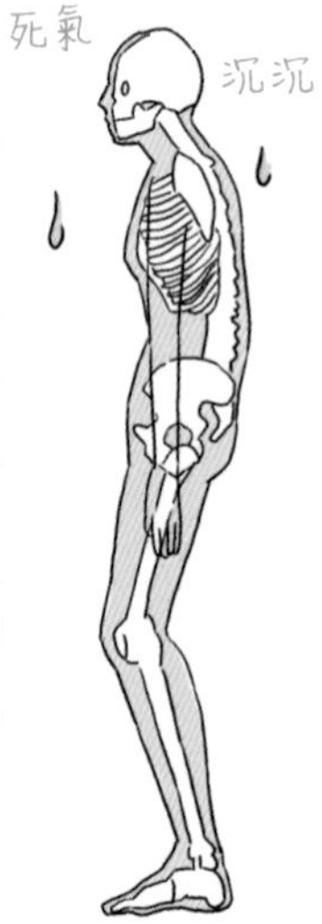

身體一旦歪斜，肌肉力量失衡，身體的各項功能就會下降。

原因

- 日常生活的各種習慣（→P13）
- 長時間相同的姿勢
- 壞姿勢

↓

身形歪斜

- 呼吸變淺
- 壓迫內臟
- 血液、淋巴的流動惡化

↓

內臟、神經系統的功能降低

- 給心臟帶來負擔
- 腎臟疲勞 ⋯▸ 慢性疲勞
- 體內廢物累積

- 腸胃的功能降低 ⋯▸ 腹瀉、便祕、胃脹

- 子宮、卵巢的功能降低
- 賀爾蒙分泌或排卵凌亂 ⋯▸ 月經問題、不孕

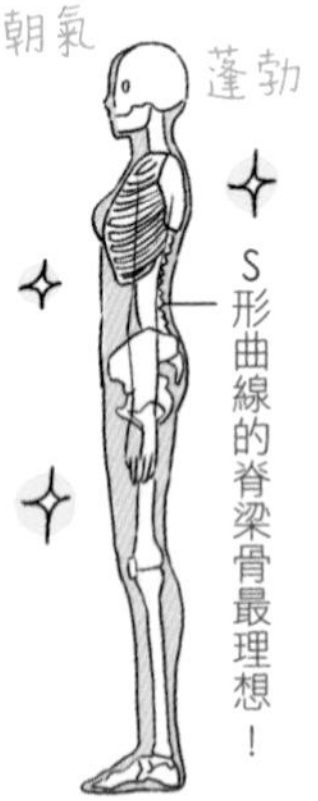

肌肉力量的平衡調整好，內臟就會在正確的位置，姿態也會變漂亮。

矯正歪斜，目標健康的身體！

透過矯正導致歪斜的習慣並活動身體，達成肌肉力量的平衡吧！

改善策略

- 以伸展操來鬆弛僵硬的肌肉
- 以肌力訓練來鍛鍊瘦弱的肌肉

慢性疲勞

調整身形歪斜，打造不疲勞的身體

不管是工作或私人時間，每天都會累積疲勞。通常可以透過休息或睡眠得到改善；但若沒有疾病之類的主因，疲勞仍無法去除時，或許身形歪斜就是原因。歪斜與心臟、腎臟等內臟功能降低有關，進而產生慢性疲勞。

讓我們以改善姿勢並調整歪斜，打造不疲勞的身體為目標吧！

正視疲勞！

若是忽視每日生成的疲勞，將會不斷累積，成為所有不適的來源——免疫力降低、容易感冒，也會引起精神疾病。在轉為慢性化之前，以伸展操和泡澡法（→P48）勤於恢復吧！

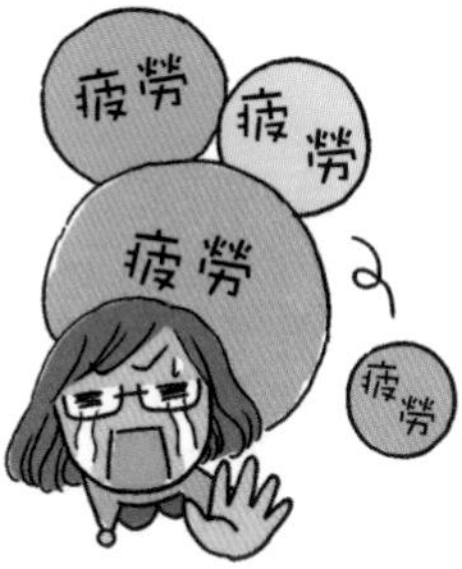
疲勞
疲勞
疲勞
疲勞

用深呼吸強壯身體

呼吸淺的話，氧氣無法遍及全身，易累積慢性疲勞。此外，因為氣體沒有充盈胸腔，肺部膨脹不大，胸腔肌肉會逐漸萎縮，造成肋骨下垂而姿勢往前傾。身形歪斜會加深疲累感覺，因此請用心深呼吸。

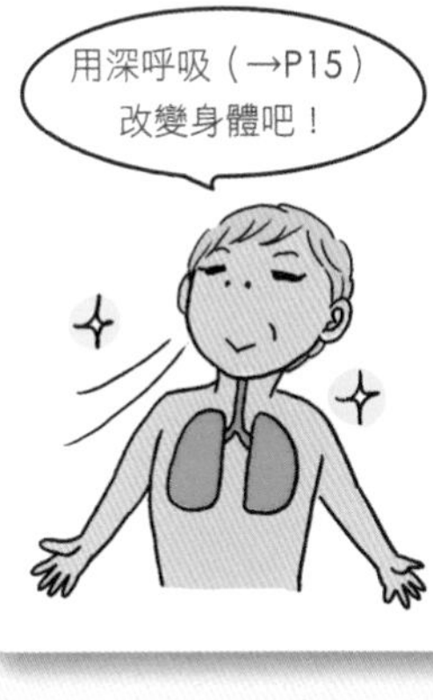
用深呼吸（→P15）
改變身體吧！

每天都想做！消除疲勞的伸展操❶

將身體往左右伸展，從骨盆放鬆腰窩，調整歪斜。建議與p20的消除疲勞伸展操❷一起進行。

❶彎曲右腳，左腳伸直坐著。把左手的食指和中指勾在左腳的大拇指。

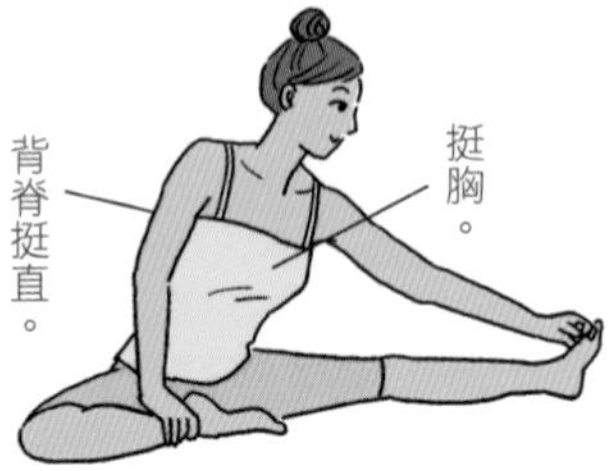
背脊挺直。
挺胸。

❷一面吸氣，一面將右手往上舉起伸直。

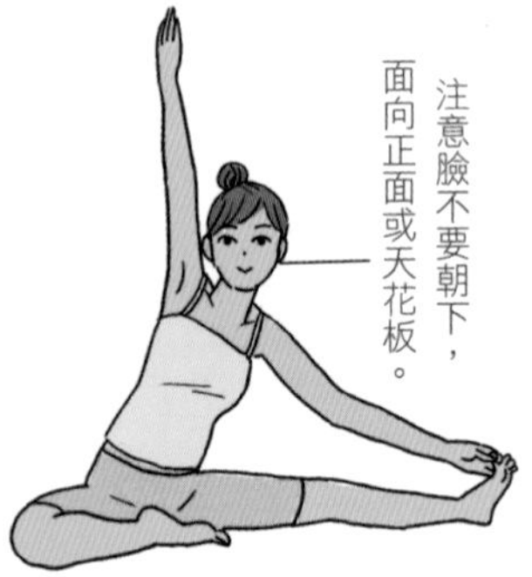
注意臉不要朝下，
面向正面或天花板。

❸一面吐氣，一面將右手往左腳腳尖的方向延伸，維持此姿勢進行三至五次呼吸。完成後換另一邊重複此動作。

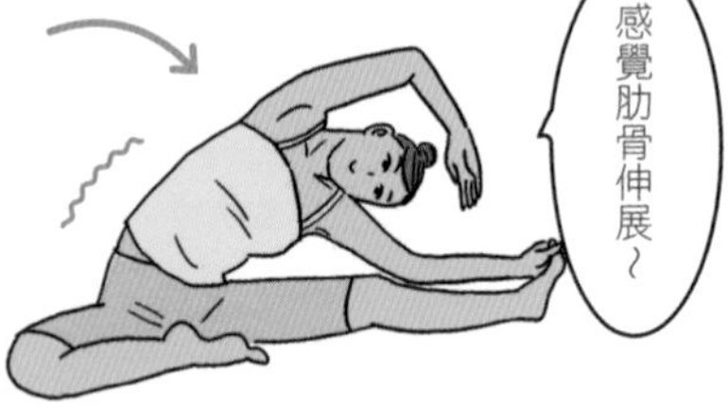
感覺肋骨伸展～

覺得左右伸展很困難的人，可多進行3次呼吸。建議先以P23的肩膀&脖子伸展操以及P101的放鬆腳趾操作為暖身。

每天都想做！消除疲勞的伸展操❷

伸展腹部與背部以調整歪斜，也有助於自律神經的重整。睡前進行的話，可以消除一整天的疲勞。

❶腳張開與肩同寬，然後擺出四肢著地的姿勢，手腕反翻，指尖朝向腳部。

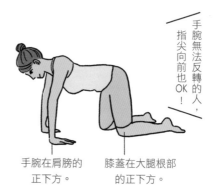

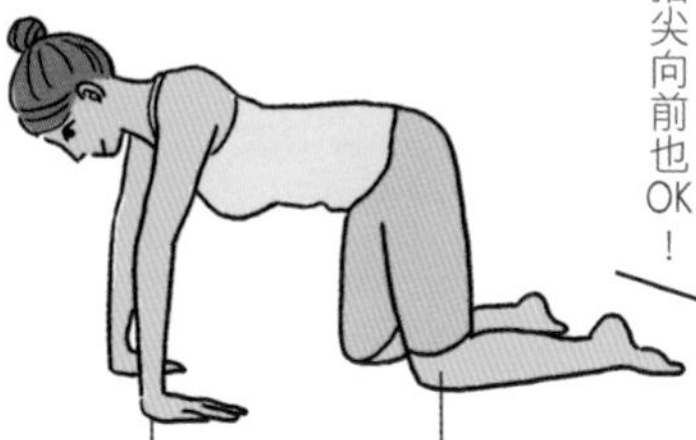

手腕無法反轉的人，指尖向前也OK！
手腕在肩膀的正下方。
膝蓋在大腿根部的正下方。

❷一面吐氣，一面把視線轉向肚臍並拱起背，維持此姿勢進行三至五次呼吸。

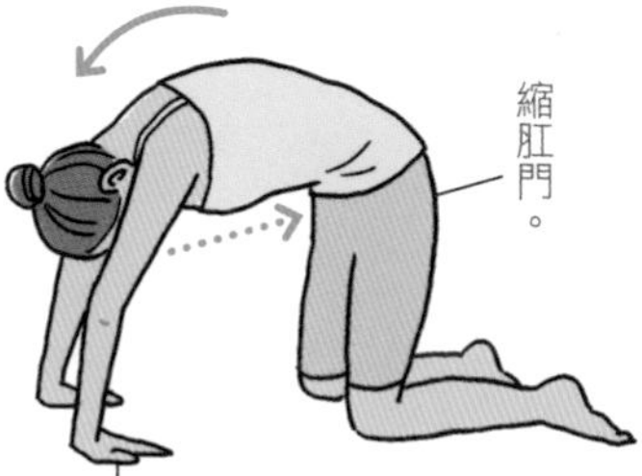

縮肛門。
用手掌推地板。

❸一面吸氣，一面抬起頭，背向後仰，維持此姿勢進行三至五次呼吸。

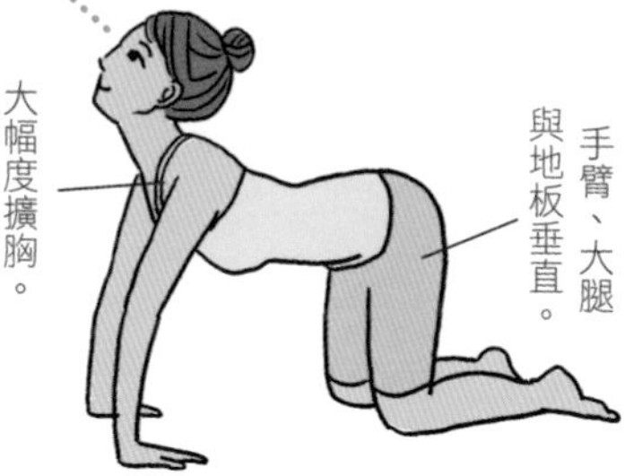

視線朝天花板。
大幅度擴胸。
手臂、大腿與地板垂直。

有效消除疲勞的營養素

從每天的飲食讓疲勞減輕吧！

咪唑二肽（imidazole dipeptide）

貯藏在候鳥與洄游魚類體內的蛋白質。有抗氧化作用，對消除疲勞非常有效。

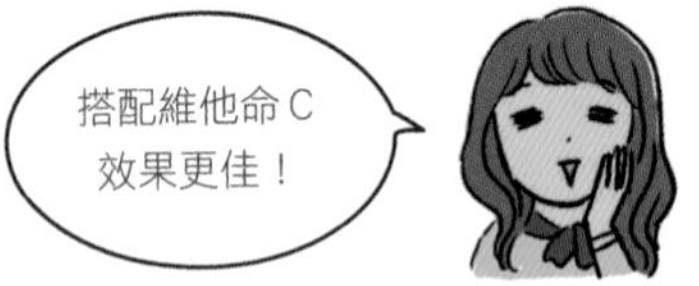

咪唑二肽

雞胸肉、旗魚、鮪魚、鰹魚

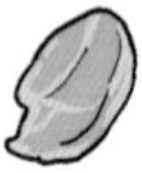

＋

維他命C

紅辣椒、小松菜（日本油菜）、柿子、苦瓜、青花菜

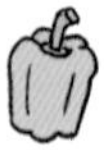

非常適合消除疲勞的奶油蔬菜燉雞肉

雞肉燉煮30分鐘以上，就能有效獲取咪唑二肽。

材料

（4人份）
- 雞胸肉…400g
- 鴻喜菇…1/2株
- 洋蔥…1個
- 馬鈴薯…3個
- 青花菜…1/2株
- A 湯塊…2個
- A 牛奶…300ml
- A 水…200ml
- 麵粉…2大匙
- 鹽、胡椒…少許

做法

1 將配料切成一口的大小，依序炒雞肉、洋蔥、鴻喜菇、馬鈴薯。青花菜迅速燙過。

2 稍微炒過後關火，加入麵粉攪拌。

3 在2加入A，讓它沸騰並注意不要燒焦，轉小火加蓋。加熱直到配料變軟。

4 用鹽、胡椒調味，快盛盤之前加上青花菜。

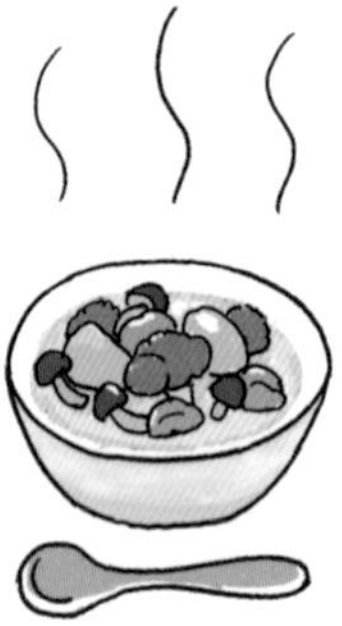

▼肩膀痠痛

盤距女性不適症狀NO. 1
從根本改善

由於肌肉僵硬、血液循環不良而引起的肩膀痠痛，大多來自於長時間的電腦工作、搬重物、抱嬰兒、腸胃疲勞、姿勢不正確以及身體的寒症、壓力等等。

日常生活中充滿肩膀痠痛的元凶，找出真正的原因，以每日的伸展操逐步根除它。

注意手臂的疲勞！

肩膀痠痛最大的來源就是手臂的疲勞。因為電腦工作等因素，疲憊的手指將疲勞傳到手臂、肩膀，引發肌肉僵硬而發展成慢性痠痛。除了伸展操之外，可以熱敷手掌和手肘，讓手臂浸泡在熱水中，以促進血液循環。

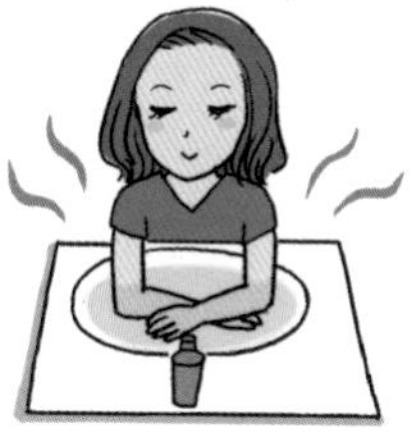

在洗臉台或水盆中，以稍微高溫的熱水浸泡手臂約2分鐘。

舒緩肩膀痠痛的食物

重點是——積極攝取促進血液循環的青魚（如竹筴魚、沙丁魚、鯖魚等）。每天吃一次柑橘類和梅乾，這些食物含有緩和肌肉疲勞的檸檬酸，有助預防痠痛。此外，請特別留意進食量，吃太多會讓腸胃疲累，再通過神經傳導，導致肩膀、背部的肌肉緊繃，進而引發痠痛。

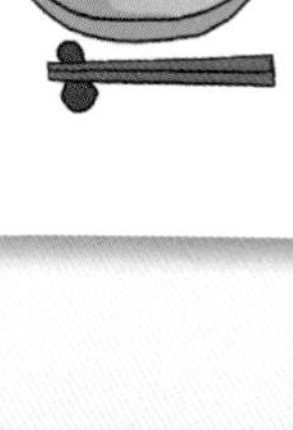

推薦料理——梅煮鯖魚

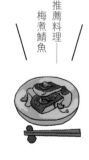

肩膀 & 頸部的伸展操

放鬆頸部與腋下的周邊肌肉，促進肩頸的血液循環。

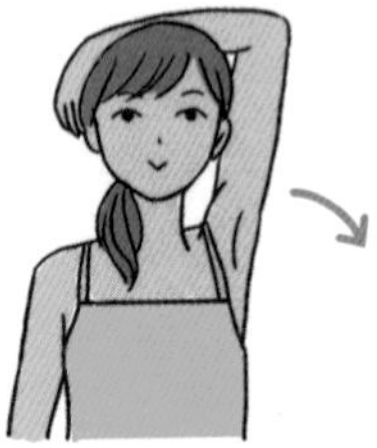

❶挺直背部，左手輕貼右耳。一面吐氣，一面將頭輕輕往左傾斜。

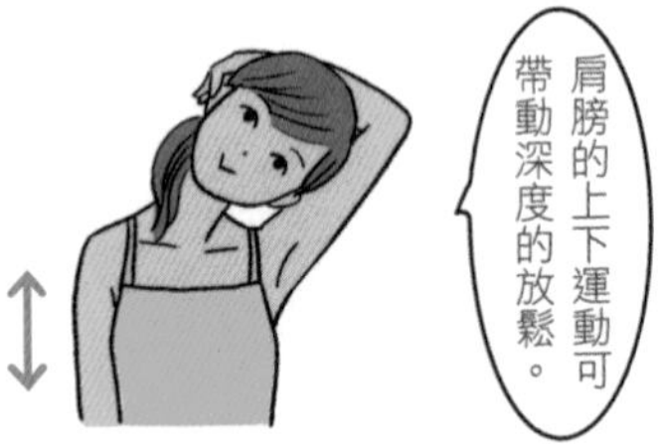
肩膀的上下運動可
帶動深度的放鬆。

❷一面吸氣，一面抬起右肩，再慢慢吐氣慢慢放下。做完後換另一邊。

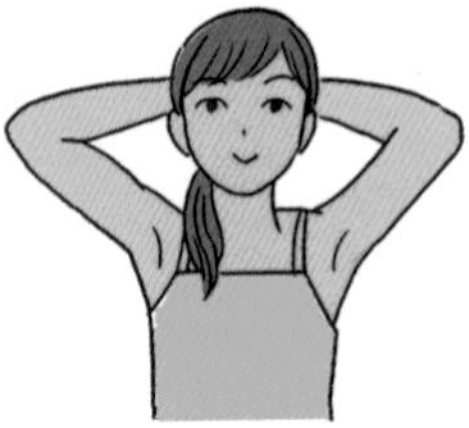

❸兩手在後腦勺交叉。

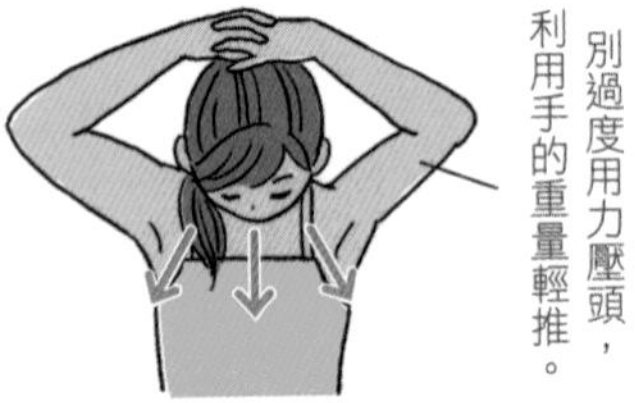
別過度用力壓頭，
利用手的重量輕推。

❹一面吐氣，一面將頭往前方及左右15度位置輕推。

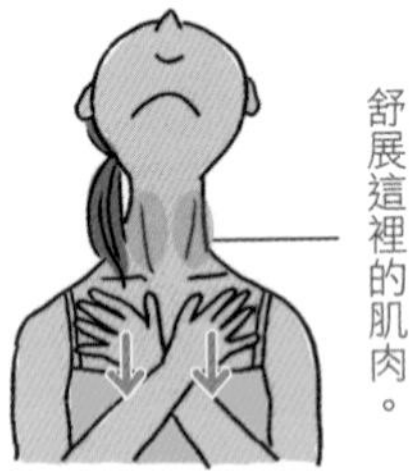
舒展這裡的肌肉。

❺兩手在胸前交叉，按揉鎖骨下方，頭向後仰伸展前頸。

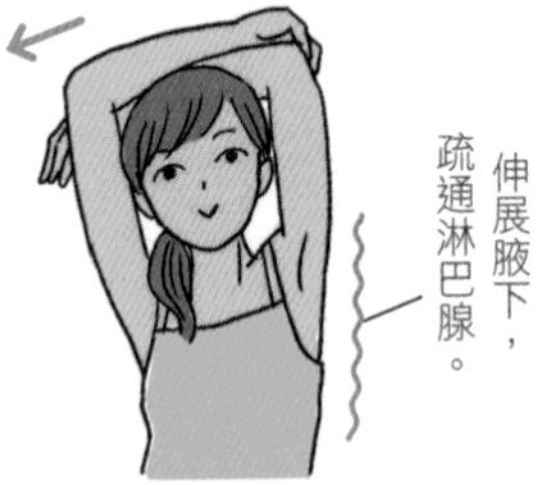
伸展腋下，
疏通淋巴腺。

❻雙手手臂繞到頭的後面，右手抓左手肘往右側輕拉。做完後換另一邊。

舒緩肩膀痠痛的瑜伽❶

伸展肩膀、頸部、背部。刺激頭頂的穴道，也有助於舒緩眼睛及腦部疲勞。頸部疼痛或有舊傷的人請避免做此運動。

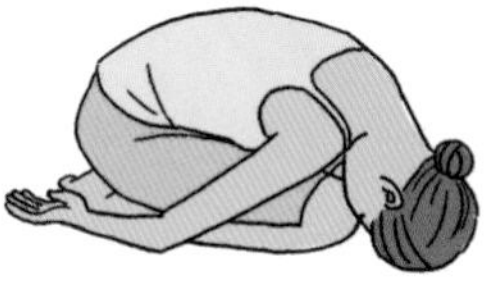

❶雙膝平行跪坐，並將上半身慢慢前倒，額頭輕觸地板。

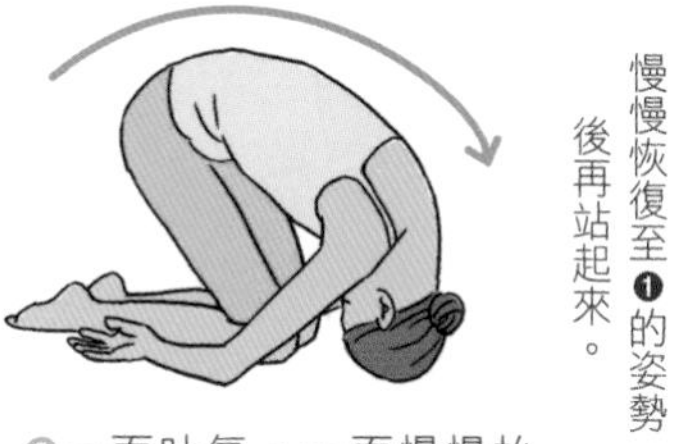
慢慢恢復至❶的姿勢後再站起來。

❷一面吐氣，一面慢慢抬起屁股，直到頭頂輕觸地板，維持此姿勢進行三至五次呼吸。

舒緩肩膀痠痛的瑜伽❷

緩慢仔細地完成每一個動作，緩和肩膀與頸部的痠痛。

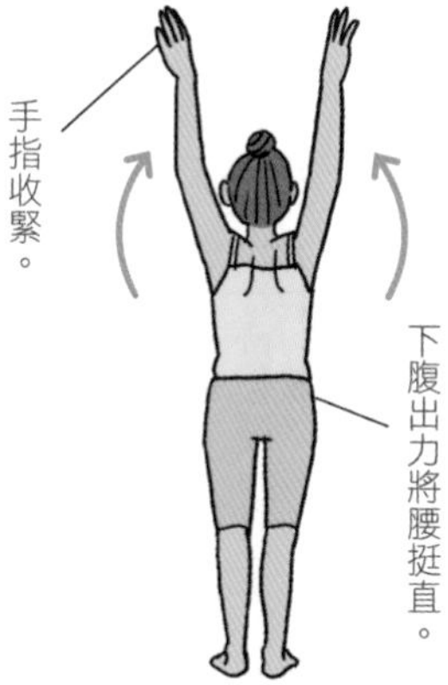
手指收緊。
下腹出力將腰挺直。

❶雙腳打開與肩同寬。一面吸氣一面舉起雙手，肩胛骨維持不動。

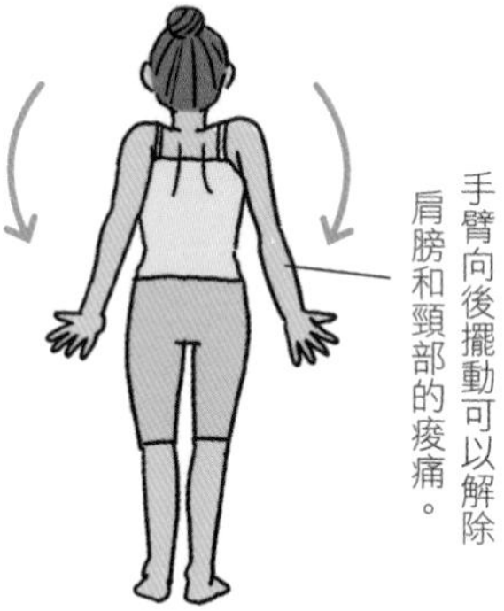
手臂向後擺動可以解除肩膀和頸部的痠痛。

❷一面吐氣，一面將雙臂往後平伸，再把手掌轉向下方慢慢放下。

可以馬上實踐的改善肩痛提案

從平時開始注意「不引起痠痛的習慣」，來預防肩痛惡化吧！

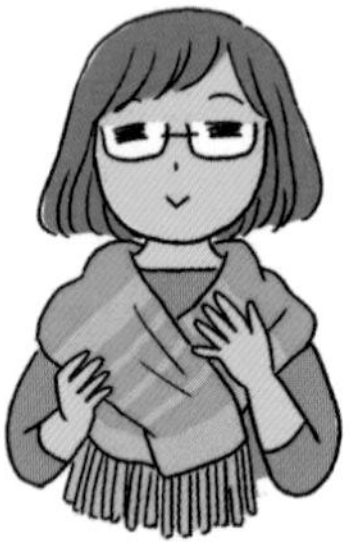

披肩是簡單的預防之道

露出肩膀是提高女人味的時尚打扮，受寒卻是肩痛的原因。夏季也用披肩等衣物來保護身體不受寒冷侵襲吧！

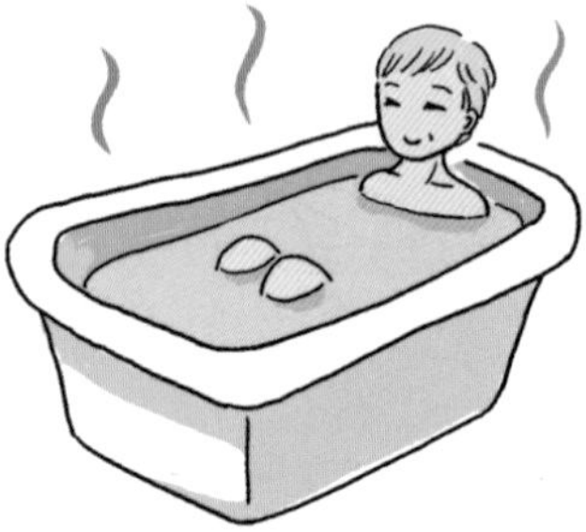

泡澡比淋浴好

淋浴用來溫暖肩膀、頸部的效果不足。請以全身浴或水量及肩的半身浴（→P48）來暖和身體吧！

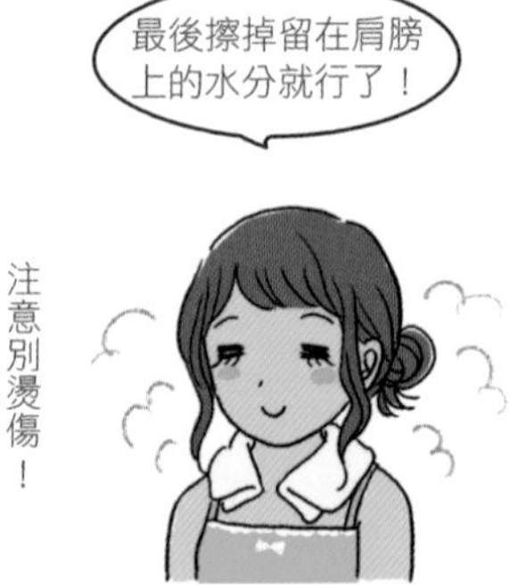
最後擦掉留在肩膀上的水分就行了！
注意別燙傷！

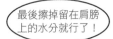

用熱毛巾促進血液循環

將弄濕的毛巾摺成細長三摺再對摺，以微波爐加熱約1分鐘。然後披在肩膀上熱敷，如果變冷就取下。

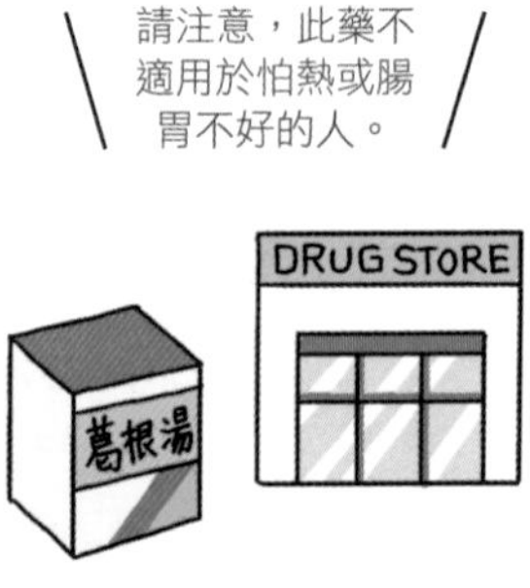
請注意，此藥不適用於怕熱或腸胃不好的人。
DRUG STORE
葛根湯

葛根湯對肩痛也有效！

葛根湯對治療感冒相當有效的中藥，也有緩和肩頸痠痛的功效。在藥局或藥妝店都可以買到，建議於兩餐間服用。

頸部痠痛

留意職業婦女中遽增的直脖子

直脖子人的肇因於血液循環不良與疲勞累積的頸部痠痛。長時間的電腦工作或經常使用智慧型手機，易形成上半身前傾的姿勢，頸部骨骼會逐漸變成一直線（直脖子），導致嚴重的頸部疼痛。頸部痠痛與眼睛疲勞、肩背痠痛有關，照護頸部時請一併進行眼部（→P34～）與肩背（→P22～）的痠痛對策。

何謂直脖子？

頸部骨頭的曲線本來應該是緩和彎曲，卻變成直線的狀態。這會給頸部周圍帶來巨大負擔，也會破壞全身平衡。

直脖子

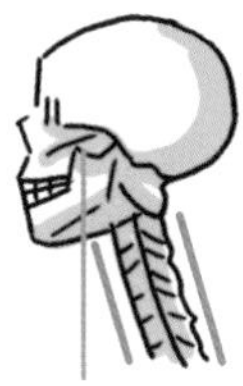

頸部
骨骼呈直線

正常狀態

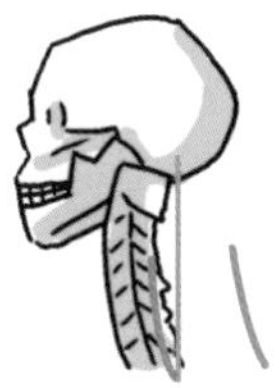

頸部骨骼線條
是自然的曲線

這樣的人要注意！

- □每天盯著智慧型手機超過一小時
- □頸部向後仰時，會有不協調或疼痛感
- □疲倦時，易產生快被勒死般的頭痛
- □頭頸左右轉的範圍有限

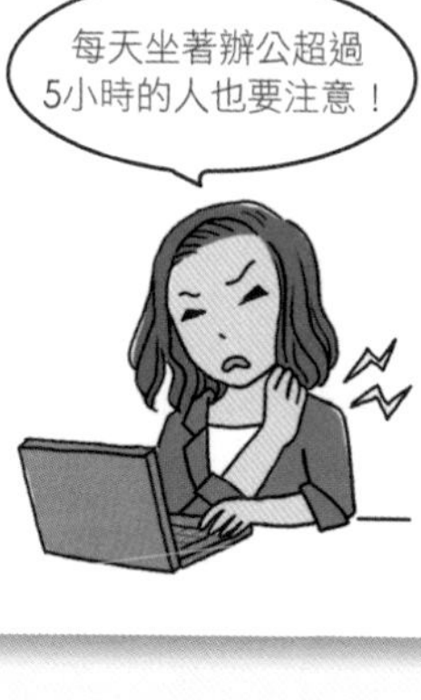

直脖子的自我檢查

來檢查貼牆站立時的頸部狀態吧！

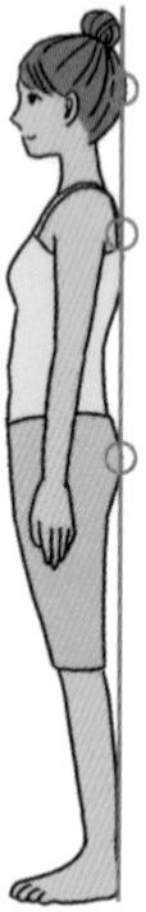

正常狀態

後腦勺、肩胛骨、屁股三點碰到牆壁。

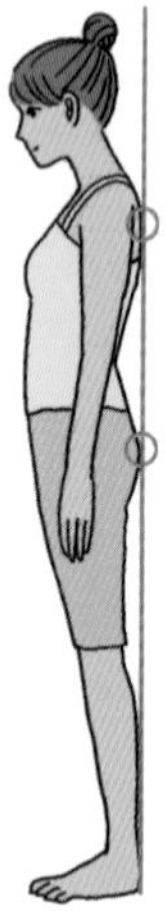

直脖子

後腦勺碰不到牆壁的人，就可能是直脖子一族。

直脖子解除法

重點是每30分鐘不厭其煩地進行，對於改善頸部皺紋的效果也很棒。

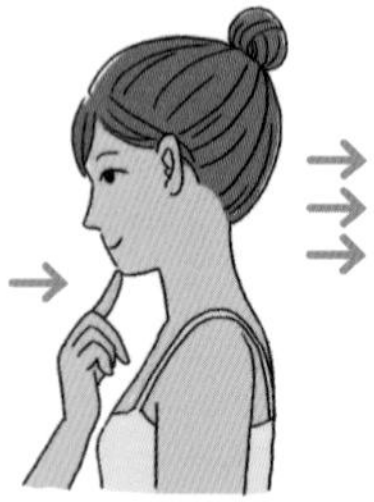

❶端正坐好，把手放在下巴，輕輕施力將下巴與脖子一起往後腦推。

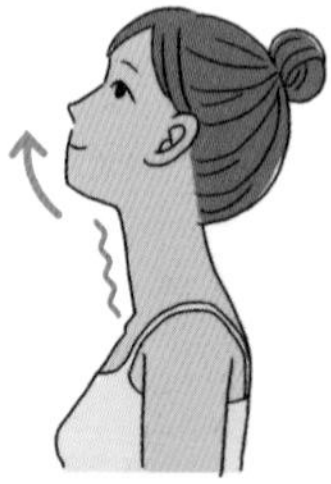

❷重複三至五次後，臉微微上仰，伸展頸部肌肉。

▼腰痛

腰痛的原因是——骨盆歪斜

腰痛是因為腰部骨頭——腰椎移位，周邊神經與肌肉連帶受刺激而引起。產生腰椎移位的原因之一就是骨盆歪斜。骨盆歪斜與全身歪斜有關，也是所有身體不適的來源。

以矯正歪斜來修正骨盆的歪斜，並仔細留意姿勢，就能擺脫長年腰痛。

預防腰痛的生活

最重要的是注意平常的姿勢。駝背的坐姿或是腰向後仰站立，會破壞脊梁骨的S形曲線，給腰部帶來巨大負擔。此外，維持相同姿勢不要超過30分鐘以上，搬運重物時要膝蓋彎曲再搬，重點是別給腰部帶來負擔。

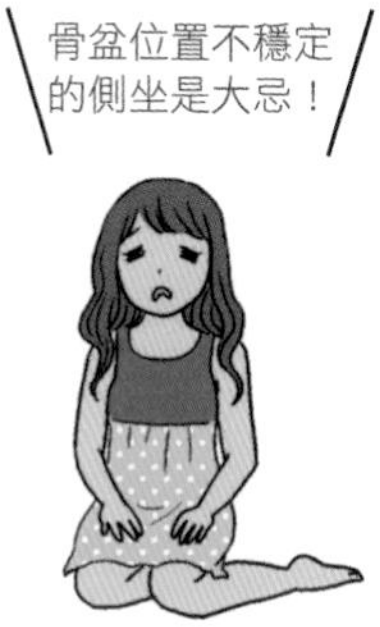

壓力與腰痛

若是矯正歪斜或注意正確姿勢後，腰痛仍然無法改善，或許是壓力使然。人體只要感受到壓力就會分泌鎮痛物質，降低腦的效能，因此即使腰的負擔小也會感到劇烈疼痛。請減輕平時生活的壓力（↓P60），以緩和腰痛。

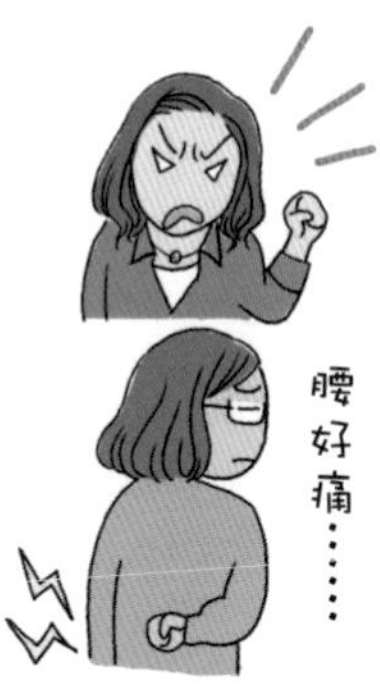

舒緩腰痛的伸展操❶搖籃運動

緩和骨盆附近僵硬的肌肉，使血液循環順暢。開始之前先進行P71的骨盆放鬆操效果更佳。

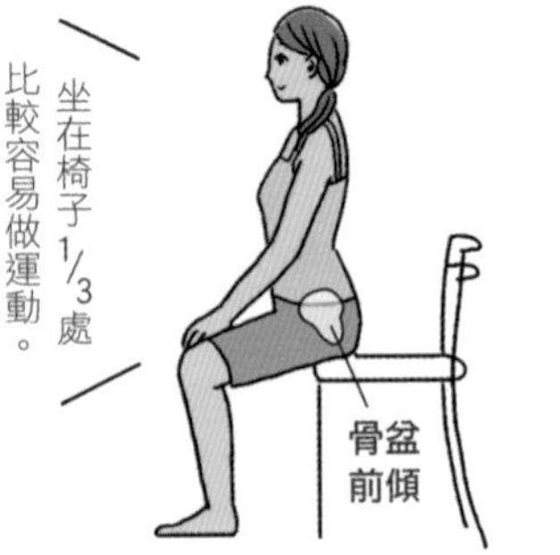
坐在椅子1/3處
比較容易做運動。
骨盆
前傾

❶挺直骨盆（→P132）端坐，背部微微後仰，使骨盆前傾。

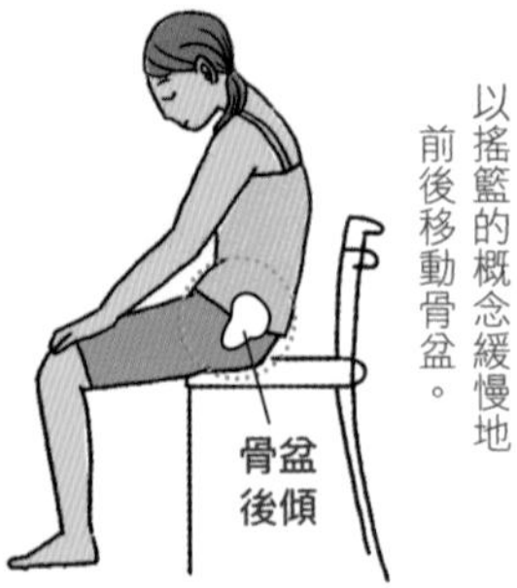
以搖籃的概念緩慢地
前後移動骨盆。
骨盆
後傾

❷拱起背部，使骨盆向後傾。重複❶與❷十次。

舒緩腰痛的伸展操❷駝背復位

可用來放鬆因伏案工作而僵化的姿勢。利用工作的空閒時間，或剛洗完澡時進行。腰部延伸時會感到疼痛的人，請斟酌時間及次數。

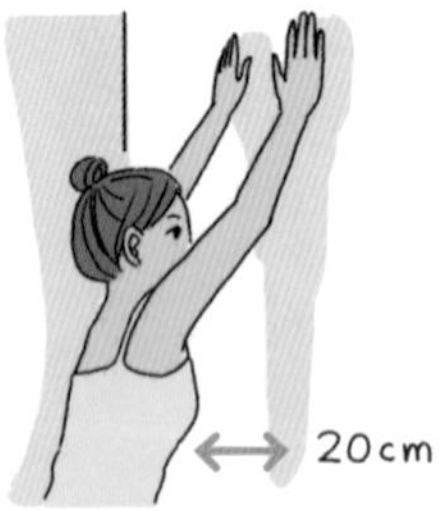
20cm

❶在面對牆壁約20cm處，舉起雙手撐著牆壁。

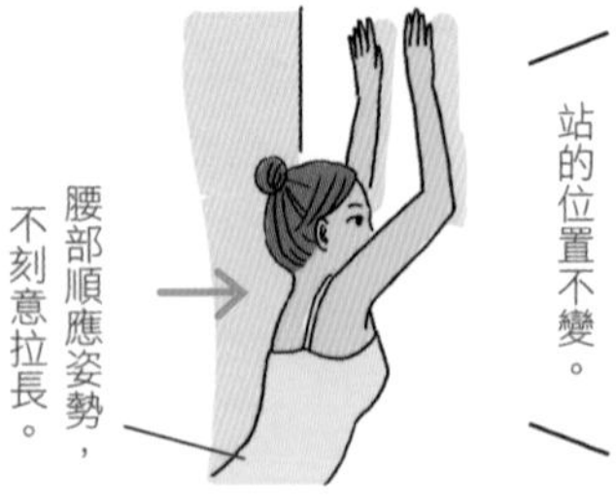
腰部順應姿勢，
不刻意拉長。
站的位置不變。

❷一面吐氣，一面將手肘與手臂觸碰牆壁。伸展肩胛骨周邊約10秒，一面吸氣一面回到❶的姿勢。重複三至五次。

睡前10分鐘★矯正骨盆歪斜

三步驟矯正骨盆歪斜，緩和腰部緊繃。

步驟❶ 拉近膝蓋 放鬆腰部的肌肉，使血液循環順暢。

一面感受腰的伸展，一面緩慢進行運動。

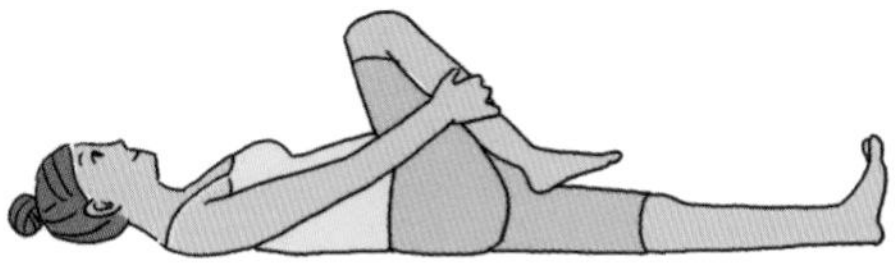

❶仰躺吸氣，雙手慢慢抱起右膝。

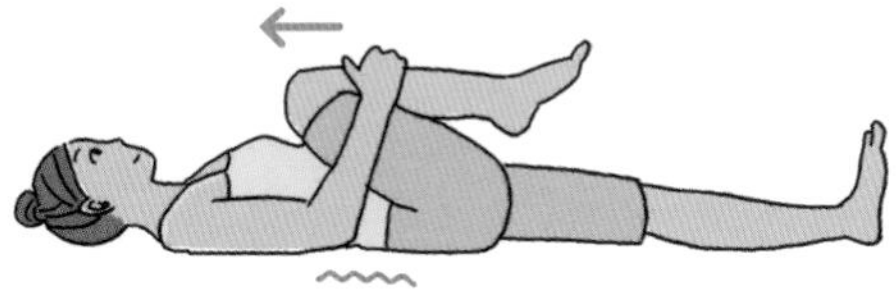

❷一面吐氣，一面將右膝往胸口方向拉近，再一邊吐氣一邊放鬆手臂的力量。進行三次，做完後換另一腳。

步驟❷ 屁股走路 鍛鍊骨盆附近的肌肉，對寒症、水腫、小腹凸起也很有效。

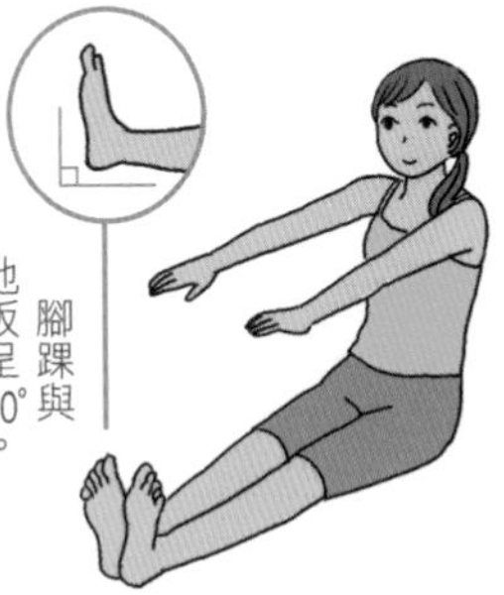

腳踝與地板呈90°。

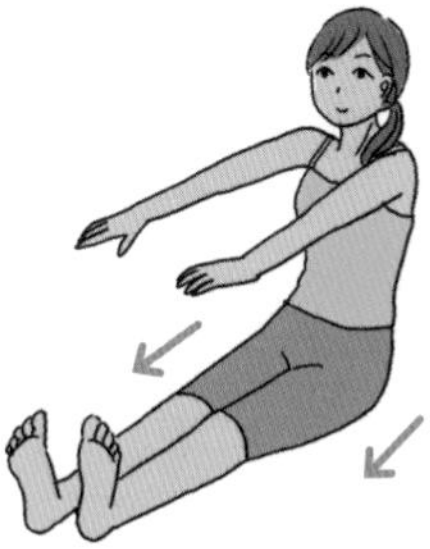

注意！不要用腳的力量前進。

❶背部挺直坐著，手臂向前水平伸出。膝蓋窩緊貼地板。

❷以此姿勢左右交互抬起屁股移動。前進1公尺後再退回原來的位置，進行三次。

步驟❸ 扭扭膝蓋 紓解積存在腰部的疼痛或痠痛，使歪斜復位。

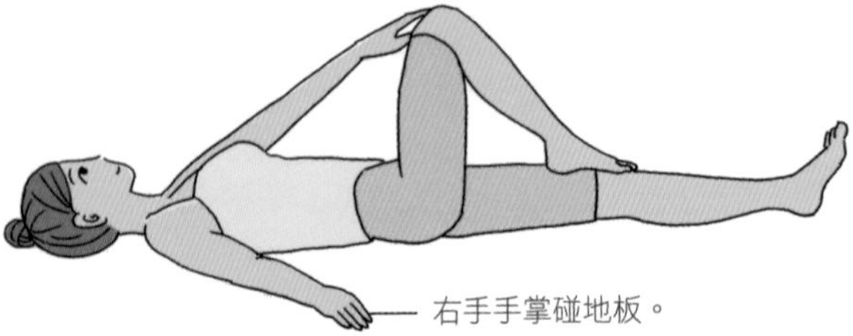

❶右腳彎曲放在左膝上，左手放在右膝上。右手放在離身體約30° 的位置。

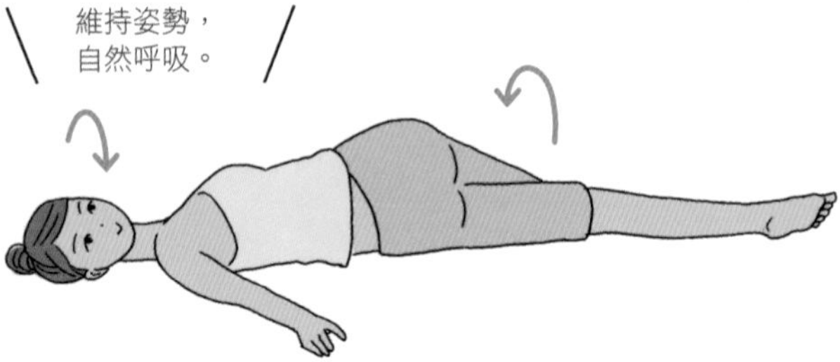

❷吸氣吐氣的同時，慢慢將右膝往左邊擺。右膝靠近地板後，將臉與上半身朝相反方向轉。

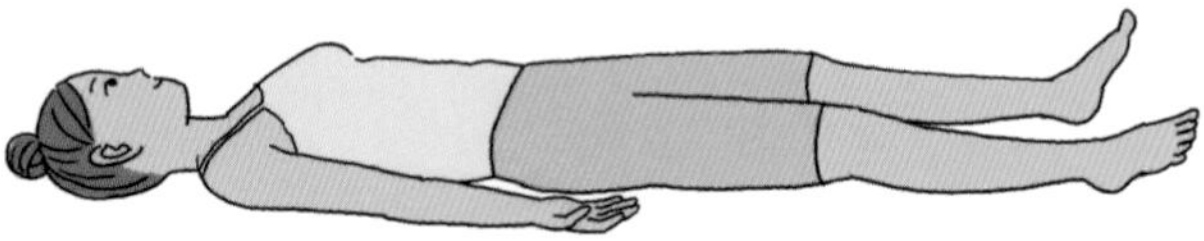

❸一面吸氣一面恢復步驟❶的姿勢，吐氣並放下右腳。換另一隻腳進行同樣動作，最後仰躺放鬆。

▼頭痛

頭痛分成兩種，請對症處理

女性常見的頭痛可以大致分為「偏頭痛」與「緊張型頭痛」兩種。偏頭痛要避開日常生活中誘發頭痛的主要原因；緊張型頭痛的多數原因則是身形的歪斜，每天做伸展操有助於減緩產生機率。

不管哪一種症狀，如果長時間持續，請務必到醫院接受進一步診療。

偏頭痛是什麼？

症狀

單邊頭痛是偏頭痛的特徵之一，但有些病人會兩邊側痛、後腦勺痛，甚至整個頭一起痛。走動、上下樓梯時都會加劇頭痛。

原因與預防方法

受到內在或外在的刺激而引起，如壓力、睡眠或刺激性的食物氣味等，破壞神經系統，進而誘發腦血管擴張引起疼痛。盡量避免待在人群或聲音、氣味複雜的地方。

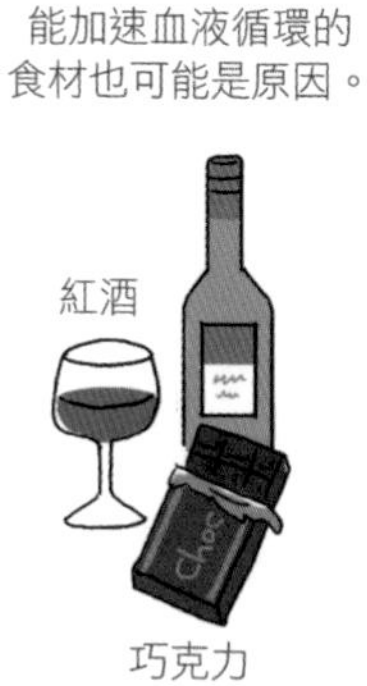
能加速血液循環的食材也可能是原因。
紅酒
巧克力

緊張型頭痛是什麼？

症狀

頭部的緊繃、受壓或鈍痛感，彷彿勒緊般的疼痛。也可能伴隨頭暈的症狀。

原因與預防方法

由於姿勢不良或肩頸痠痛使血流惡化所引起。請多加休息，舒緩肩膀、頸部的痠痛（→P22～）。

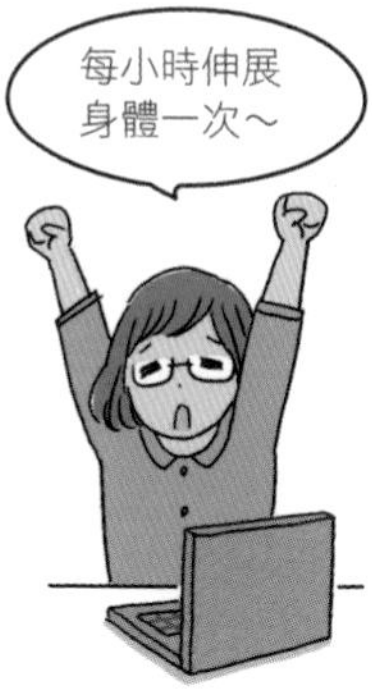
每小時伸展身體一次～

舒緩偏頭痛的呼吸法

利用發聲的震動頻率，從身體內部徹底放鬆，緩和症狀。

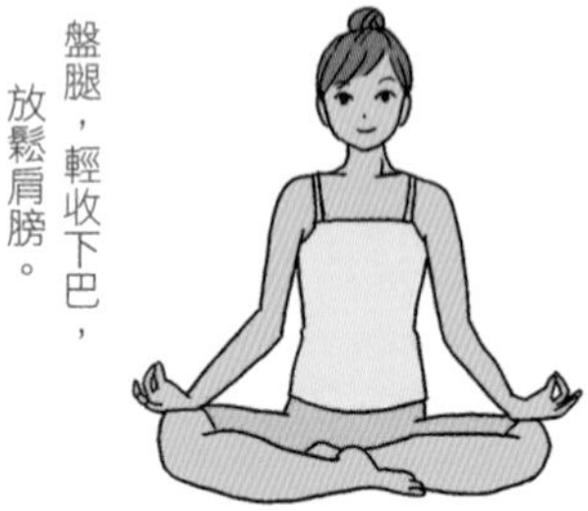
盤腿，輕收下巴，
放鬆肩膀。

❶盤腿而坐，挺直脊背，伸展腰部。兩手的拇指與食指指尖相觸，輕輕放在膝蓋上。

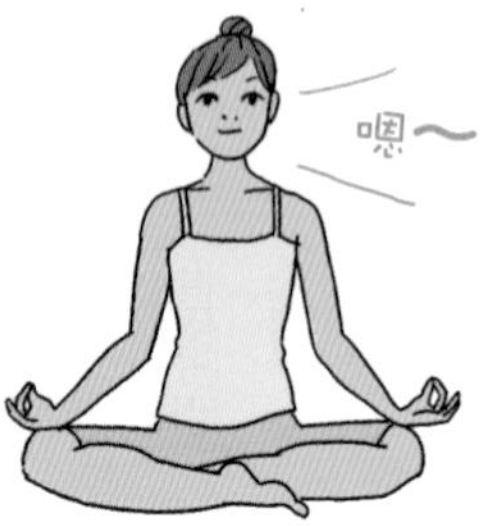
嗯～

❷閉上嘴巴，從鼻子吸氣。約8秒後再吐氣，並從鼻子深處發出「嗯——」的聲音，使全身共鳴。

舒緩緊張型頭痛的呼吸法

利用深呼吸將氧氣送到大腦，吐氣的時候能緩解頭部的緊張感。

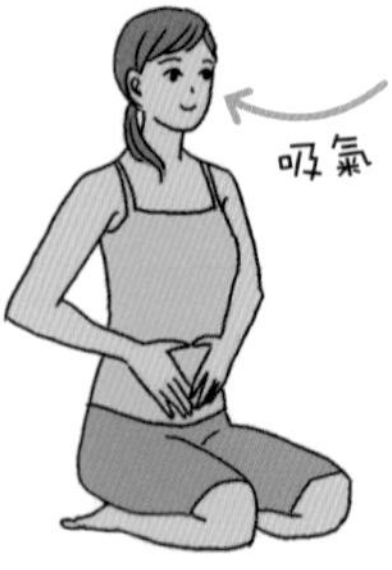
吸氣

❶跪坐地板，雙手放在肚子上，放鬆肩膀，輕收下巴。鼻子慢慢吸氣至腹部鼓起。

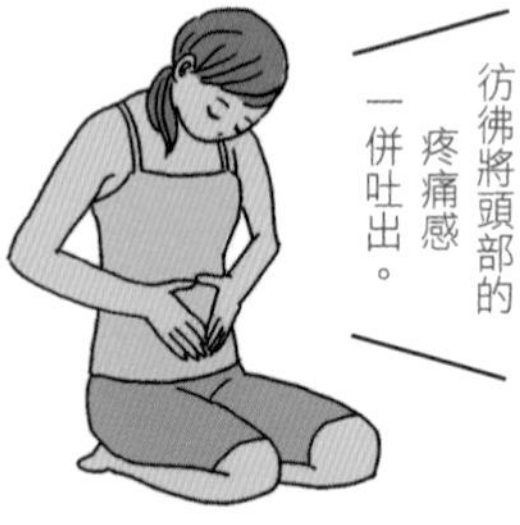
彷彿將頭部的
疼痛感
一併吐出。

❷鼻子緩慢吐氣，腹部漸漸扁平。重複幾次深呼吸，然後輕輕低頭放鬆。

眼睛疲勞、痠澀

眼睛疲勞與肩痛是歪斜的惡性循環

駝背會使流往後腦勺的血流惡化，引起眼睛疲勞。此外眼睛疲勞是肩膀或頸部痠痛、頭痛的原因之一，請用熱毛巾熱敷眼睛，或是藉由伸展操讓血液循環順暢。按摩與眼周皮膚相連的頭部也有幫助。眼睛充血的時候，可以冰敷眼周改善症狀。

預防乾眼

長時間盯著電腦畫面而引起的乾眼，是導致眼睛疲勞與充血的原因。讓眼睛適度休息，或適度增加眨眼的次數。此外，也要注意室內的乾燥程度。可以在桌子四周放置加濕器或裝水的杯子，以調節濕度。

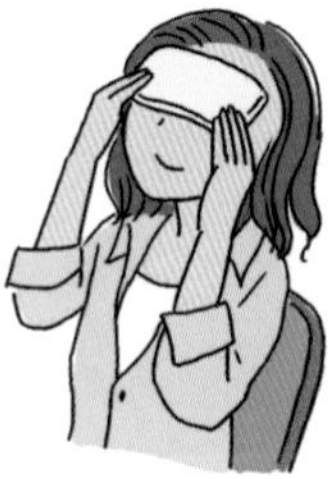

眼藥水的挑選重點

請根據眼睛不適症狀，挑選需要的藥水。

眼睛疲勞

可選擇含有維他命B_{12}（活化視神經）與維他命A（保護視覺機能）的藥水。

乾眼

使用含有保護角膜、滋潤眼膜、礦物質等眼淚成分的藥水最佳。請選擇不刺激、無防腐劑的眼藥水。

舒緩眼睛疲勞的穴道

每日輕輕按壓以下穴位數次，切勿大力按壓眼球或揉眼睛。

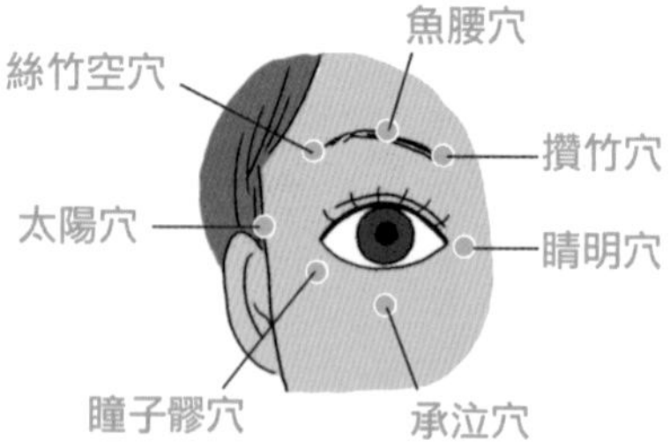
魚腰穴
絲竹空穴
攢竹穴
太陽穴
睛明穴
瞳子髎穴
承泣穴

重複按揉眼頭2～3秒，也有緩解疲勞的效果。

眼睛的伸展操

長時間電腦工作的人，建議每30分鐘做一次，也能預防老花眼。

❶兩眼緊閉，再突然睜大。重複此動作五次。

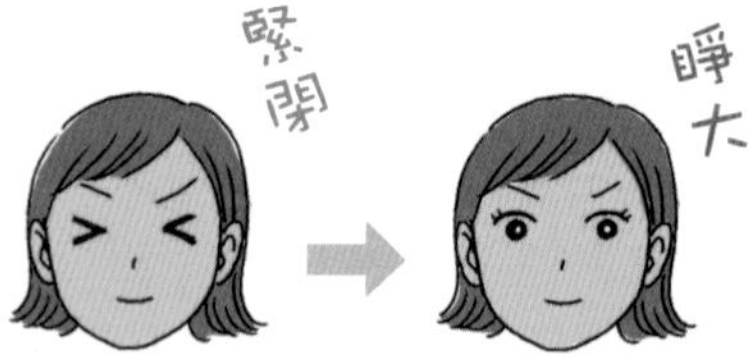
緊閉
睜大

❷眼球上下左右轉動，最後像畫圈一樣轉一圈。重複此動作二至三次。

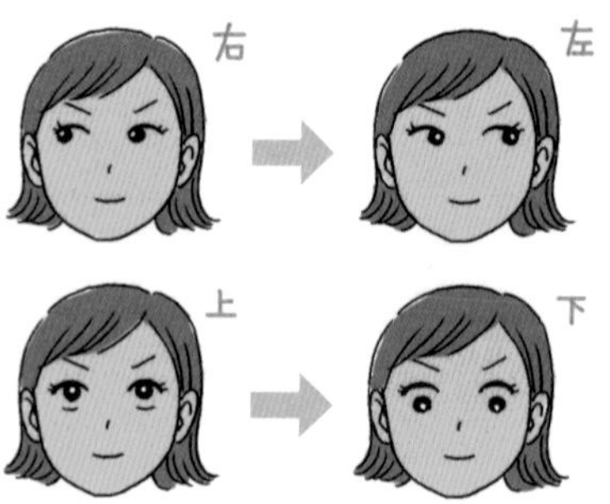
右
左
上
下
頭不要轉動。

站起時暈眩

促進血液循環、調養低血壓就能改善

站起時突然頭昏眼花是頭暈的一種，主要是由於自律神經錯亂，或是低血壓、貧血等造成血液無法同步回到腦部，還可能因為身形歪斜或姿勢不良造成血液堵塞。

請以規律的生活讓自律神經穩定，攝取含鐵量多的肝臟、文蛤、芝麻、納豆等，注意預防貧血。

自律神經的作用

改變姿勢時，調整血壓的就是自律神經。一旦自律神經作用減弱，因應動作的血壓就無法順利升降，容易導致站起時暈眩。

早上起床或從浴缸出來時，請不要一下子快速動作，請放慢速度，讓身體暖身後再慢慢行動吧！

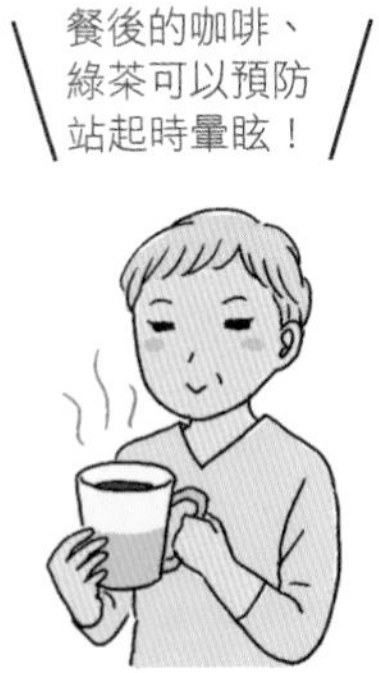
餐後的咖啡、綠茶可以預防站起時暈眩！

學習與低血壓好好相處

低血壓也是「站起時暈眩」的原因之一。低血壓的人容易累，可以適時攝取鹽分或檸檬酸等能消除疲勞的食材。

此外，為了提高血液量，一天要確實補給1500~2000c.c的水分。

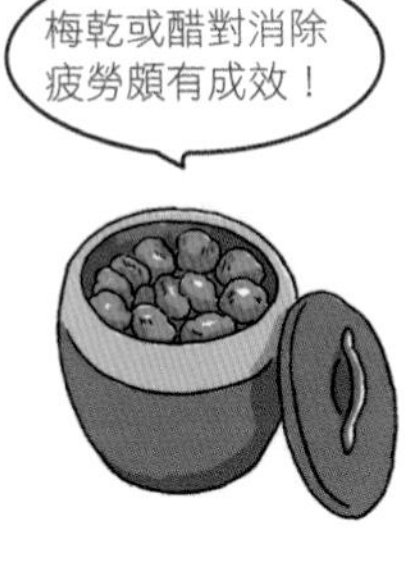
梅乾或醋對消除疲勞頗有成效！

預防站起時暈眩的伸展操

放鬆全身脊梁骨，促進肩膀與頸部的血液循環。

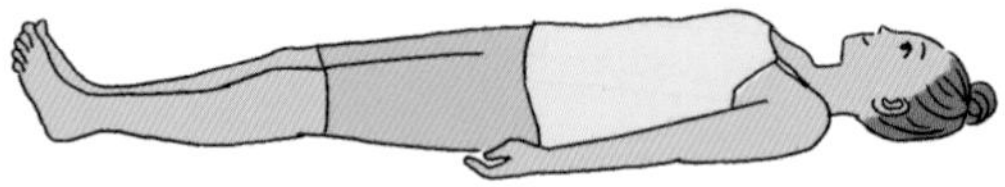

❶仰躺，放鬆手腳的力量。

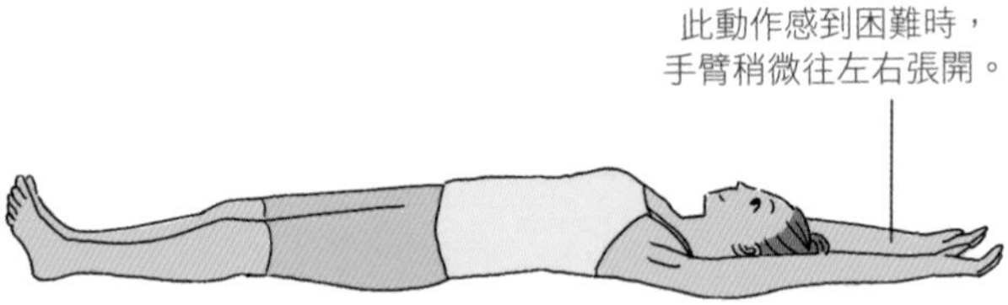

❷手臂移往頭頂方向，放在地板上。

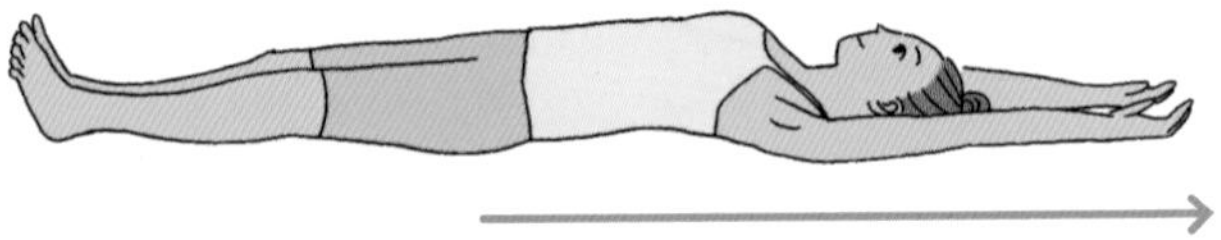

❸不要移動骨盆，身體往指尖方向伸展10秒。

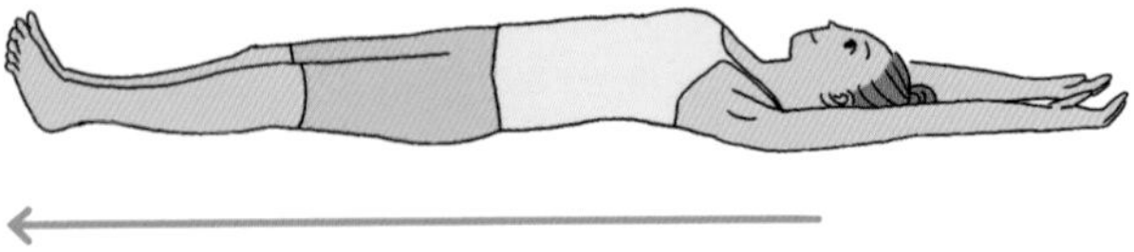

❹從頭部到肩膀維持不動，身體往腳後跟方向伸展10秒，之後全身放鬆。重複數次❸與❹的動作。

妳的姿勢沒問題嗎？

各種不同的坐姿會導致各種症狀。請好好來檢查一下吧！

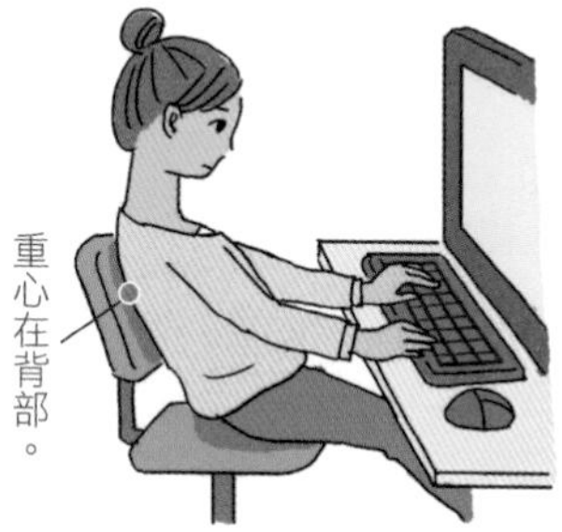
重心在背部。

社長坐姿

重心在背部，腰部蜷曲是造成腰痛、肩痠、直脖子（→P26）的主因。

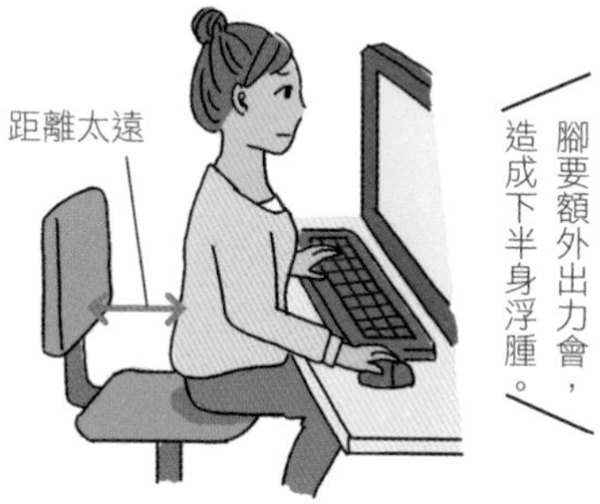
距離太遠
腳要額外出力會，造成下半身浮腫。

中空坐姿

乍見是美姿美儀的好姿勢，但淺坐與背部疼痛及腰部後移有關。

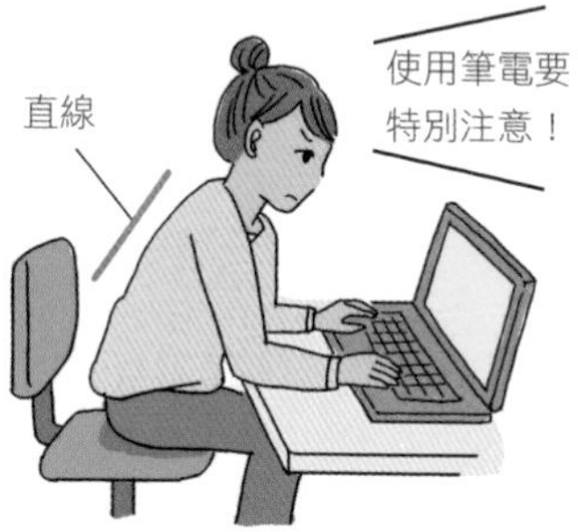
直線
使用筆電要特別注意！

前傾坐姿

背部呈直線向前傾，肩膀向上抬的狀態。會導致肩頸痠痛、頭痛與手臂痠痛。

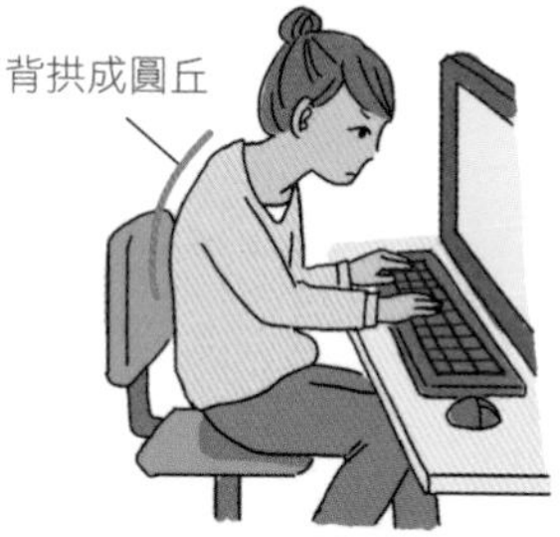
背拱成圓丘

拱背坐姿

肩膀往前而背部拱起來的姿勢，會壓迫內臟，是腸胃不適、生理痛、便祕的原因。

使用電腦時的正確姿勢

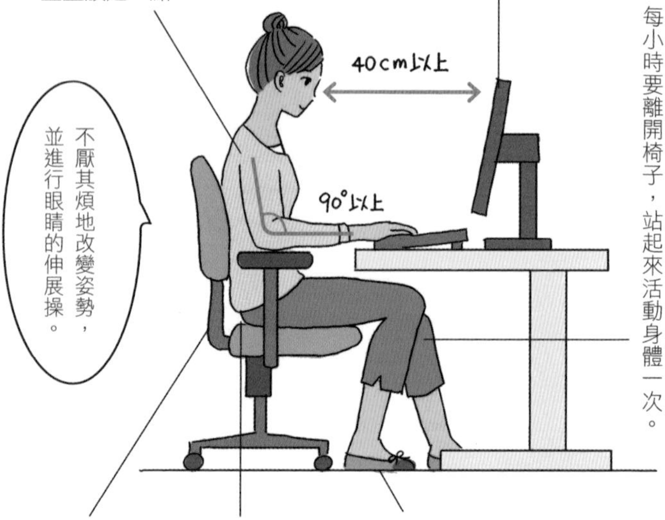
兩隻手臂與手肘的角度呈90° 以上。鍵盤盡量放近一點。
螢幕放在距離身體40cm以上的正面（筆電的螢幕也要避免放在太低的位置）。
40cm以上
90°以上
不厭其煩地改變姿勢，並進行眼睛的伸展操。
每小時要離開椅子，站起來活動身體一次。
調節椅子的高度，讓手臂可以得到扶手的支撐。
腰靠在椅背上，屁股坐滿椅墊。
腳底要能完全踏在地板上，踏不到的時候可調整座椅高低，或利用小板凳等物品調整。

NG

- 下巴凸出的姿勢容易導致頸部痠痛。
- 由於壓力因素，而在不知不覺間咬緊牙關，拚命忍耐，此舉會使頸部後方僵直，造成肩頸痠痛，請留意。

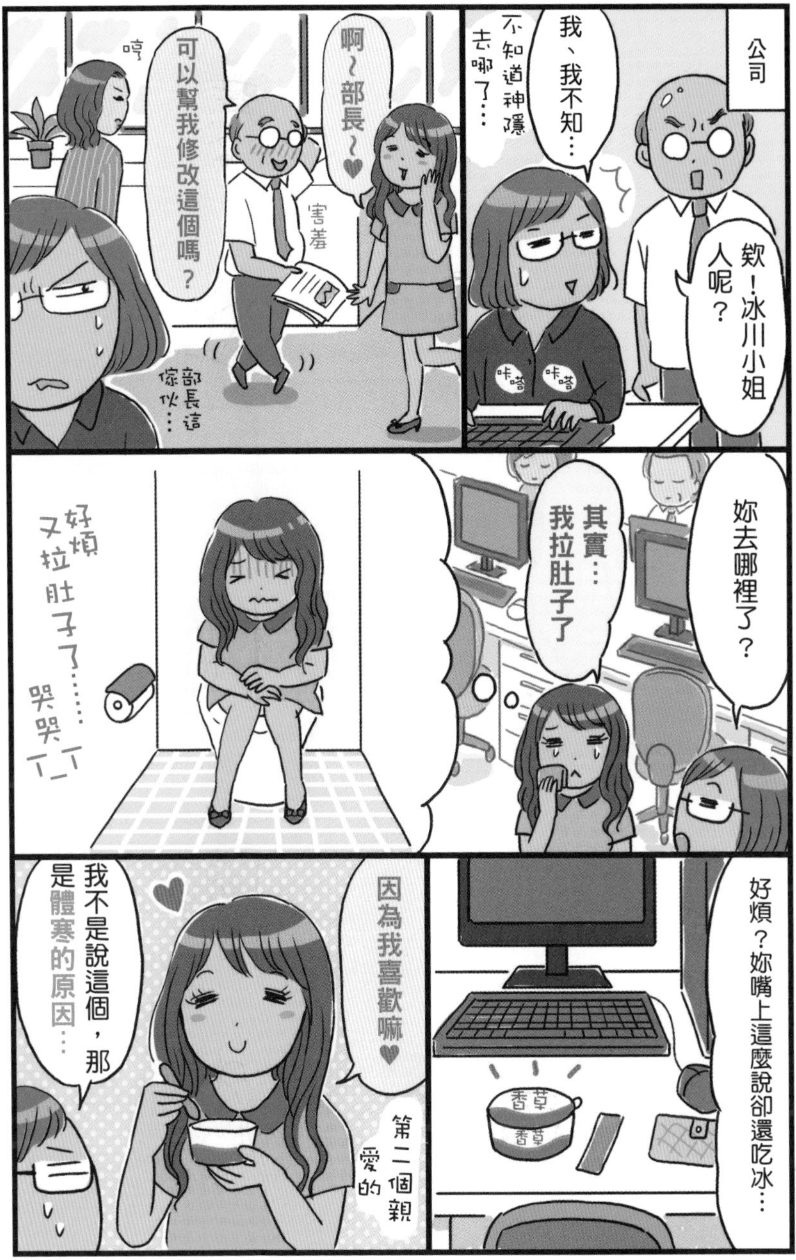
公司
欸！冰川小姐人呢？
我、我不知…
不知道神隱去哪了…
啊～部長～♥
可以幫我修改這個嗎？
害羞
哼
部長這傢伙…
妳去哪裡了？
其實…我拉肚子了
好煩又拉肚子了……
哭哭T_T
好煩？妳嘴上這麼說卻還吃冰…
香草
香草
因為我喜歡嘛♥
第二個親愛的
我不是說這個，那是體寒的原因…

＊Time時間、Place場所、Occasion場合

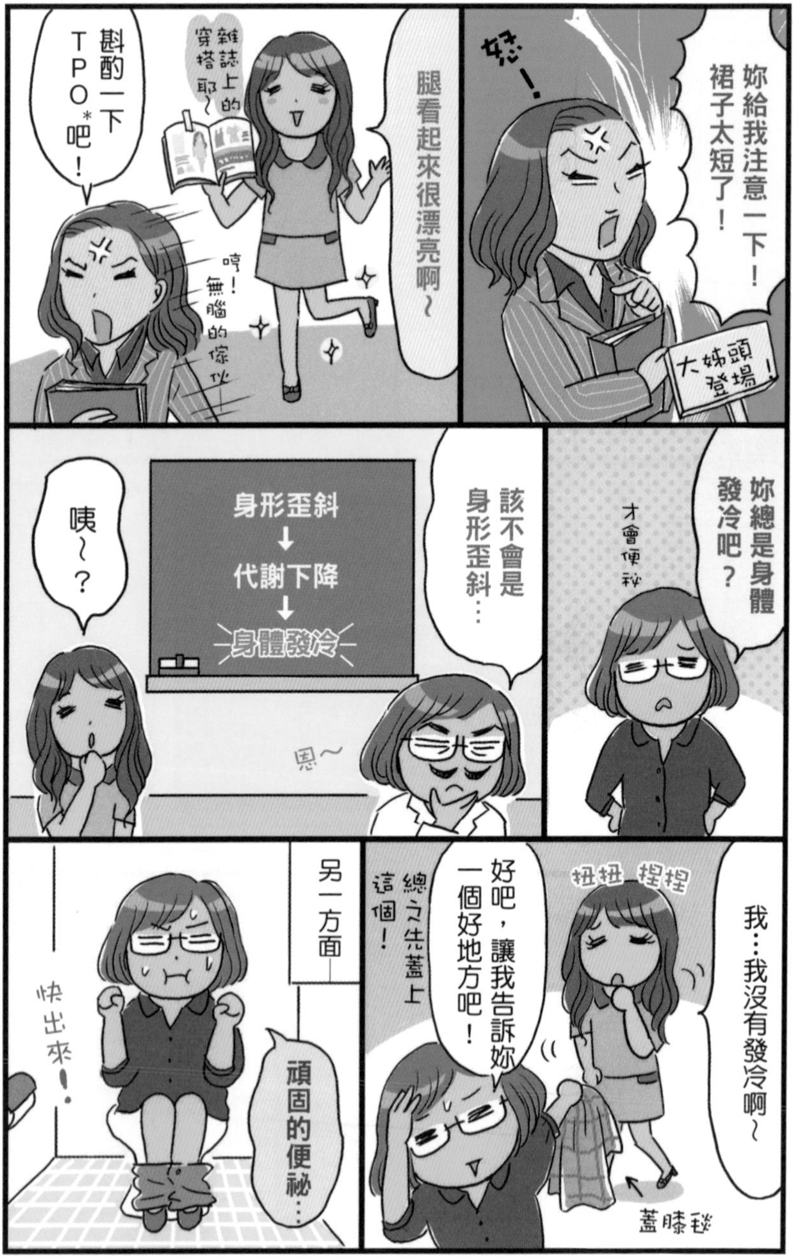

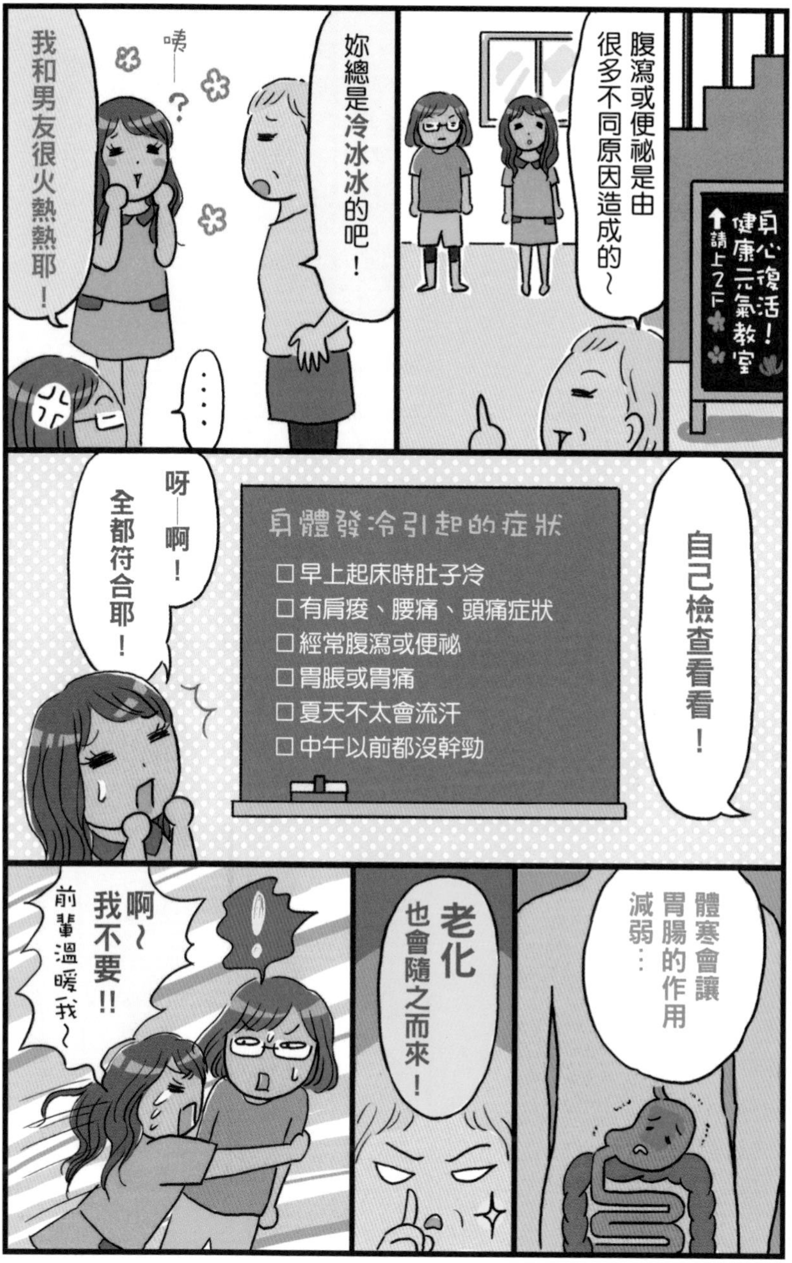
身心復活！
健康元氣教室
↑請上2F
腹瀉或便祕是由很多不同原因造成的～
妳總是冷冰冰的吧！
咦—？
我和男友很火熱熱耶！
……
自己檢查看看！
身體發冷引起的症狀
□早上起床時肚子冷
□有肩痠、腰痛、頭痛症狀
□經常腹瀉或便祕
□胃脹或胃痛
□夏天不太會流汗
□中午以前都沒幹勁
呀—啊！
全都符合耶！
體寒會讓胃腸的作用減弱…
老化也會隨之而來！
啊～我不要!!
前輩溫暖我～

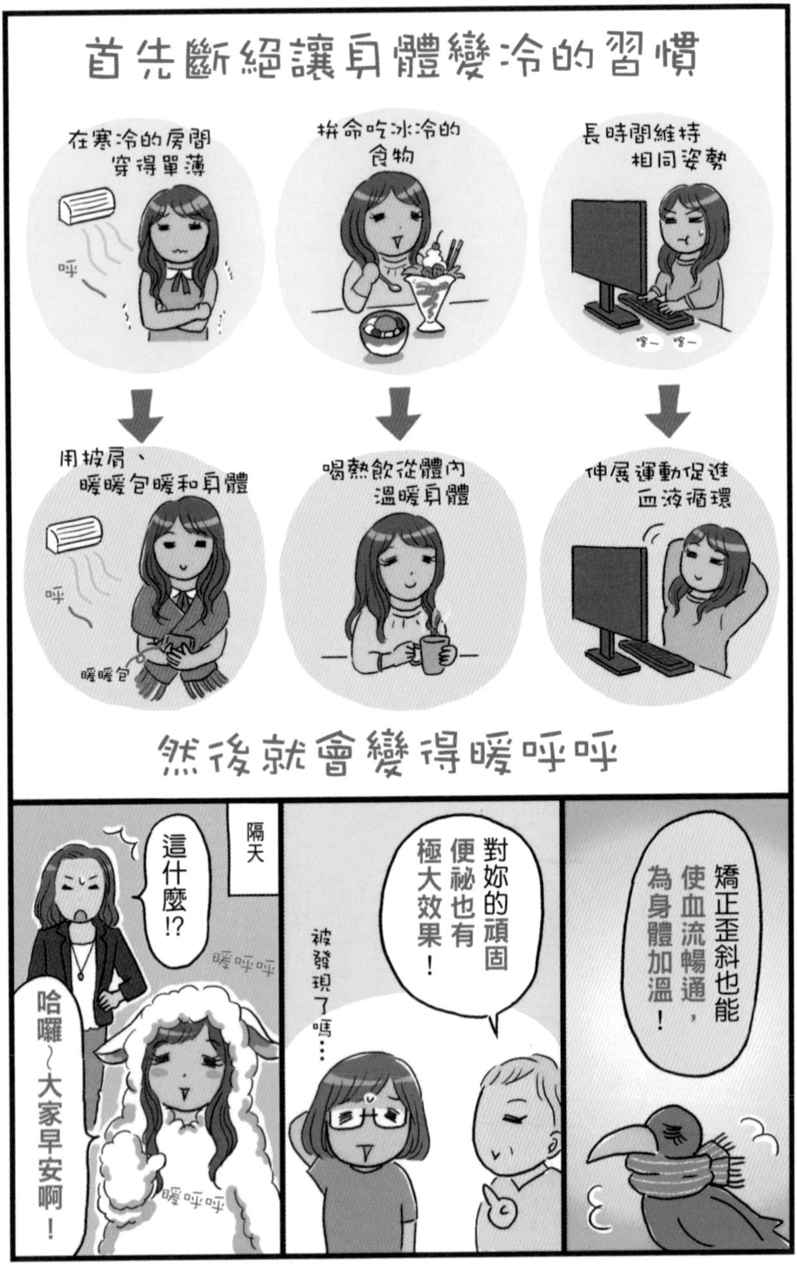
首先斷絕讓身體變冷的習慣
在寒冷的房間穿得單薄
呼
拼命吃冰冷的食物
長時間維持相同姿勢
喀— 喀—
用披肩、暖暖包暖和身體
呼
暖暖包
喝熱飲從體內溫暖身體
伸展運動促進血液循環
然後就會變得暖呼呼
隔天
這什麼!?
暖呼呼
哈囉~大家早安啊！
暖呼呼
被發現了嗎……
對妳的頑固便祕也有極大效果！
矯正歪斜也能使血流暢通，為身體加溫！

寒症

以服裝、生活習慣或運動，由內而外溫暖身體

因為血液循環不良造成的寒症，甚至會引起肩痠、生理痛、文明病以及壓力等等各種身體不適。首先改正導致寒症的生活習慣，以服裝或物品溫暖身體吧！

此外，可以透過矯正身形歪斜疏通堵塞的血流，提高代謝，根除寒症。

用溫暖的服裝守護身體

女生總是「愛美不怕流鼻水」，穿迷你裙、低腰褲、洋裝時，下半身及腰部容易受寒，請盡量減少穿著的頻率，即使夏天也要攜帶薄外套以備不時之需。也很推薦腹帶，可以溫暖腹腰部、腸胃、腎臟、子宮等等。

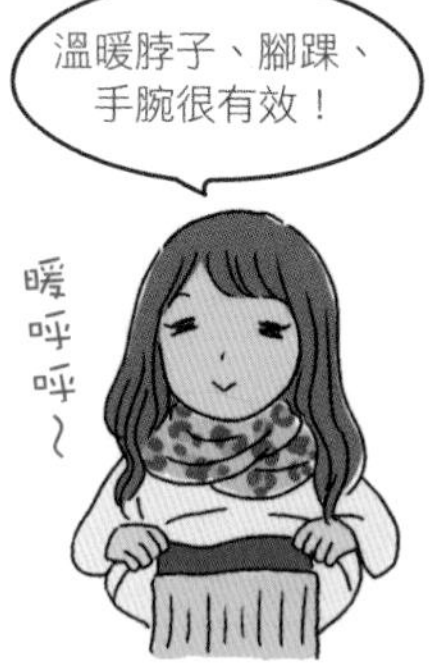
溫暖脖子、腳踝、手腕很有效！
暖呼呼～

注意低體溫！

正常體溫未達到36℃者，即是全身發寒的「低溫人」。低體溫除了會使免疫力降低、容易生病以外，也會造成肩痠、消化不良、賀爾蒙平衡崩壞。請補充蛋白質與鐵質，並多活動身體，以提升代謝。

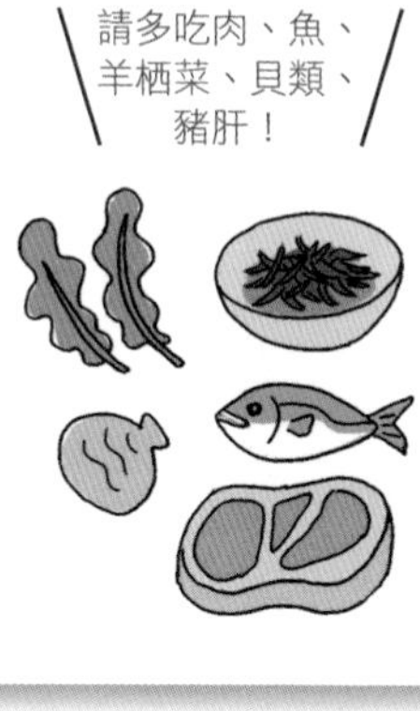
請多吃肉、魚、羊栖菜、貝類、豬肝！

祛除寒症的瑜伽

伸展並鍛鍊身體側面的肌肉，提升代謝。扭轉身體對緊實腹部肌肉或矯正身形歪斜很有幫助。

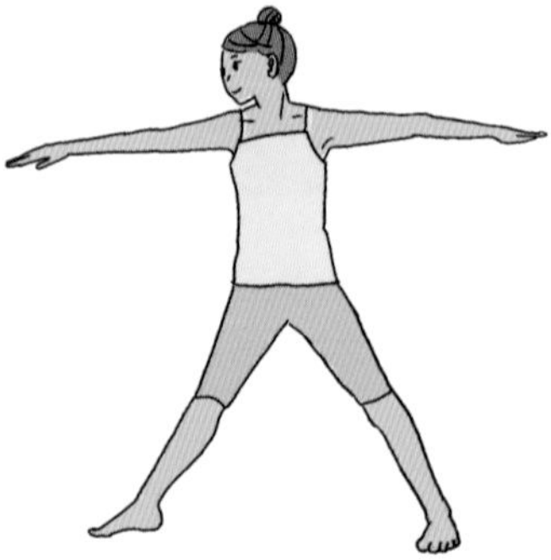

❶雙腳張開，右腳的腳尖朝外，左腳的腳尖朝正面。雙手水平張開，脖子向右轉。

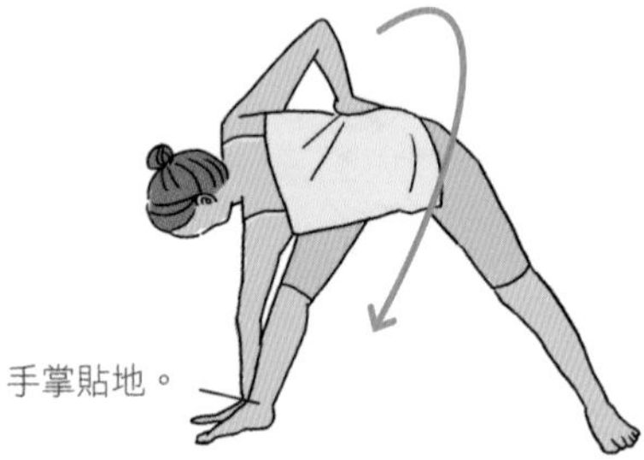

❷一面吐氣，一面慢慢從腰部輕輕將上半身往右扭。右手放腰上，上半身往右腳方向壓，左手往右腳的外側伸展。

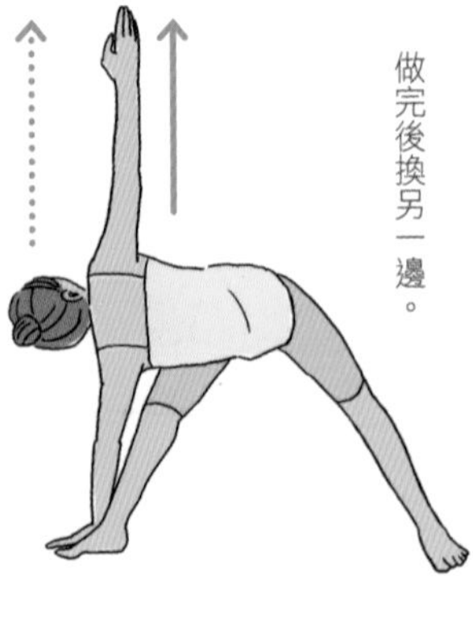

❸右手向上伸展，上半身向側面往右扭腰。維持三至五次呼吸循環，一面吸氣一面恢復成步驟❶的姿勢。

簡單！促進血液循環小妙方

若長時間維持相同姿勢，身體容易僵硬發冷。以簡單手勢刺激血液不易到達的末端，讓血流溫暖全身。

在關節處交叉指尖，刺激動脈與靜脈。

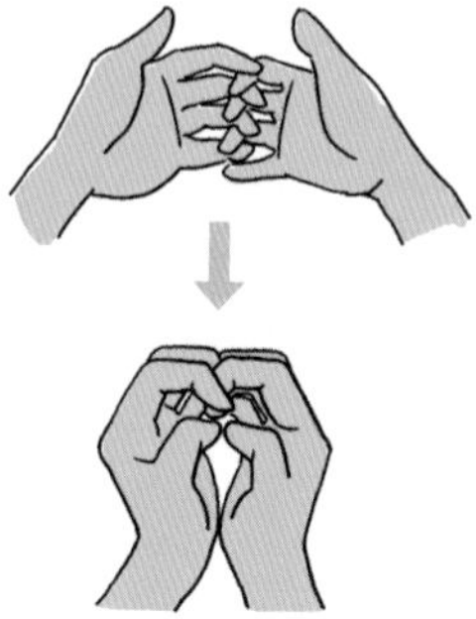

按摩指節一分鐘

將雙手第一指節交叉相疊，輕輕施力按摩指尖穴道，持續一分鐘就能促進末梢血液循環。

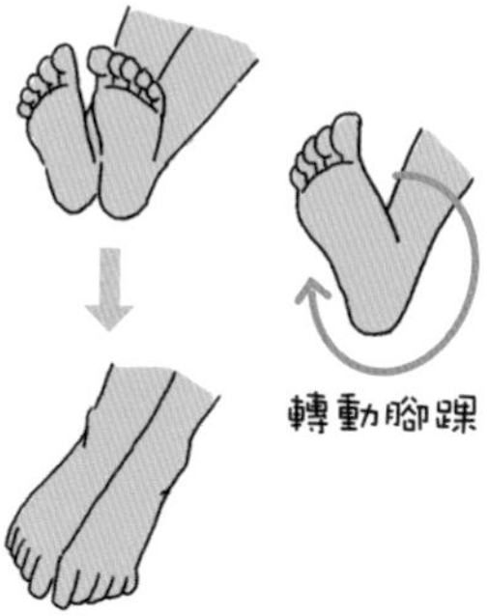

使腳尖前後伸展，畫圓似地轉動腳踝。

活動腳踝提升血液循環

僵化的關節是寒症的根源。用伸展關節、放鬆肌肉來促進血液循環。

不管站著或坐著都可以做的運動！

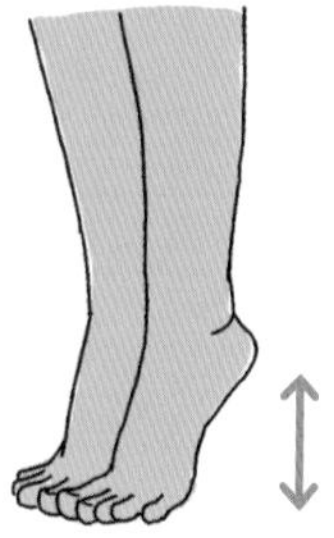

提升小腿肚的肌力

小腿肚扮演著將血液送回心臟的幫浦角色。墊腳後跟可以鍛鍊肌力，改善血流狀況。

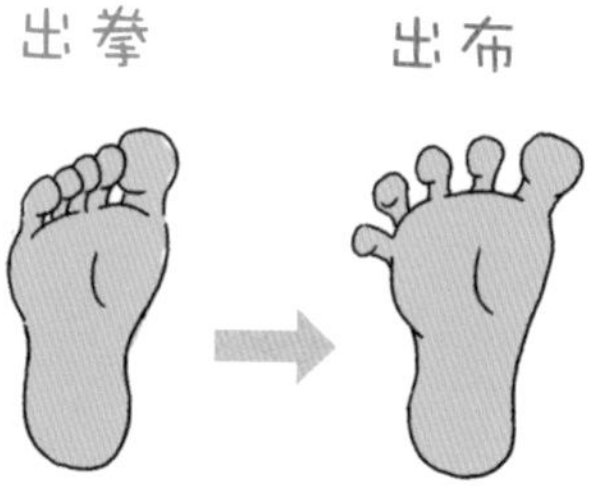

以腳趾拳溫暖腳尖

將腳趾頭緩慢撐開到最大，再緩慢放鬆併攏。重複這個動作數次可以暖和腳尖。

用保暖小物度過暖洋洋的生活

從拋棄式暖暖包到使用電力的懷爐，市面上有各式各樣不同種類的保暖用品。請以T（時間）、P（地點）、O（場合）為考量依據，選擇最適宜的產品。有發炎的地方請避開使用。

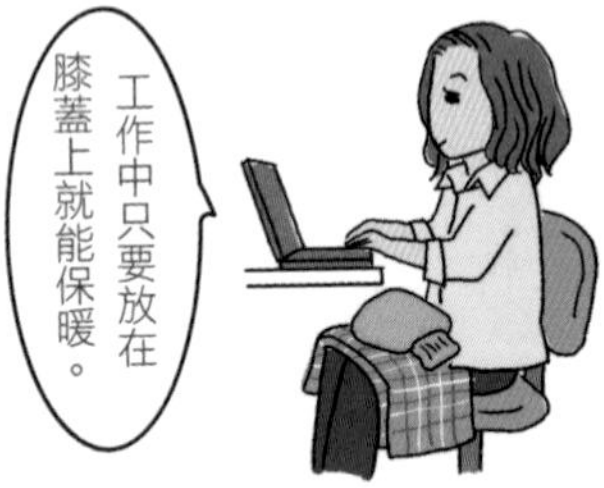
工作中只要放在膝蓋上就能保暖。

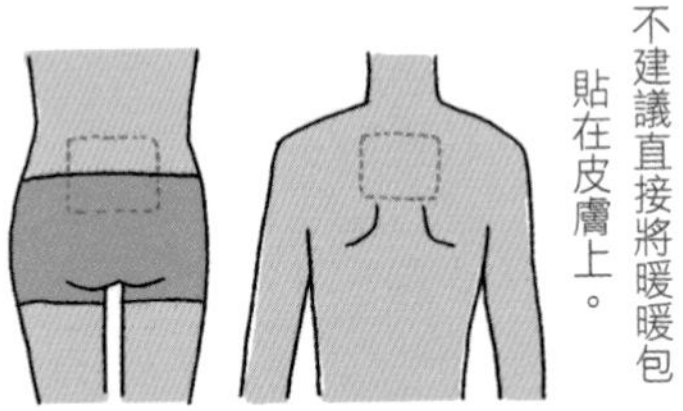
不建議直接將暖暖包貼在皮膚上。

熱水袋可長時間保溫

可以長時間保溫的熱水袋在辦公室很受歡迎。此外，睡前放進棉被裡效果也很棒。

暖暖包的位置是重點

將暖暖包放在尾骨上的**骶**骨周圍，有調整自律神經的效果；放在肩胛骨之間則可以預防感冒。

千萬不要以為保暖用品的溫度不至於燙傷！低溫燙傷會造成深層皮膚的嚴重傷害。請詳讀產品的提醒標示，務必小心使用。

溫暖身體的食物

食材有「陰」、「陽」的性質。溫暖身體的陽性食材可以從身體中樞祛除寒性；陰性食材則會使身體變冷，所以要仔細篩選，避免攝取過多。

陽性	雞肉、小魚、蔥、洋蔥、根菜類、豆類、糯米、粗茶、發酵食品（味噌、醬菜）
陰性	白麵包、白砂糖等精製食品、夏季蔬菜、熱帶水果（如香蕉、鳳梨）、含咖啡因的飲料（如咖啡、紅茶）

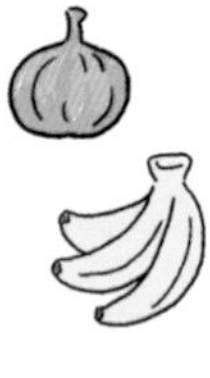

加熱或利用調味料、香料轉變食材屬性，也對溫暖身體很有幫助。

溫暖身體的健康泡澡法

日常生活中，不用額外費力就能改善寒症的方法就是——泡澡。好好實踐從身體中樞取暖的泡澡法，擊退每日的身體不適！

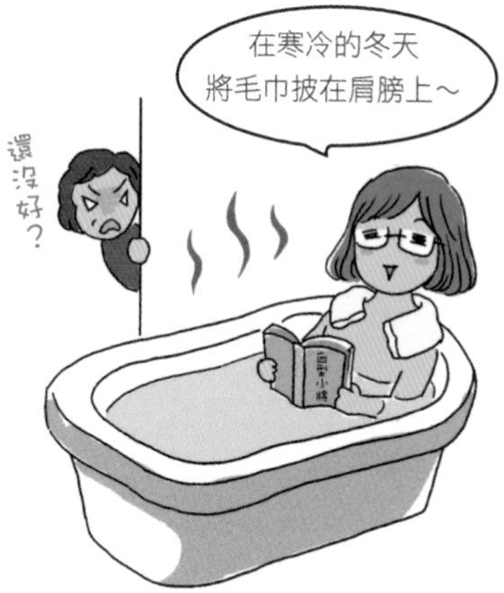
在寒冷的冬天
將毛巾披在肩膀上～
還沒好？

半身浴

減少對心臟的負擔，有極大的溫暖效果。因為可流出大量的汗，也可以改善水毒（體內多餘的水分排不出的狀態）。

做法

在浴缸中放入約40℃的熱水，水高及胸，浸泡20～30分鐘。

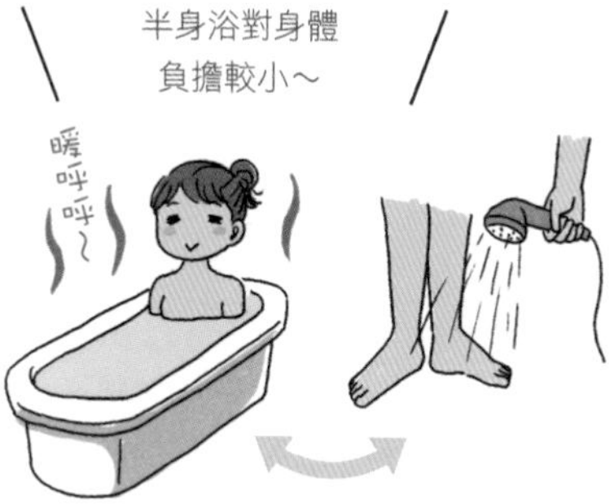
半身浴對身體
負擔較小～
暖呼呼～

交替冰火浴

身體溫暖了以後，澆淋冷水可以讓血管收縮，把熱度鎖在體內，提高保溫效果，非常有助於治療頑固的寒症。

做法

❶浸泡在約40℃的熱水中約3分鐘。
❷用冷水沖手腳30秒～1分鐘。
❸重複步驟❶與❷，約五個循環。

交替冰火浴對身體刺激大，建議在身體狀況好的時候進行。高血壓或心臟、循環器官有宿疾的人，請諮詢主治醫師後再進行。

手浴&足浴

手腳是血流的折返點。手腳暖和了，全身就溫暖。

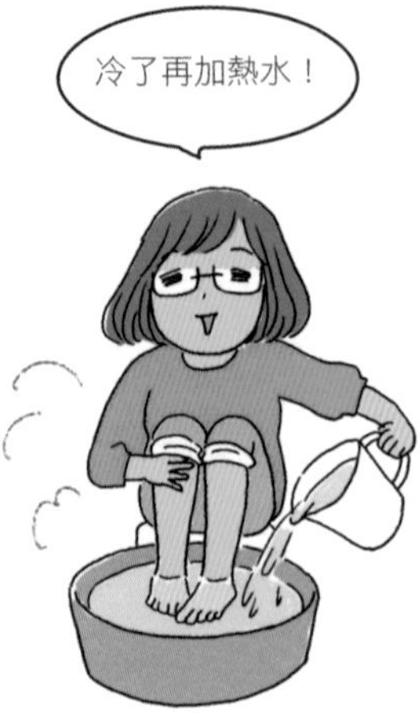

做法

❶臉盆中放入43℃左右的熱水，再加入一撮粗鹽。

❷手腳泡在熱水裡10～15分鐘。

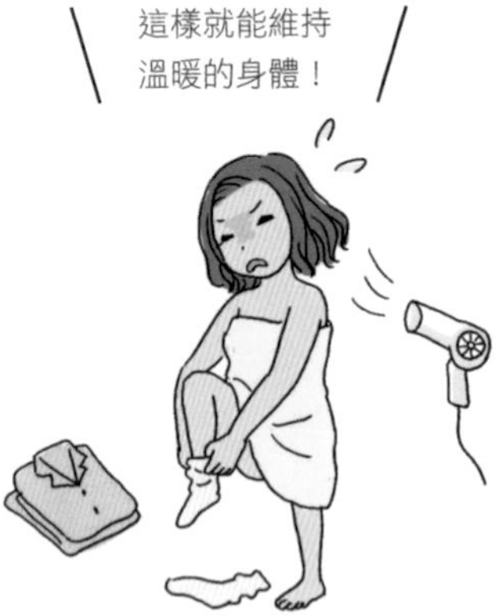

泡澡後的重點

- 馬上穿衣服（距離心臟最遠的部位最快變冷，所以從襪子開始穿）。
- 好好吹乾頭髮。
- 泡澡後15～20分鐘以內就寢。

※做半身浴流汗時，為預防脫水，請多加補充水分。

早上泡42℃以上的熱水，能刺激交感神經喚醒身體。天寒時，泡澡前後體溫有溫差，為了減輕身體的負擔，請調高浴室溫度。

腹瀉

以祛寒與矯正歪斜提升腸胃功能

腹瀉可分成兩種，吃太多或病毒感染引起的急性腹瀉，以及因為體寒或身形歪斜、壓力等引起的慢性腹瀉。

反覆腹瀉時要以祛除寒症（↓P 44〜）為優先，調整身體的歪斜，使腸胃功能恢復正常。

此外，壓力過大也會反覆引起慢性腹瀉或大腸激躁症，如果感到異常，請盡早去醫院就診。

用飲食自我保健

平時應避免攝取讓身體發冷的食物（↓P 47），並多吃可以調整腸內環境的優格，或含有豐富食物纖維的地瓜、香蕉、牛蒡等。

三餐準時，別在空腹狀態下大吃一頓，飲食習慣也要隨之調整。

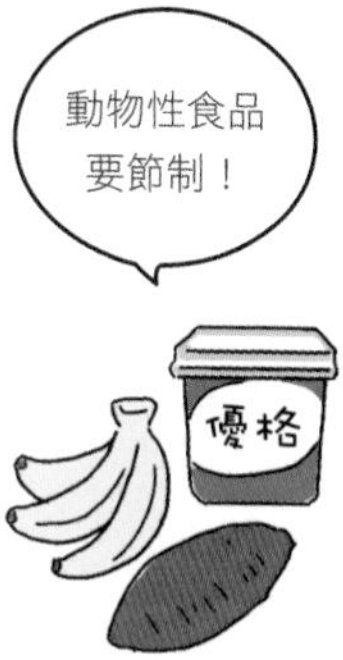
動物性食品要節制！
優格

改善腹瀉的穴道

有助改善腹瀉、腹痛、嘔吐等腸胃問題的穴道是「足三里」。請用力按壓十次，每次約持續6〜7秒。

膝蓋下方約4根手指距離的凹處。

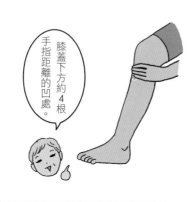

改善腹瀉的瑜伽

透過倒立軀幹刺激內臟，促進血流，並提高內臟功能，也能有效排出堆積在腸內的氣體。

❶在仰躺的狀態下，將雙腳垂直往上舉，手自然地放在地板維持身體平衡。

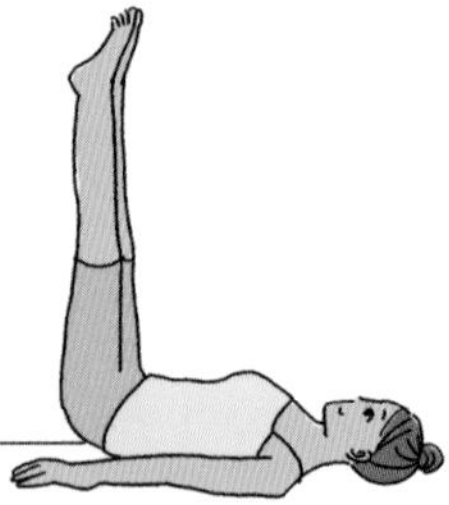
注意腰不要懸空。

❷一面吐氣，一面抬起臀部，雙腳往頭頂的方向平伸，腳尖碰地板，維持三至五次呼吸。

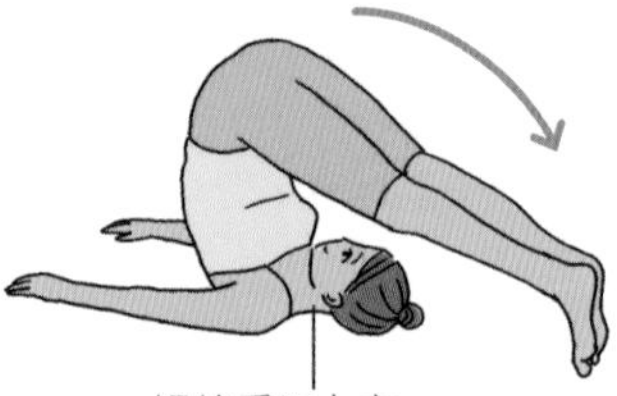
視線看正上方，
脖子絕對不能彎曲。

身體僵硬的人

用手支撐腰部，抬起臀部維持三至五次呼吸。

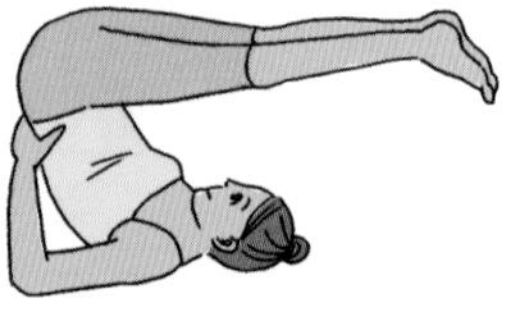

行有餘力的人

放到地板的手往頭頂方向伸展，維持三至五次呼吸。

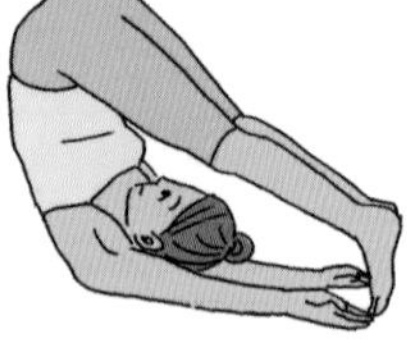

腰部向前彎會感到痛的人，建議改做P62的步驟❶～❷。腹瀉中的人做此動作時，請斟酌時間及強度。

▼

便祕

養成不讓腸胃衰弱的生活習慣與體態

慢性便祕形成的原因很多，水分或食物纖維不足、失眠、壓力、吃太多造成腸胃疲乏、骨盆歪斜等，都可能引起腸胃功能下降。可以透過規律生活、矯正骨盆歪斜（→P30、31）、刺激腸道蠕動來消除問題。

此外，早上起床時，喝一杯溫水啟動腸道，可以促進排便。

正確排便的姿勢

肛門不要用太多力氣，並保持能夠順利排便的姿勢。

容易排便的腸道
與肛門的角度

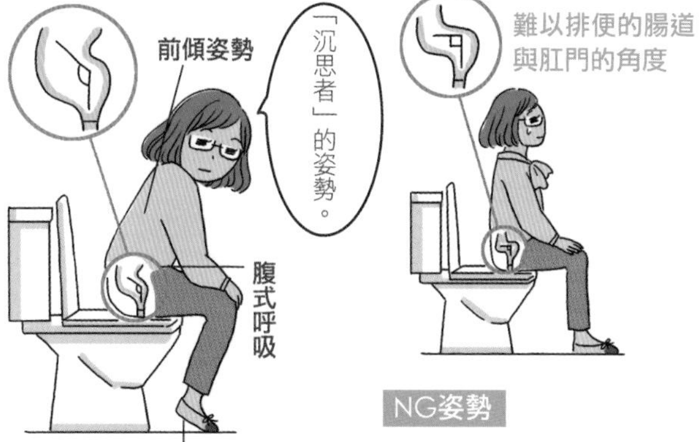
前傾姿勢
「沉思者」的姿勢。
腹式呼吸
難以排便的腸道
與肛門的角度

腳後跟稍微往上抬。

NG姿勢

腸子與肛門呈90°，糞便很難排出。

反覆憋氣使勁，可能會使便祕更嚴重。若是坐了三分鐘還未排便，就暫時先起身離開。

消除便祕的瑜伽

抬腿扭轉腹部，加強腸道與肝臟的功能，並提高排出體內廢物的能力。

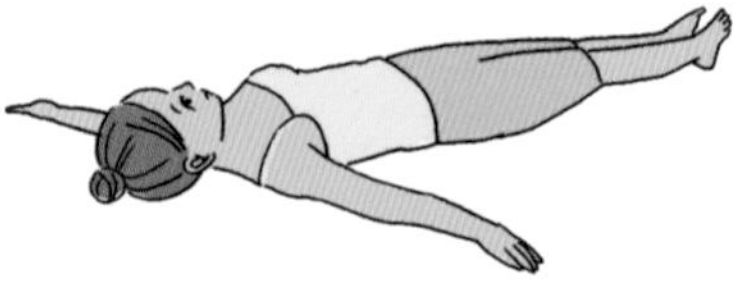

❶雙腿併攏仰躺。雙臂左右張開，手掌碰地板。

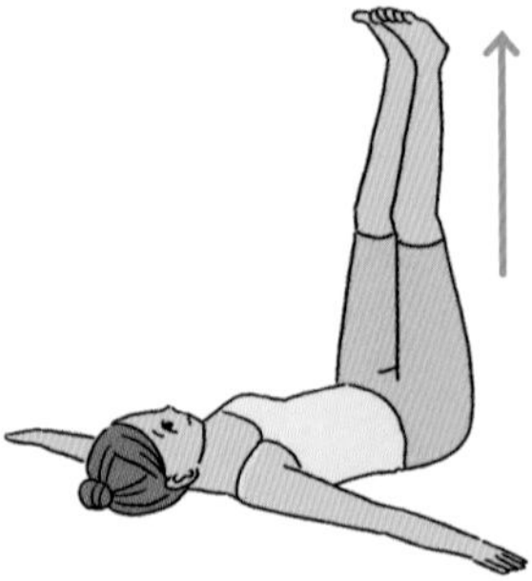

❷一面吸氣，一面把雙腳舉起，角度與地板垂直，腳後跟往上抬舉。

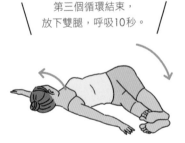

第三個循環結束，
放下雙腿，呼吸10秒。

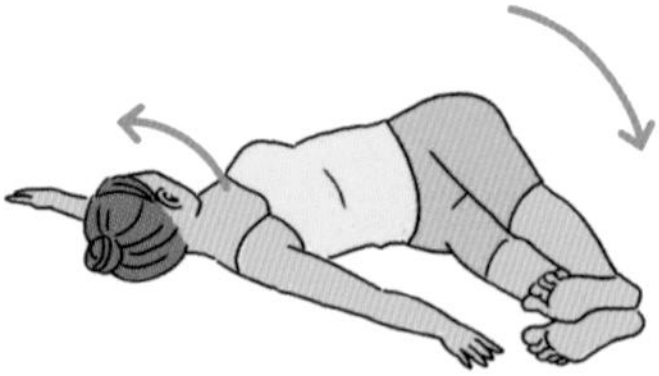

❸一面吐氣，一面把腿往右側平放，臉轉向左側。一面吸氣，一面將腿垂直歸位，做完再換另一邊，做三個循環。

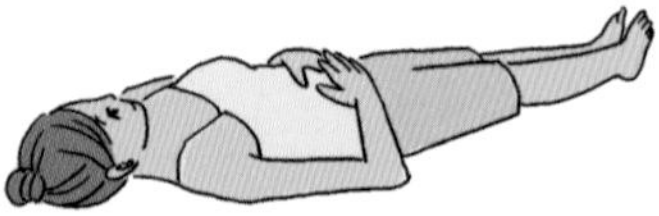

❹雙腿慢慢放下，雙手放在肚子上放鬆肌肉。

胃脹

利用強化胃功能的運動，打造不易胃脹的鐵胃

胃的功能是將吃下的東西與胃酸混合消化，再送到小腸。不規律的生活、壓力、吃太多會使胃的功能下降，引起消化不良，也會造成胃脹。

此外，姿勢不佳也會讓胃的位置降低，影響機能。胃的功能有個人差異，胃下垂的人多半不太活潑，請鍛鍊腹肌把胃往上拉，打造不易胃脹的胃。

強化胃功能的瑜伽

讓內臟回到正確的位置，調整腸胃功能。

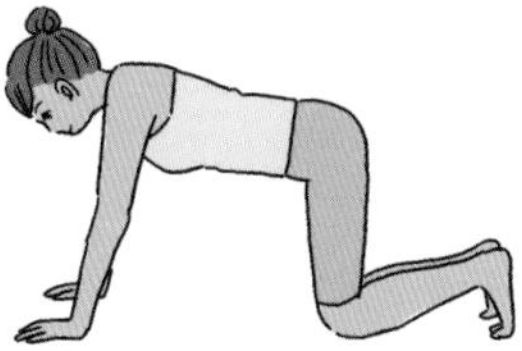

❶擺出匍匐的姿勢，手張開與肩同寬，腳與腰同寬。手掌攤開，豎起腳尖。

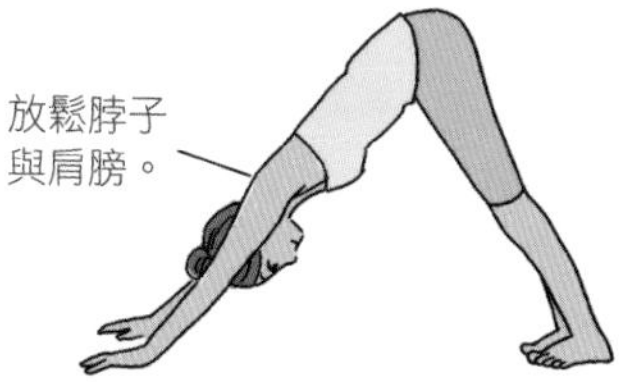

❷一面吐氣，一面撐起膝蓋，伸展腰部並讓身體與地面形成三角形，維持三至五次呼吸。

請避免在飯後兩小時做，一天一次。

舒緩胃脹的瑜伽

調整因暴飲暴食而疲乏的腸胃，對情緒低落或經前症候群（→P118）也有效果，注意腰部別向後仰。

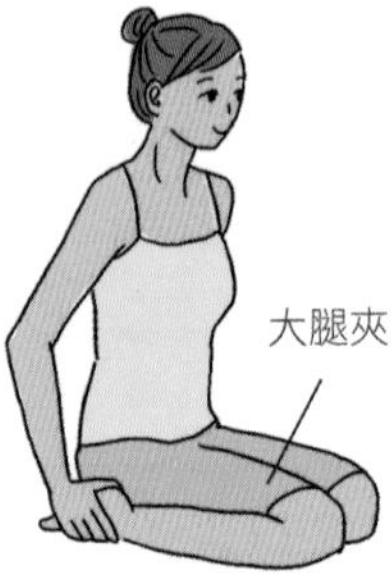
大腿夾緊。

❶跪坐地上，大腿併攏，雙腳放兩側，雙手各握兩腳掌。

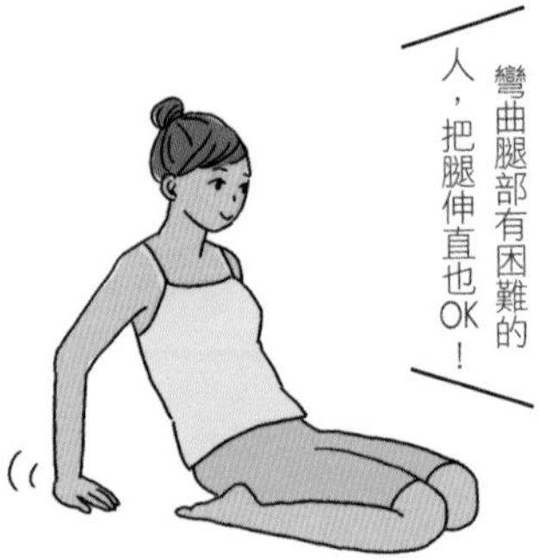
彎曲腿部有困難的人，把腿伸直也OK！

❷手碰後方地板，慢慢往後挪動並讓上半身向後傾。

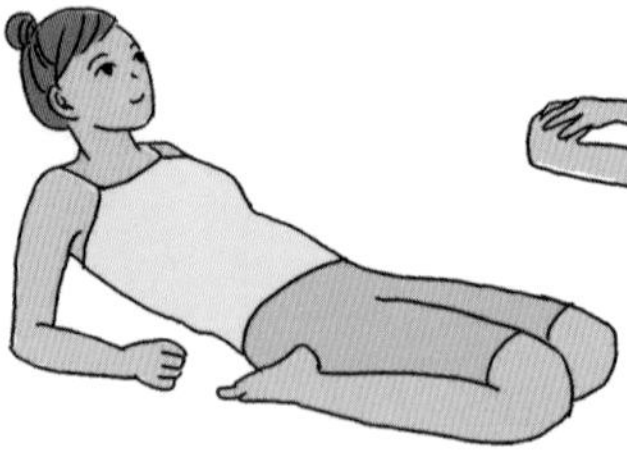

❸手肘撐在地板上，維持三至五次呼吸。

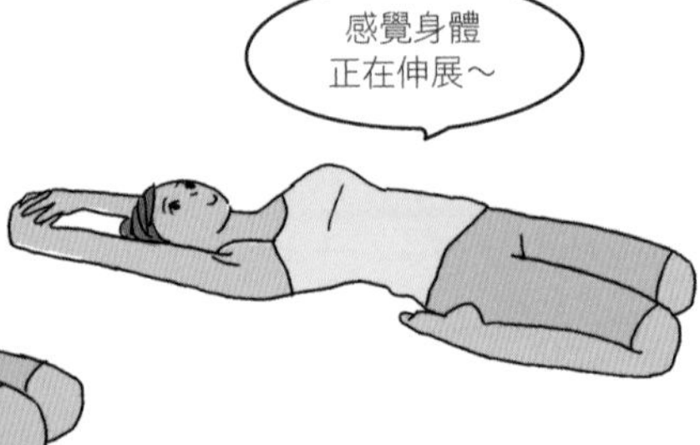
感覺身體
正在伸展～

❹慢慢讓上半身躺在地上，雙手交扣往頭頂方向伸展。慢慢鬆開腿放鬆。

步驟❸❹腰部會向後仰或姿勢難以辦到的人，請維持步驟❷的姿勢緩慢呼吸。

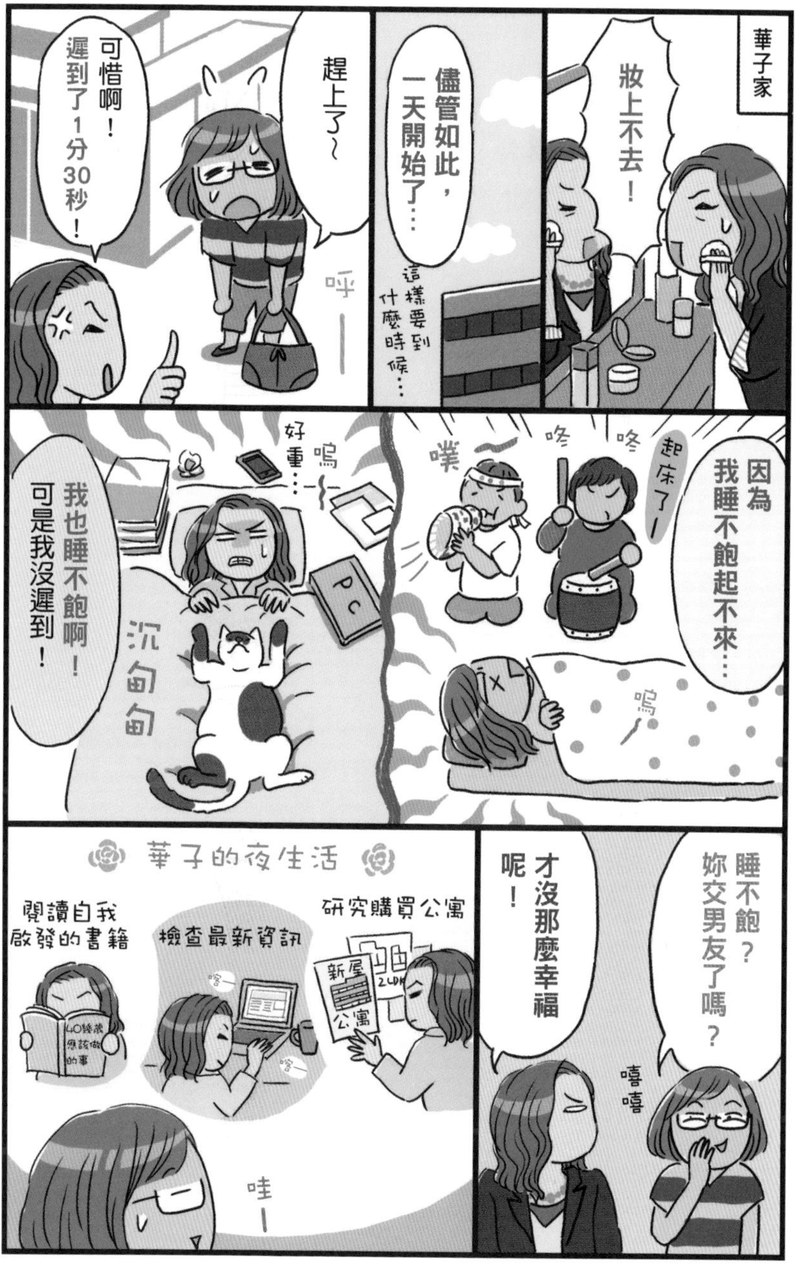
華子家
妝上不去！
儘管如此，一天開始了…
這樣要到什麼時候…
趕上了～
呼－
可惜啊！遲到了1分30秒！
因為我睡不飽起不來…
起床了－
咚
咚
噗～
嗚－
好重…
嗚～
沉甸甸
我也睡不飽啊！可是我沒遲到！
睡不飽？妳交男友了嗎？
嘻嘻
才沒那麼幸福呢！
華子的夜生活
研究購買公寓
新屋公寓
2LDK
檢查最新資訊
喀－
喀－
閱讀自我啟發的書籍
40幾歲應該做的事
哇－

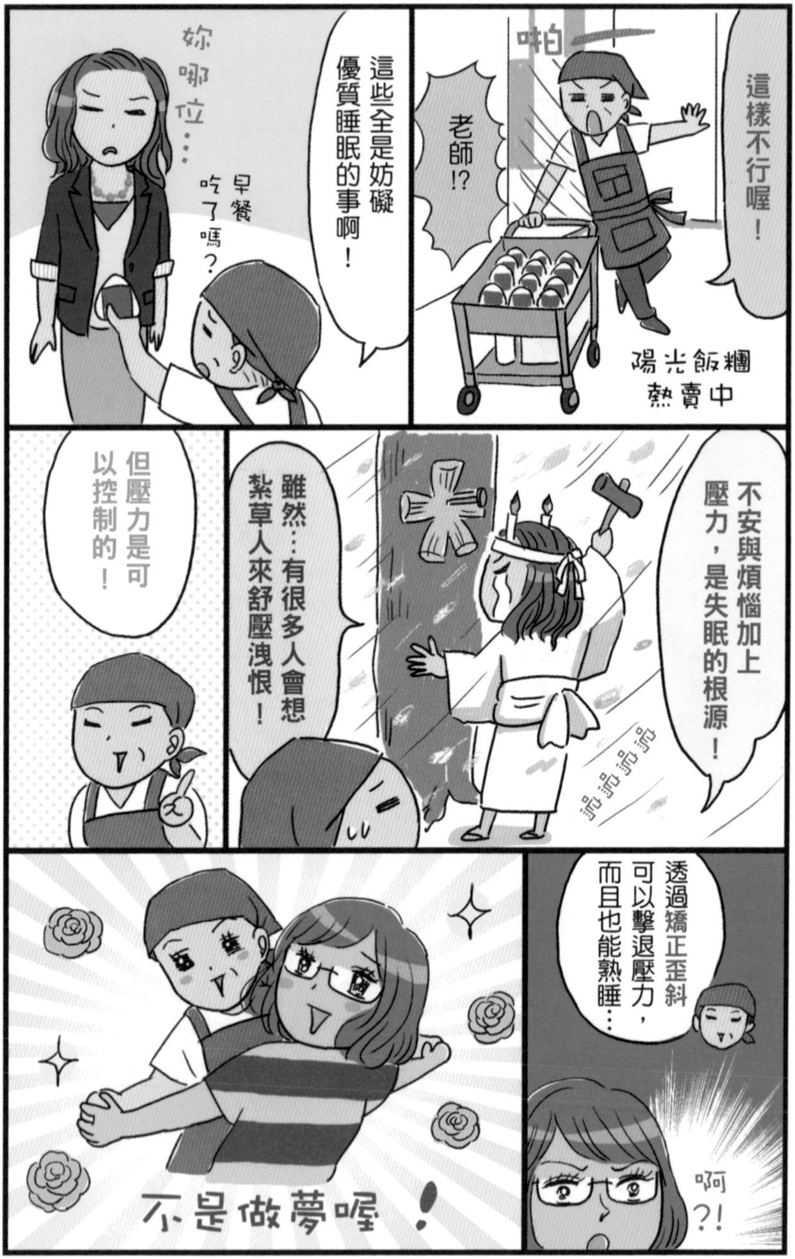
這樣不行喔！
啪
老師!?
陽光飯糰熱賣中
這些全是妨礙優質睡眠的事啊！
早餐吃了嗎？
妳哪位…
不安與煩惱加上壓力，是失眠的根源！
嗚嗚嗚嗚嗚
雖然…有很多人會想紮草人來舒壓洩恨！
但壓力是可以控制的！
透過矯正歪斜可以擊退壓力，而且也能熟睡…
啊?!
不是做夢喔！

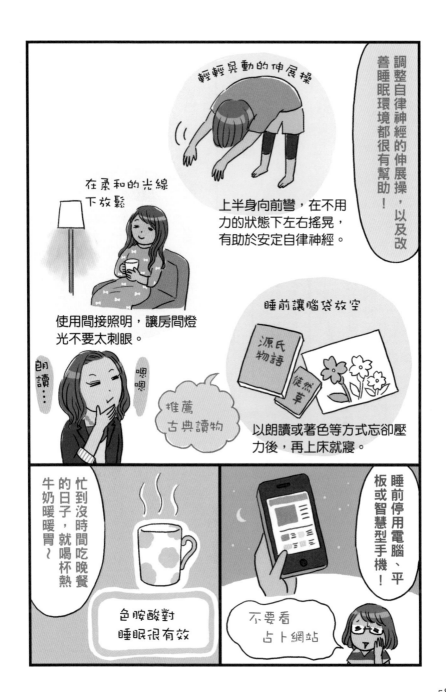

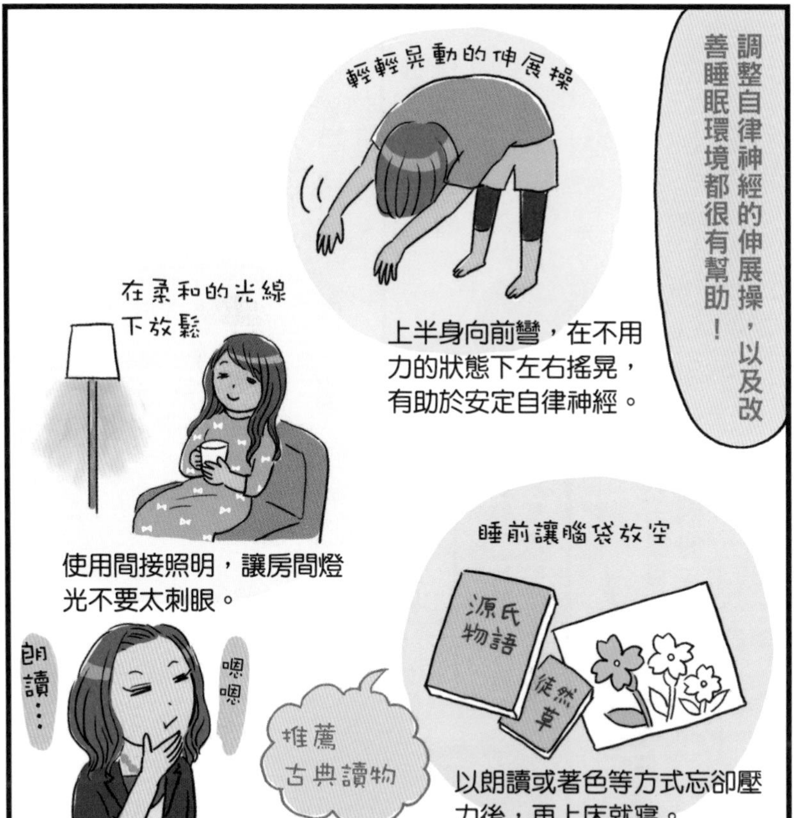
調整自律神經的伸展操，以及改善睡眠環境都很有幫助！
輕輕晃動的伸展操
上半身向前彎，在不用力的狀態下左右搖晃，有助於安定自律神經。
在柔和的光線下放鬆
使用間接照明，讓房間燈光不要太刺眼。
睡前讓腦袋放空
源氏物語
徒然草
以朗讀或著色等方式忘卻壓力後，再上床就寢。
嗯嗯
朗讀…
推薦古典讀物
睡前停用電腦、平板或智慧型手機！
不要看占卜網站
忙到沒時間吃晚餐的日子，就喝杯熱牛奶暖暖胃～
色胺酸對睡眠很有效

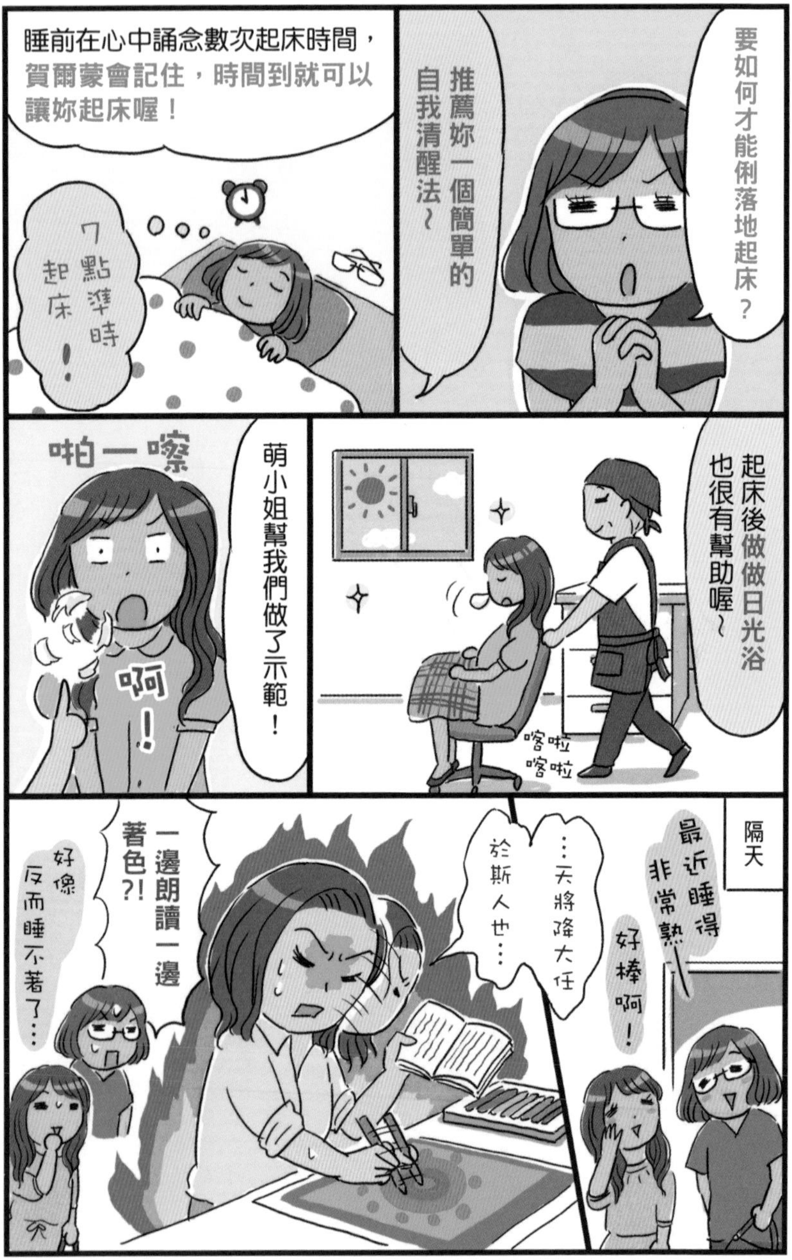
要如何才能俐落地起床？
推薦妳一個簡單的自我清醒法～
睡前在心中誦念數次起床時間，賀爾蒙會記住，時間到就可以讓妳起床喔！
7點準時起床！
起床後做做日光浴也很有幫助喔～
喀啦喀啦
萌小姐幫我們做了示範！
啪一嚓
啊！
隔天
最近睡得非常熟～
好棒啊！
…天將降大任於斯人也…
一邊朗讀一邊著色?!
好像反而睡不著了…

▼壓力

每日留意並配合運動，在累積前就消除！

每天的工作壓力之外，身形歪斜造成的身體僵硬也是形成壓力的主要原因。而壓力引起的各種身體不適，又會再次產生壓力，形成惡性循環。要把壓力歸零很困難，但請利用每日歸零的習慣以及矯正歪斜來調整自律神經，與壓力和平共處吧！

不累積壓力的五種方式

1 **飲食營養均衡**

2 **適度活動身體**

3 **大聲自我解放**

唱卡拉OK或搭乘讓人尖叫的遊樂設施。

4 **製造讓腦袋放空的時間**

玩遊戲、看喜劇片或搞笑節目等。

5 **以積極的語言，正向思考**

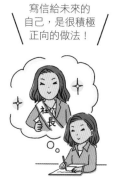

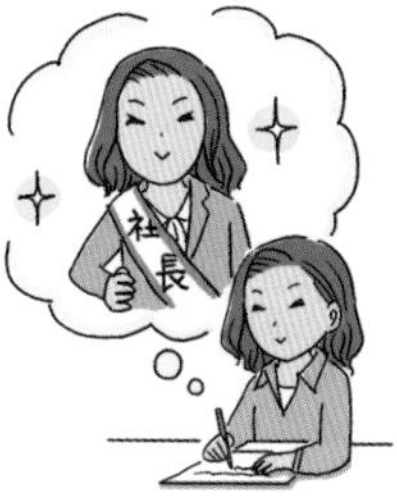

以自律訓練法帶來安寧

穿著舒適的服裝，在安靜的地方仰躺，或坐在椅子上閉上眼睛，一邊想像①~⑦項的感覺，一邊在心中反覆誦念。

①**平心靜氣**

②**雙手雙腳很踏實**

③**雙手雙腳很溫暖**

④**心臟靜靜地跳動**

⑤**呼吸暢快**

⑥**肚子暖暖的**

⑦**頭部感覺涼爽舒適**

心緒安定以後，轉動手腳放鬆身體，深呼吸後正常活動。在睡前做的話也可以幫助入眠。

舒緩焦躁的瑜伽

以放鬆臉部肌肉、發出聲音的方式釋放壓力。可以改善臉部的血液循環、滋潤肌膚、整健臉部周圍，對舒緩頭痛的效果也不錯。

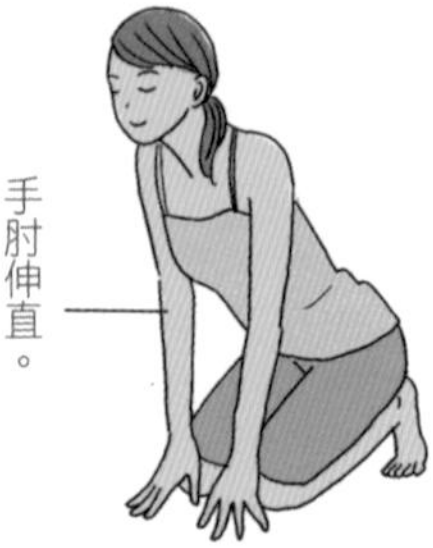

❶膝蓋跪坐，腳尖踮起，手指尖放在膝蓋前，臀部坐在腳後跟上，背部用力挺直。

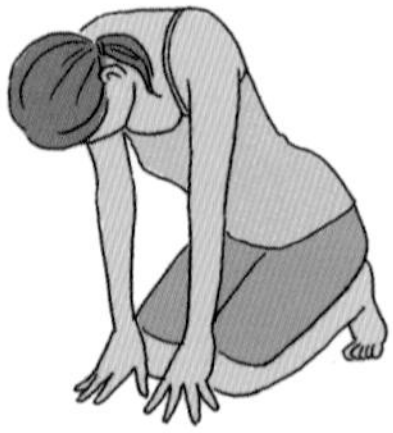

❷一面吐氣，一面縮下巴，放鬆脖子的力量低下頭。慢慢吸氣。

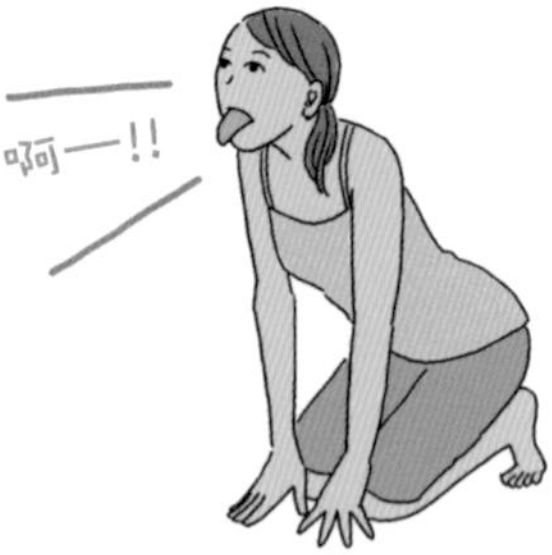

❸一面吐氣，一面抬頭，睜開眼睛，用力伸出舌頭，想像將焦慮從腹部一鼓作氣大喊出聲。重複❶～❸三次。

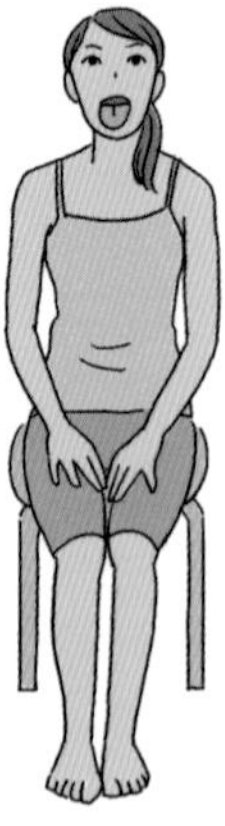

簡易版本

不發出聲、坐在椅子上進行的版本。在外面也可以進行的舒壓方式，但是要避免被別人看見。

安定自律神經的瑜伽

安定因壓力而錯亂的自律神經。放鬆全身的僵硬肌肉，能改善肩痠、寒症。早上起床馬上做，就能獲得一整天的活力。

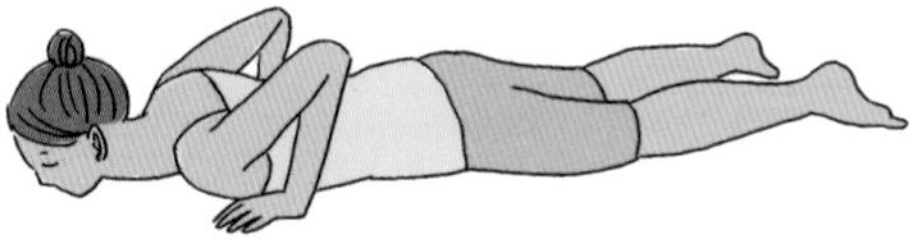

❶雙腿張開與肩同寬，手撐在地板俯臥，下巴碰地板吐氣。

❷一面吸氣，一面用雙臂推地板，將上半身撐起來。下巴抬高，擴張胸部。

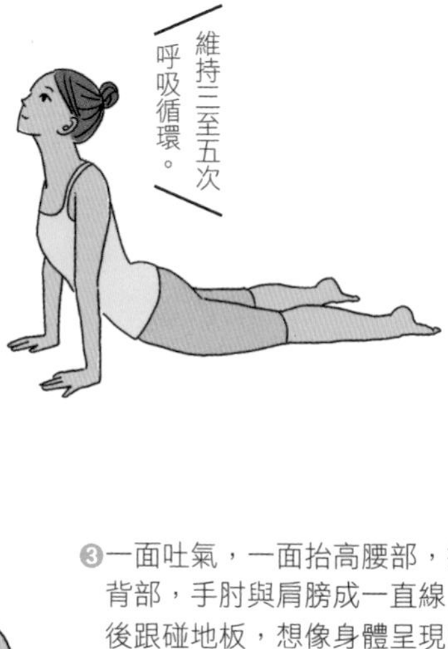
維持三至五次
呼吸循環。

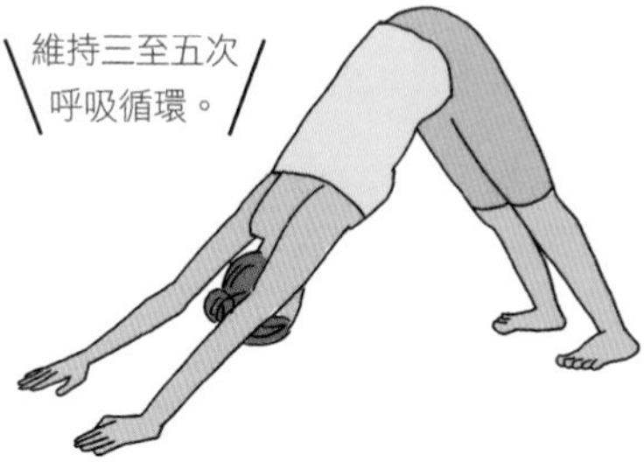
維持三至五次
呼吸循環。

❸一面吐氣，一面抬高腰部，挺直背部，手肘與肩膀成一直線，腳後跟碰地板，想像身體呈現山的形狀。

紓解壓力的穴道

輕鬆按壓穴道，可以有效消除壓力！

抑制火氣的內關穴

有抑制怒氣、安定心神的效果，慢慢施力指壓。

舒緩、放鬆的大陵穴

能緩解緊張感，讓脈搏穩定的穴位，有放鬆身心的效果。請輕輕按壓。

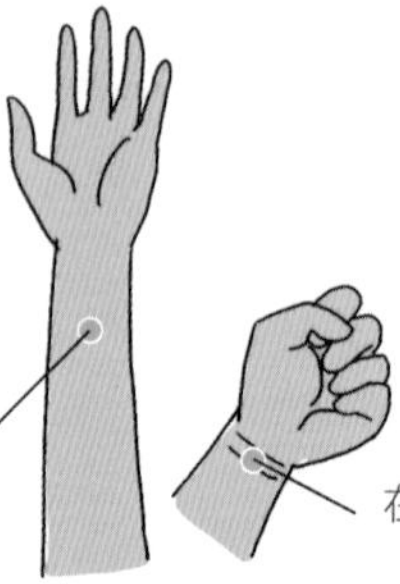
從手腕往下約三根手指距離的兩筋之間。
在手腕內的兩條手紋之間。

讓心情變美麗的簡單伸展操

在辦公室或捷運上可以簡單進行的伸展操。感覺心情焦躁、壓力沉重時就馬上做，平常的時候可做為調養身心之用。

坐在座椅三分之一處，雙腳張開與腰同寬。雙手放在大腿上，手指尖朝身體，伸展手臂上端內側。

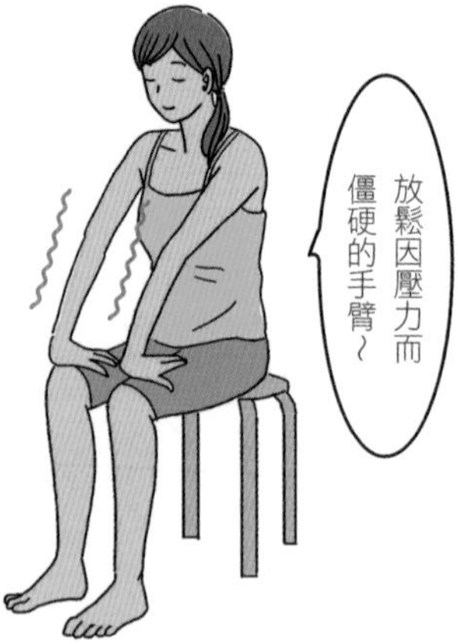
放鬆因壓力而僵硬的手臂~

▼失眠

調整自律神經，改善環境，讓身體變成熟睡體質

自律神經能否順利轉換是入眠的關鍵。身體一旦歪斜，就會打破自律神經的平衡，造成轉換不順而失眠。

請多進行安定自律神經的伸展操或瑜伽（→P20、62），同時改善睡眠環境與就寢前的習慣，讓身體變成熟睡的體質。

啟動副交感神經的開關

為了讓自律神經順利轉換，就寢前1～2小時要開始調整睡眠環境，並放鬆身心。此外，「讓體溫下降」也是入眠的關鍵。利用睡前泡澡等方式，溫暖身體進而排出熱度，有助於降低體內溫度。

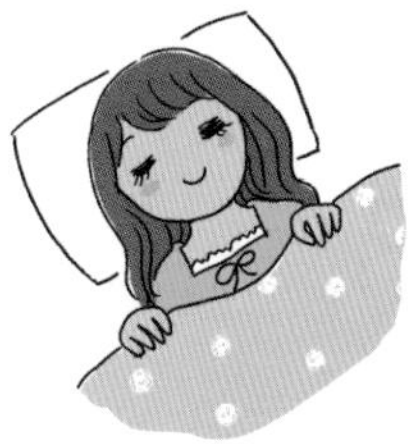

調整睡眠環境吧！

環境篇

- □適合自己的寢具
- □沒有在意的氣味
- □氣溫、濕度很舒適
- □安靜的空間，沒有噪音

習慣篇

- □睡前一小時別接觸香菸、咖啡等刺激物
- □別吃過飽或空腹
- □不看刺激的TV
- □全身放鬆，腦袋淨空

＊也可試試P58的三件事。

引導睡眠的呼吸法

讓副交感神經處於正確位置，準備進入休息狀態。快要睡著之前，請到昏暗的房間。

❶在地板上盤腿或跪坐，挺直背部。雙手放在膝蓋上，閉上眼睛將注意力放在「丹田」。

❷閉上嘴巴，舌頭前端頂在上門牙的後方與牙齦之間。

❸從鼻子慢慢吐氣（約5秒），並維持此狀態2秒。

❹從鼻子慢慢吸氣（約5秒），並維持此狀態2秒。

❺重複步驟❸與❹約15分鐘。

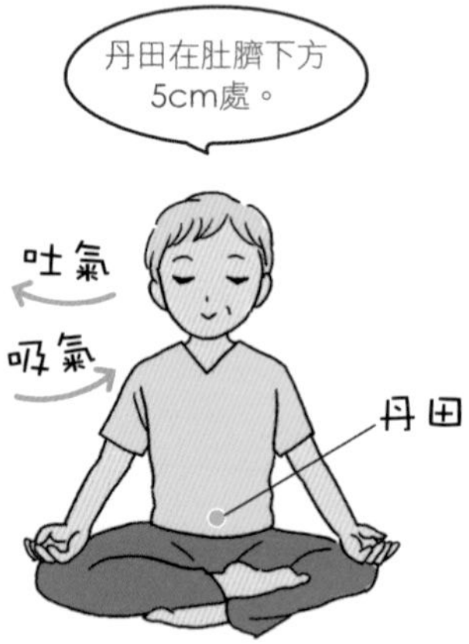
丹田在肚臍下方5cm處。
吐氣
吸氣
丹田

引導睡眠的瑜伽

消除從背部到大腿後側肌肉的疲勞，肌肉放鬆就能睡著。

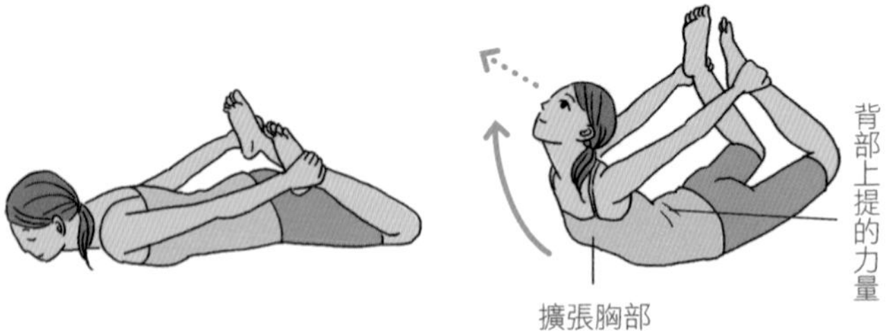
背部上提的力量
擴張胸部

❶正面趴下並將腳張開與肩同寬。彎曲膝蓋，雙手從外側抓住雙腳腳踝，然後吐一口氣。

❷一面吸氣，一面讓上半身向上抬升，抬起下巴讓視線往上看。維持三至五次呼吸。

▼ # 早上起不來

提升睡眠品質，提高血清素分泌

睡眠時若是睡姿不良，將會持續累積壓力，造成身體僵硬，睡再久也不能祛除疲勞。此外晝夜顛倒、壓力、運動不足等等原因，會造成調整身心的血清素*不足，使頭腦不清楚而提不起幹勁。請注意睡姿，不要造成身體額外負擔（→P68）；並多照射明亮的光線，促進血清素水平提升，提升睡眠品質。

睡醒的伸展操

可以在棉被裡進行的伸展操，有助於喚醒身體，促進全身血液循環，並刺激交感神經轉為活動模式。

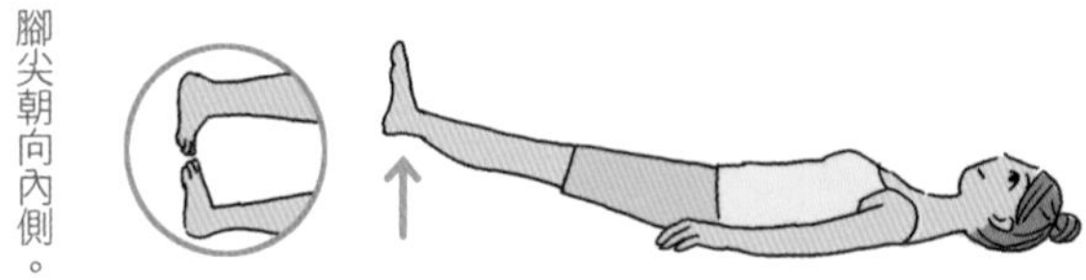

❶雙腳腳尖相碰，抬離床鋪約10公分，停留5秒後放下，進行三次。

❷起床後做一個大伸展。

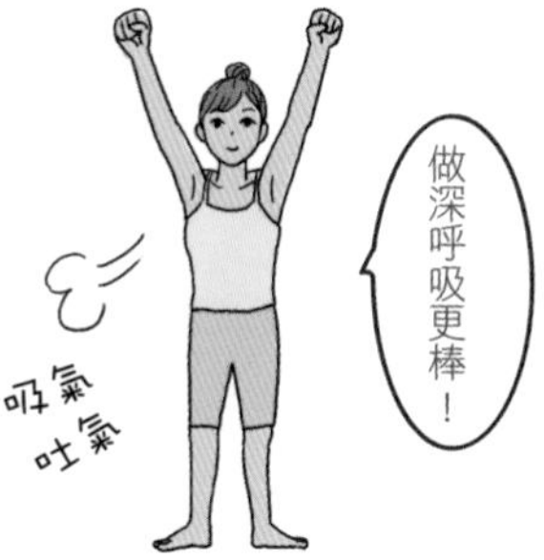

持續一星期早睡早起，身體就會逐漸適應。

＊腦內的神經傳導物質之一，對精神面有強烈作用，不足時可能引起憂鬱症。

活化血清素分泌的伸展操

想要提高血清素的質與量，曬太陽、咀嚼動作與韻律操很有幫助。請以固定的節奏做做以下的伸展操。

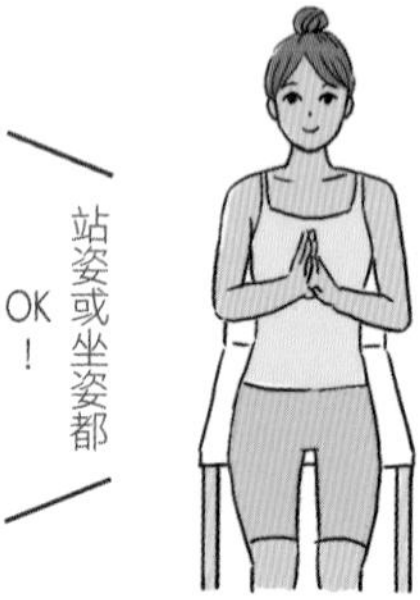

❶淺坐在椅子上，雙手在胸前合掌。一面吸氣，一面向上伸直雙手。

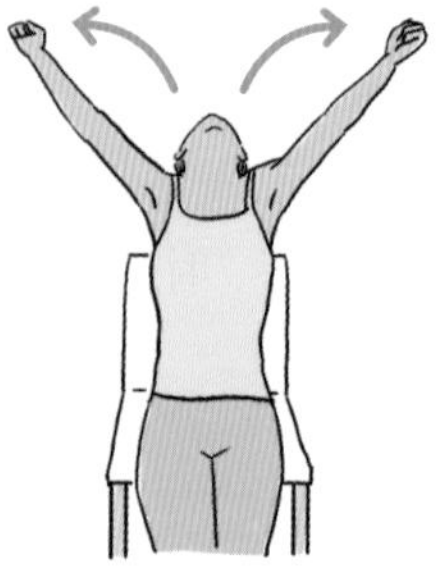

❷完全伸直後，雙手握拳往左右伸展，拉開距離，下巴朝上並呼吸一次。

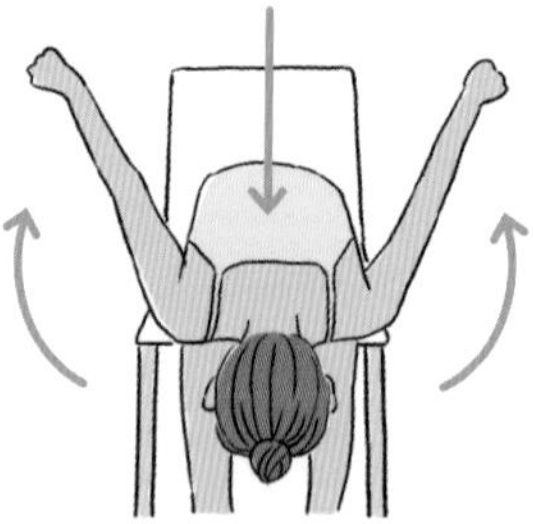

❸一面吐氣，一面將上半身往前傾倒，雙臂向後拉，呼吸一次。

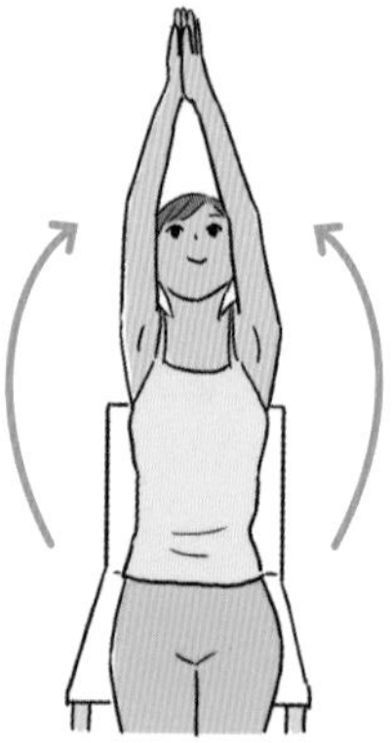

❹上半身歸位，一面吸氣，一面向上伸直雙手，雙手合掌後，一面吐氣，一面將雙手放回胸前。

咀嚼動作可以幫助血清素活化，每天請務必吃早餐。

▸ 讓身體爽快的睡姿＆枕頭 ◂

睡姿與寢具是影響睡眠與身體歪斜的原因之一，請留意其可能對身體帶來的負擔，以優質的睡眠為首要目標。

檢查你的睡姿是否正確

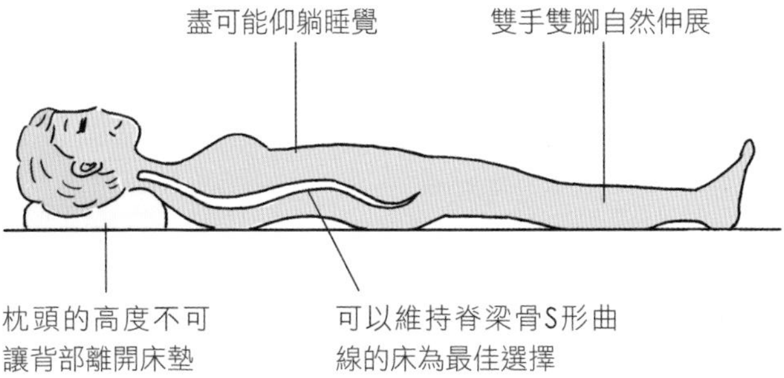
盡可能仰躺睡覺
雙手雙腳自然伸展
枕頭的高度不可讓背部離開床墊
可以維持脊梁骨S形曲線的床為最佳選擇

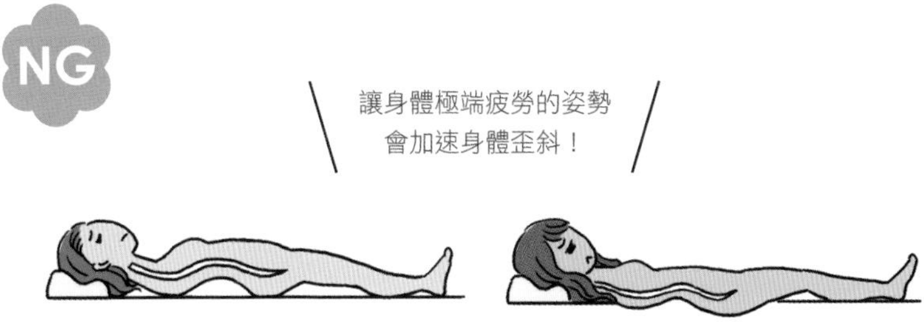
NG
讓身體極端疲勞的姿勢會加速身體歪斜！

太硬的床墊

腰部弓起的姿勢非常不舒適，可以在腰下墊浴巾改善。

太軟的床墊

肩膀與臀部下沉，脊梁骨的S形曲線變形。可以在肩膀與臀部下面鋪毛巾做調節。

尋找熟睡枕！

枕頭是提高睡眠品質的重要道具，請仔細選擇適合自己的類型。

毛巾枕

材料

毛巾、偏硬的坐墊

做法

❶將毛巾摺疊放在坐墊上。
❷肩頭貼近枕頭下緣躺下，雙膝彎起。
❸雙手交叉胸前，手掌抱肩，膝蓋放平後側身而臥。
❹鬆開手臂放鬆肩膀，調節毛巾的高度讓身體中心呈一直線。

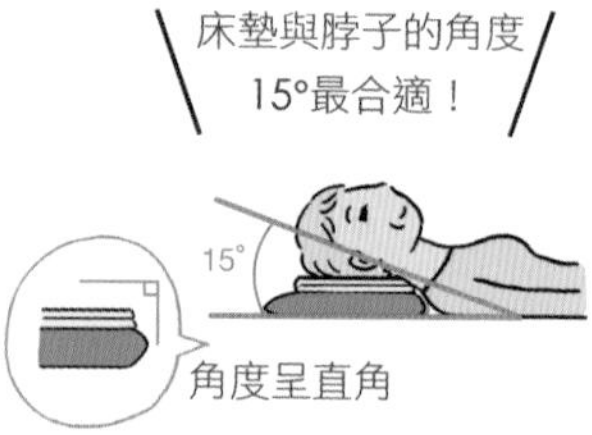

床墊與脖子的角度
15°最合適！
15°
角度呈直角

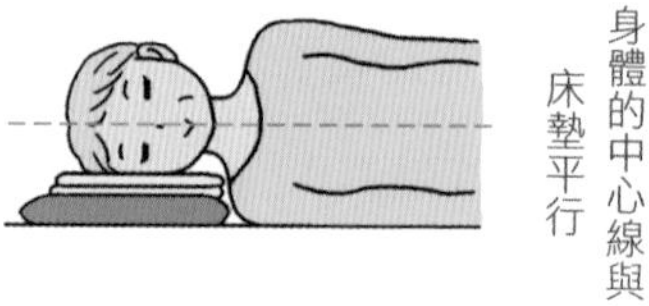

身體的中心線與床墊平行

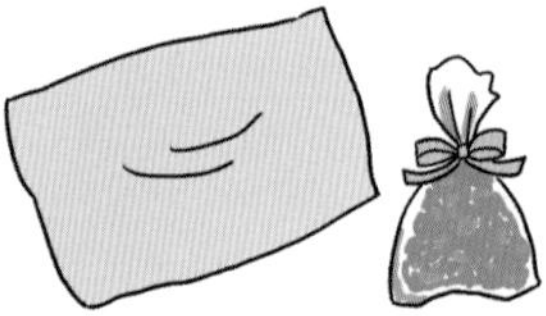

芳香枕

將安眠的薰衣草香料放進香囊（小袋子），然後放到枕套中或枕頭下。

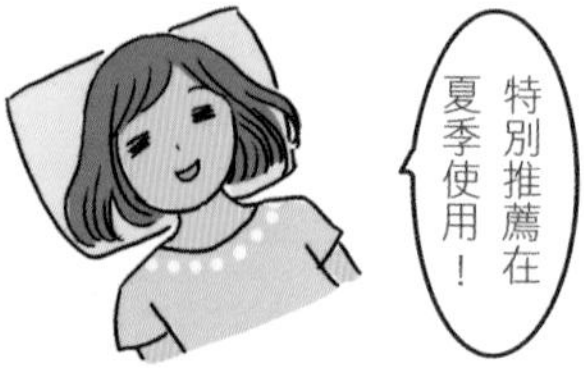

特別推薦在夏季使用！

涼爽枕

讓頭部涼爽就會容易入睡。有直接可用的款式，也有放進冰箱冰過再使用的款式，選擇很多。

推薦到寢具專門店尋找適合自己的枕頭。店家會測量脖子彎曲的深度，建議高度合適的枕頭。

季節性身體不適

配合季節照護，讓身體不適消失

乍暖還寒時期，伴隨氣溫、氣壓、環境而來的變化因素，容易使自律神經崩壞。請配合時節改變照護身體的方法。此外，骨盆是女性健康的關鍵，會根據季節等因素開關，若是無法順利開關就會產生各式各樣的身體不適。為了避免不適產生，從平時就要注意矯正身形歪斜。

骨盆的開關

骨盆會根據早晨與夜晚、月經週期、季節而反覆開關。若由於身形歪斜而導致開關不順，將會成為便祕、生理痛、不孕、頭痛，以及失眠等症狀的原因。請多做伸展操活動骨盆，打造不歪斜的健康骨盆！

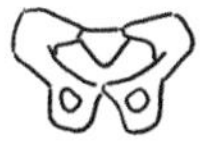

關	開
身體狀態安定	容易排出體內廢物
早晨	夜晚
排卵時	月經時
冬天	夏天

安定自律神經的指甲按摩

指甲的邊緣是神經纖維聚集的地方，刺激這個地方能提高血流，調整自律神經。睡前多按也能消除失眠，可當作每天的健康小動作。

無名指會刺激交感神經，要避免按壓。

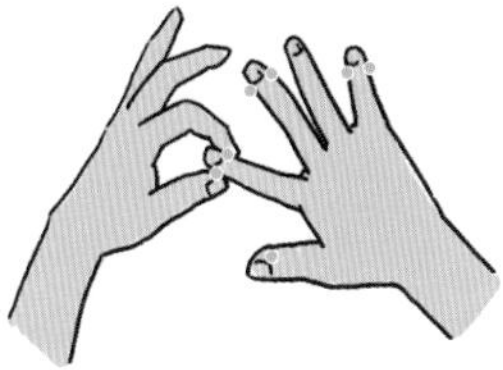

一天二至三次，用另一隻手指按壓指甲兩邊，各自指壓10秒。

一～四月的身體調理法

將冬天僵硬的身體與骨盆徹底放鬆，仔細排毒。在環境多變的春季，更要重視身心的調理。

<table>
<tr><th></th><th>季節的身體不適</th><th>對應方法</th></tr>
<tr><td>1月</td><td>新年不小心吃太多，血液會變得黏稠，消除疲勞的能力與腸胃的機能就會下降。</td><td>可選擇有益消化的「蘿蔔粥」或有「食物腸胃藥」之稱的高麗菜，以及溫暖身體的「梅醬油粗茶」（加入梅乾與2～3滴醬油的粗茶）來調理身體。</td></tr>
<tr><td>2月</td><td>冬末嚴寒的時節，容易感冒、身體僵硬，寒症與腰痠背痛亦使人相當困擾。</td><td>利用半身浴（→P48）排出體內廢物。多喝可以溫暖腸胃的白開水（沸騰兩次的熱水）讓身體暖和。</td></tr>
<tr><td>3月</td><td>身體想要排出體內堆積的廢物，要注意容易感冒或腹瀉。骨盆開始打開，要重視保健。</td><td rowspan="2">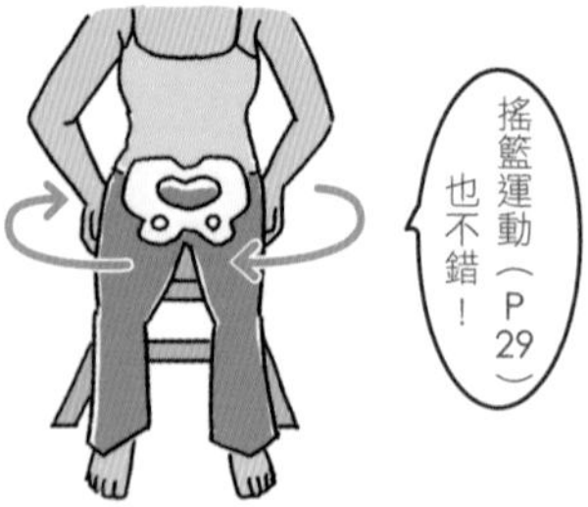

骨盆放鬆操
像是以肚臍畫圓似地轉動肚子10次。相反方向也要做。持續矯正骨盆歪斜（→P73），鍛鍊骨盆的效果佳。</td></tr>
<tr><td>4月</td><td>從冬天走向夏天，骨盆真正打開的時期。開啟時不順就會造成背部疼痛、失眠、落枕等身體不適。</td></tr>
</table>

五～八月的身體調理法

日常的壓力與疲勞、梅雨季的潮濕悶熱、夏日不適症都在此時聚集，是容易身體不適的時期。調理重點在——調整自律神經，加強血液循環。

<table>
<tr><th></th><th>季節的身體不適</th><th>對應方法</th></tr>
<tr><td>5月</td><td>全新氣象，季節轉換期是容易疲勞的時候。讓緊張的身體與神經放鬆。</td><td rowspan="2">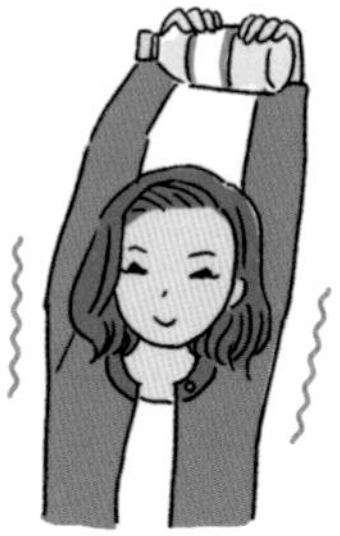
消除肩痠、頸痠的伸展操
兩手拿著寶特瓶（500ml）的兩端，雙手伸直高舉維持10秒。請做五次。</td></tr>
<tr><td>6月</td><td>低氣壓會影響自律神經，造成慵懶或肩痠、偏頭痛等症狀。要注意因下雨減少外出而累積的循環不良。</td></tr>
<tr><td>7月</td><td>室內外的溫差容易讓自律神經錯亂。請在服裝（→P44）、食物（→P47）上用心保護身體不受寒。</td><td rowspan="2">溫暖身體的薑汁檸檬
材料
薑…200g
檸檬汁…1顆
蜂蜜…200g
水…200ml
乾辣椒…2條
做法
❶鍋子放入薑片、蜂蜜、水、乾辣椒，用微火加熱10分鐘。
❷加入檸檬汁再次煮滾，待餘熱消除後，過濾裝進容器。
❸加水、氣泡水或紅茶稀釋後飲用。</td></tr>
<tr><td>8月</td><td>夏日不適症的對策不是淋浴，而是泡在浴缸裡促進血液循環。氣溫相對涼爽的夜晚也建議做點輕鬆的運動。</td></tr>
</table>

九～十二月的身體調理法

夏季累積的疲勞躁熱容易在初秋浮現。秋天與冬天要注意溫暖身體並補充水分，同時也要為冬天做準備，鍛鍊關閉的骨盆。

<table>
<tr><th></th><th>季節的身體不適</th><th>對應方法</th></tr>
<tr><td>9月</td><td>是夏季疲勞造成的倦怠與腸胃功能下降容易出現的時候。利用強化胃功能的瑜伽（→P54）來提高腸胃能力。</td><td rowspan="2">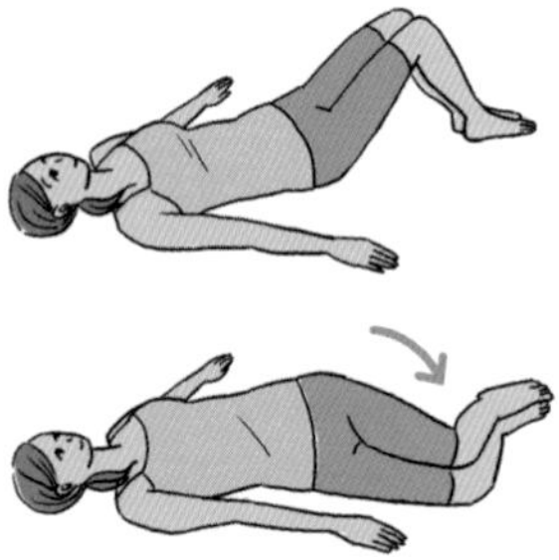
矯正骨盆歪斜
仰躺併攏膝蓋並彎膝立起，雙腳直接往右躺，維持三至五次呼吸。做完再換另一邊。</td></tr>
<tr><td>10月</td><td>迎接冬天骨盆關閉的時節，做好照護骨盆的準備。早晚的溫差很大，以薄外套作為對策。</td></tr>
<tr><td>11月</td><td>早上難以起床的時期。因為寒冷造成身體僵硬，情緒也容易低落，所以要活動關節提升活力。</td><td>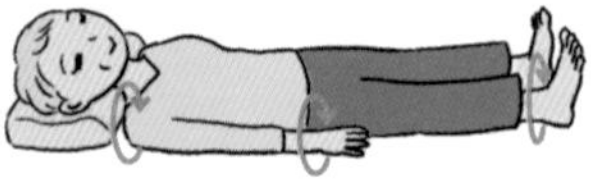
關節繞圈體操
躺在棉被裡進行的手腕、腳踝、肩膀、脖子繞圈體操。</td></tr>
<tr><td>12月</td><td>因為寒冷而不太攝取水分，容易水分不足；骨盆的活動也變差，會造成內臟的功能下降，需要注意。</td><td>請適度地補充水分，積極地吃燉煮鍋類等食物，並保護身體不受寒冷與乾燥侵害。</td></tr>
</table>

花草茶是女性的常備藥

花草茶是可以消除各種身體不適的飲料。只要依照不適症狀挑選，身心都能獲得療癒。

讓花草茶好喝的沖泡法

❶估算好人數，將茶葉放進茶壺中，注入熱開水。

❷若是花、葉、根則泡3分鐘；果實或種子泡5分鐘；混合則取3～5分鐘之間。泡太久會讓有效成分起變化，並增加澀味。

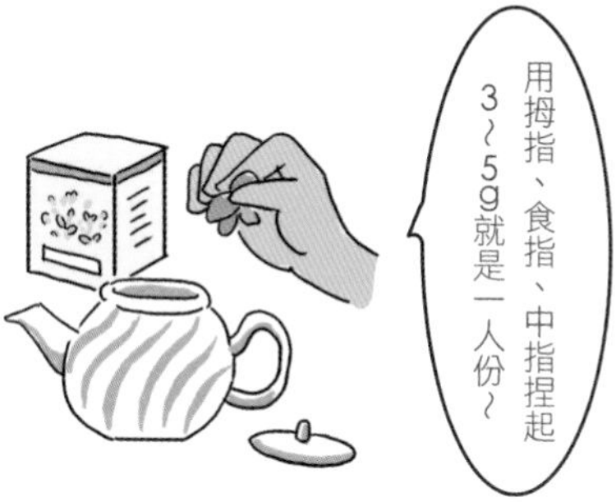
用拇指、食指、中指捏起
3～5g就是一人份～

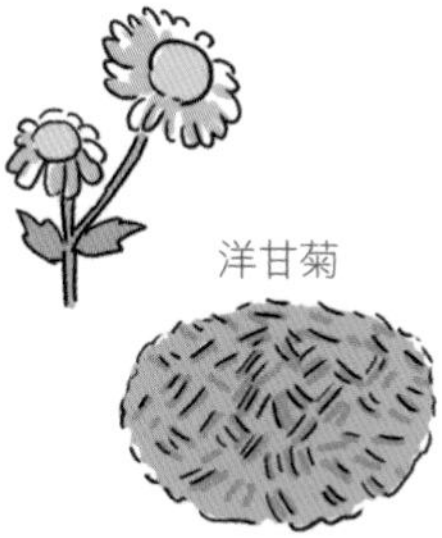
洋甘菊

有沉靜、消炎、促進消化等功用的「萬能花草」。

以混合提高效果

混合花草容易飲用，也提高效果。最好使用洋甘菊當基底，不管和什麼種類的花草都很搭。

懷孕中要避免的花草

鼠尾草、薑黃、蕁麻、洋蓍草、番紅花、馬鬱蘭、艾草、聖約翰草、紅花、迷迭香、檸檬草、薄荷、茉莉等等。

※懷孕3個月以內最好都少喝所有花草茶

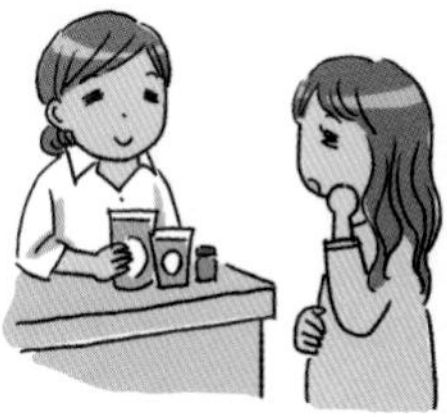

因應體質、身體狀態而適用的花草，請向店家諮詢。

改善寒症

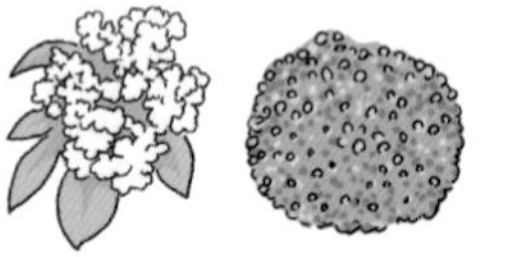

接骨木花

促進血液循環，有發汗效果，對寒症的人最佳。可以緩和打噴嚏或發冷、喉嚨痛等等感冒症狀，也能提升免疫力。

消除疲勞

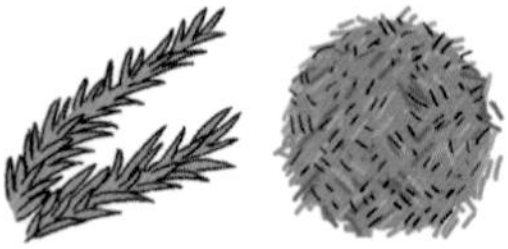

迷迭香

相傳是返老還童的靈藥。有抗氧化作用，能有效從疲勞中恢復、促進血液循環，想提高注意力時也很不錯。

改善燥熱、PMS

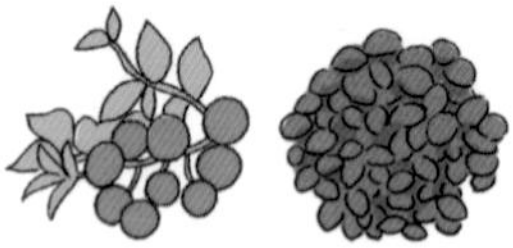

玫瑰果

透過收斂作用有發汗與緩和燥熱的效果，對緩和腹瀉與PMS（→P118）、滋潤肌膚以及抗老化也有效。

紓解壓力

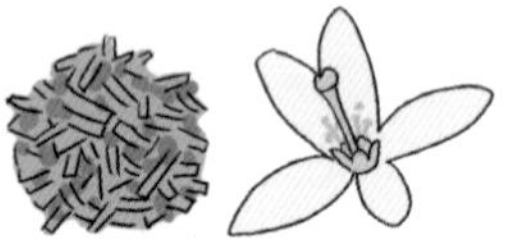

橙花

圓潤的香氣可以讓身心放鬆，推薦沖淡後放進洗澡水或是睡前飲用。

改善失眠

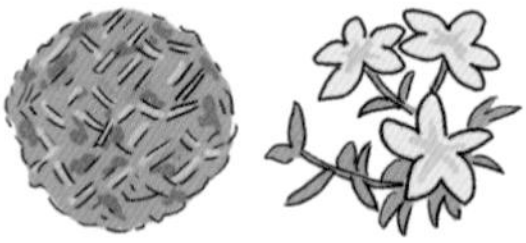

聖約翰草

可以提高血清素濃度，安定精神，又能改善低落的情緒，所以也推薦在經前飲用。

緩解胃脹、腸胃疲勞

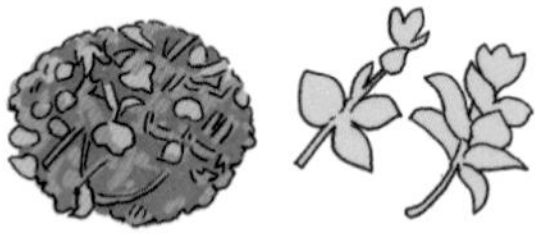

薄荷

清爽的味道對胃的所有不適都有效，對失眠或感冒、花粉症引起的鼻塞以及咳嗽也都有不錯的效果。對於胃的不適，也推薦南非國寶茶。

Chapter 2

以美姿美儀為目標！

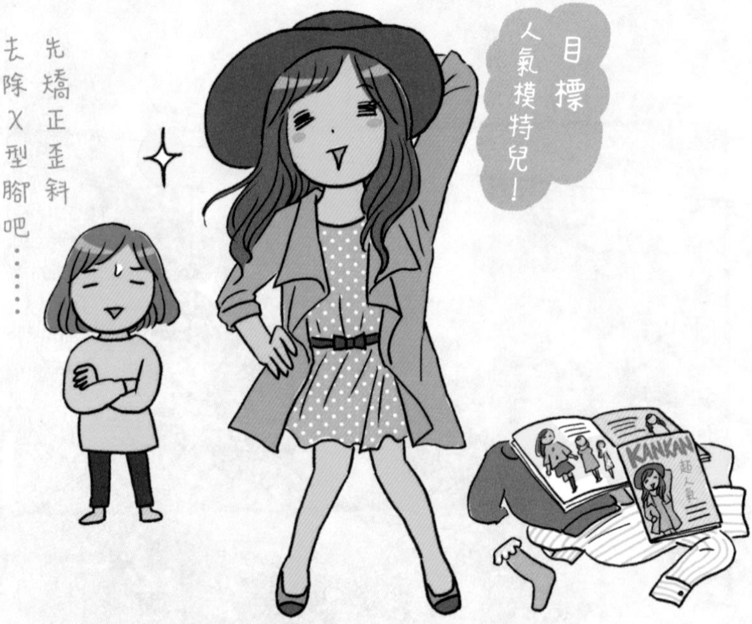

身體歪斜美麗也會降低！
利用矯正歪斜來獲得
光潤的美麗肌膚與筆直的腿部線條吧！

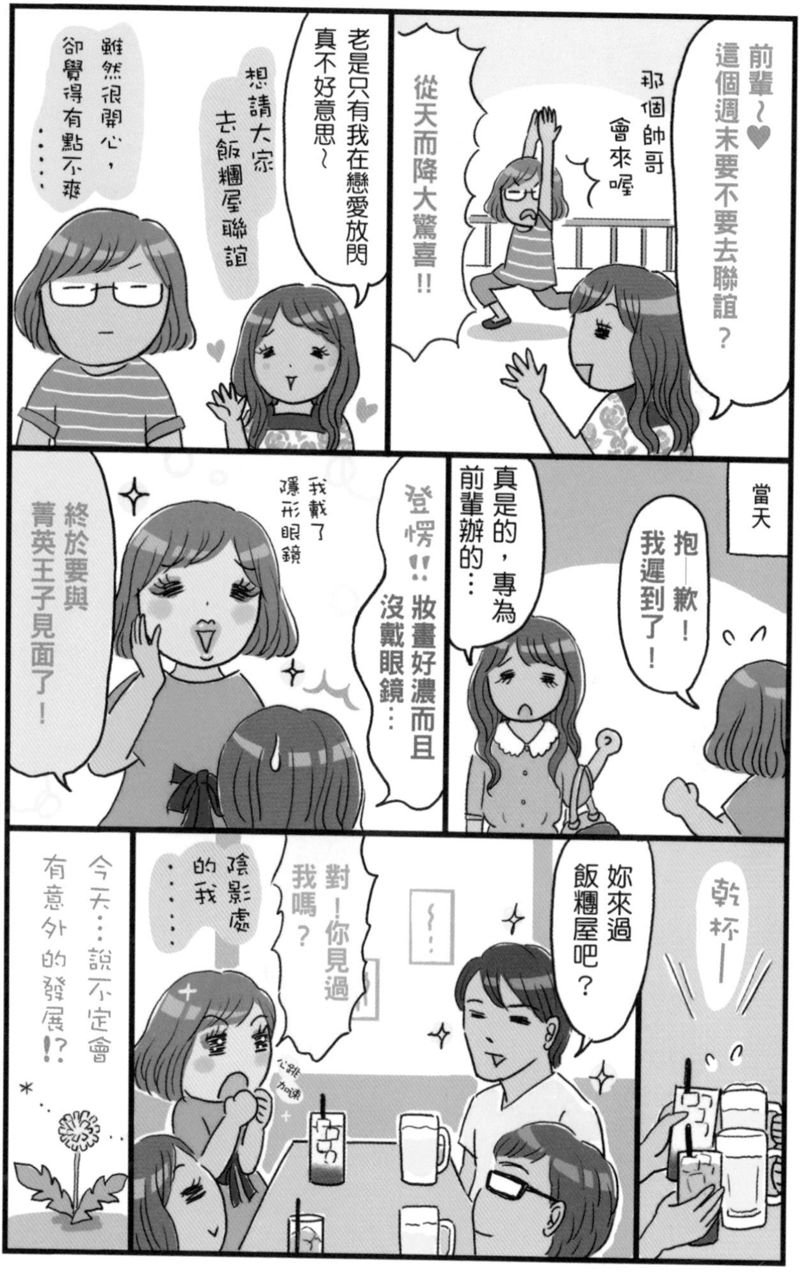

前輩～♥這個週末要不要去聯誼？
那個帥哥會來喔
從天而降大驚喜!!
老是只有我在戀愛放閃真不好意思～
想請大家去飯糰屋聯誼
雖然很開心，卻覺得有點不爽……
當天
抱──歉！我遲到了！
真是的，專為前輩辦的…
登愣!! 妝畫好濃而且沒戴眼鏡…
我戴了隱形眼鏡
終於要與菁英王子見面了！
乾杯──
妳來過飯糰屋吧？
對！你見過我嗎？
心跳加速
陰影處的我……
今天…說不定會有意外的發展!?

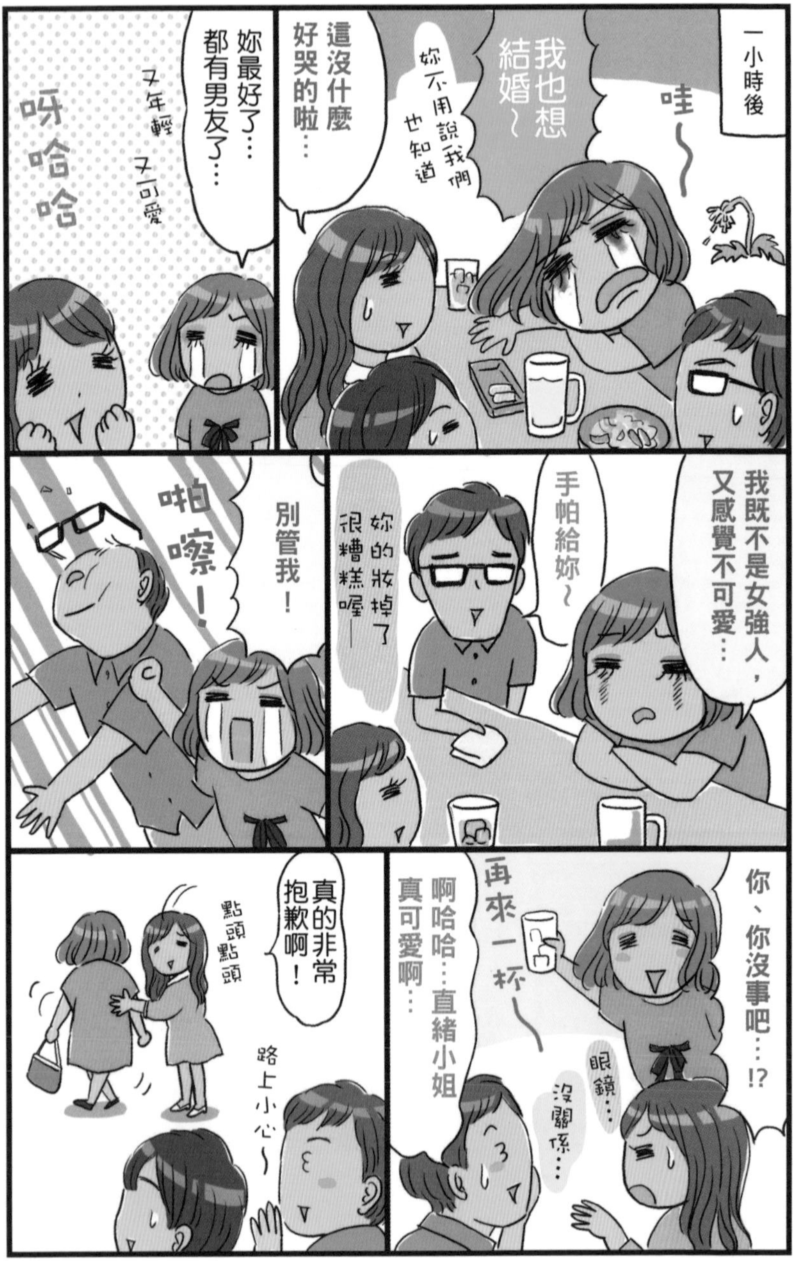
一小時後
哇～
我也想結婚～
妳不用說我們也知道
這沒什麼好哭的啦……
妳最好了…都有男友了…
又年輕又可愛
呀哈哈
我既不是女強人，又感覺不可愛……
手帕給妳～
妳的妝掉了很糟糕喔—
別管我！
啪嚓！
你、你沒事吧…!?
再來一杯～
啊哈哈…直緒小姐真可愛啊…
眼鏡…
沒關係…
真的非常抱歉啊！
點頭點頭
路上小心～

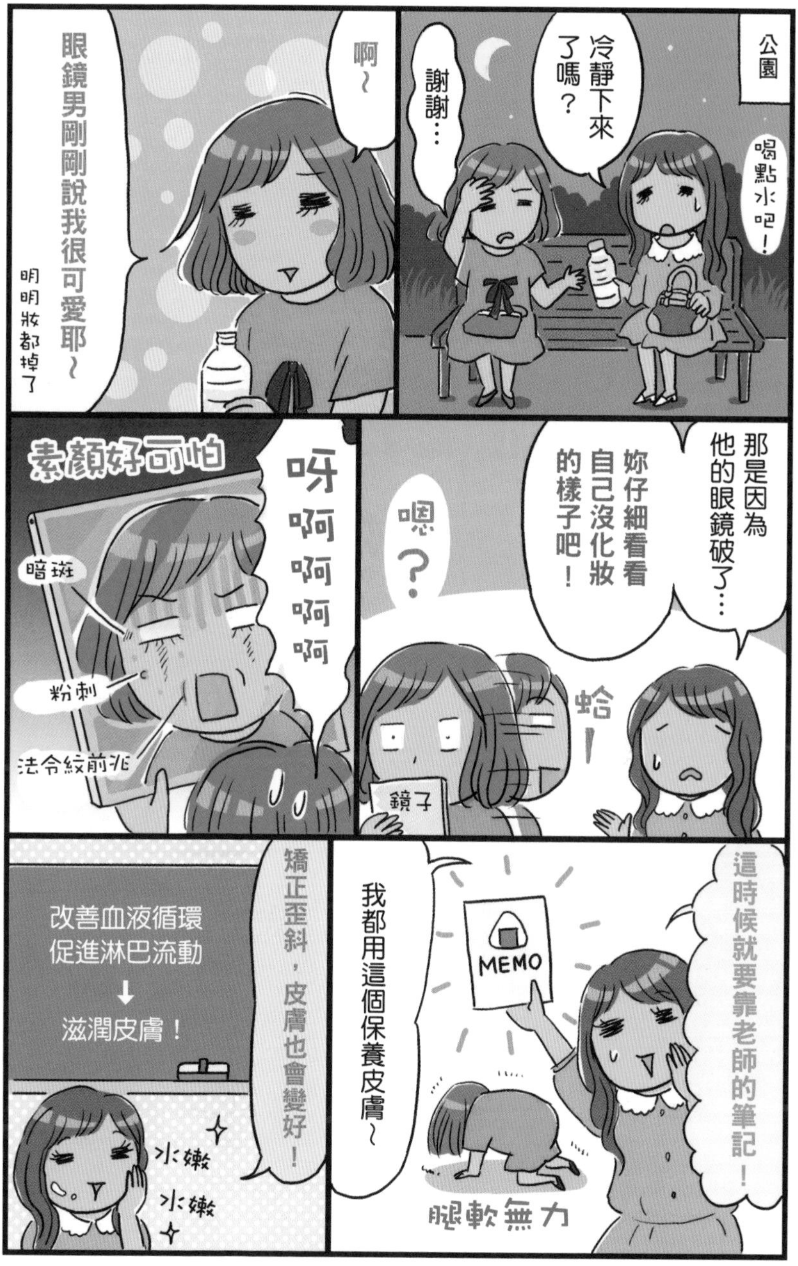
公園
喝點水吧！
冷靜下來了嗎？
謝謝…
啊～
眼鏡男剛剛說我很可愛耶～
明明妝都掉了
那是因為他的眼鏡破了…
妳仔細看看自己沒化妝的樣子吧！
嗯？
蛤！
鏡子
呀啊啊啊啊
素顏好可怕
暗斑
粉刺
法令紋前兆
這時候就要靠老師的筆記！
我都用這個保養皮膚～
MEMO
腿軟無力
矯正歪斜，皮膚也會變好！
改善血液循環
促進淋巴流動
↓
滋潤皮膚！
水嫩
水嫩

無論何時都能做的美肌妙方！

加強循環，水潤UPUP！

揉散肩頸僵硬的肌肉，提高血流以滋潤皮膚。

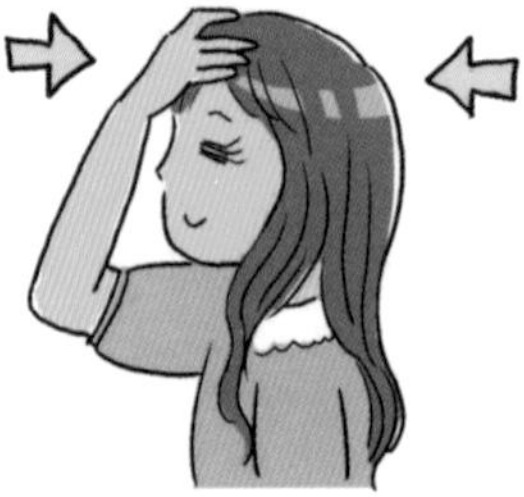

手放在額頭上，把頭往後推，頭則相反往前面頂。

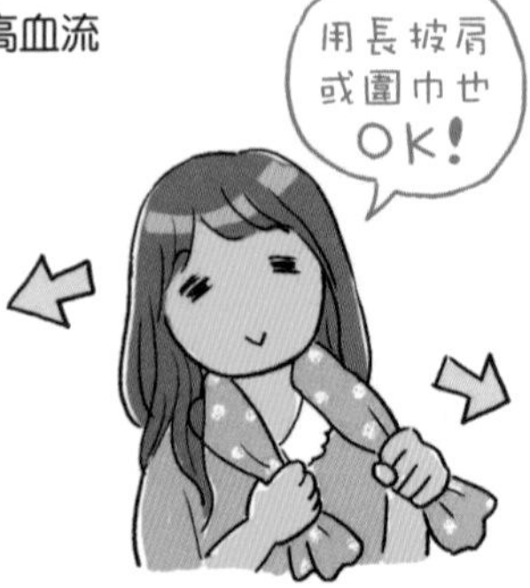

用長披肩或圍巾也OK！

把毛巾掛在脖子上，手往右強拉，脖子則往左傾斜。維持10秒再左右交換。

按壓合谷穴，向老化說byebye！

活化大腸的功能，促進解毒作用，血流變順暢，皮膚也會變年輕。

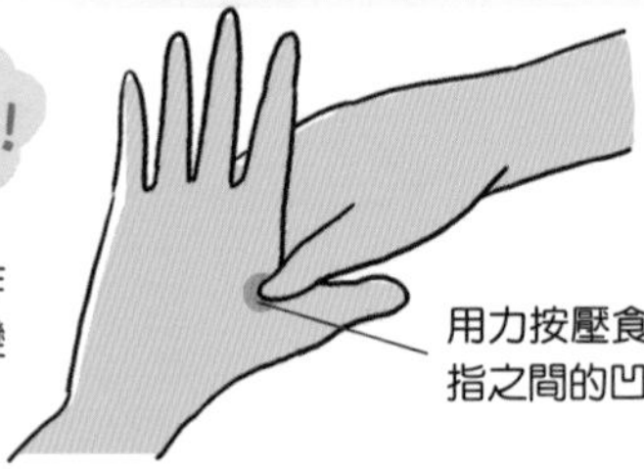

用力按壓食指與拇指之間的凹處。

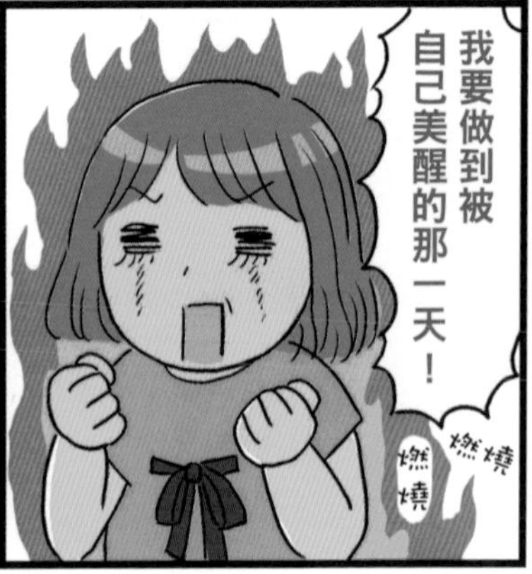

我要做到被自己美醒的那一天！
燃燒
燃燒

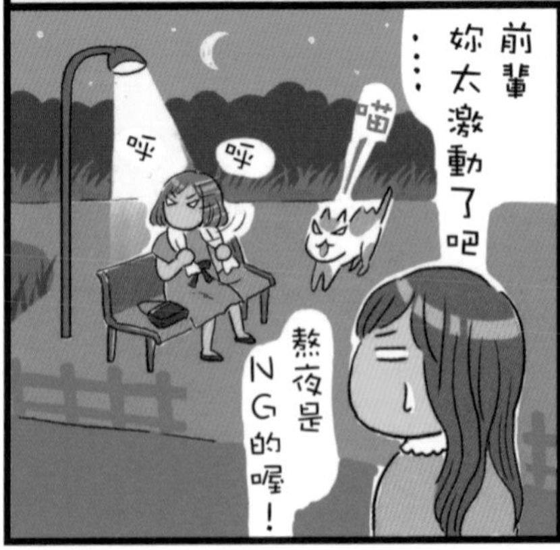

前輩妳太激動了吧……
喵
呼
呼
熬夜是NG的喔！

▼臉部歪斜變形

歪斜導致不適，調整平衡，打造美麗容顏

與身體歪斜一樣，臉部也會因為肌肉緊張或平時的作息、生活習慣而歪斜變形。臉的歪斜與肩膀、脊梁骨、骨盆的歪斜有關，也是肩痠或頭痛的原因。

每天早上化妝前進行按摩或伸展操，將歪斜重置歸位吧！血液循環一改善，上妝效果馬上就不同，也有減少皺紋與瘦臉的功效喔！

造成臉部歪斜的習慣

- □用單手、雙手托腮
- □集中精神時就會咬緊牙齒
- □總是用同一邊的牙齒咬東西
- □習慣趴睡
- □固定方向側睡
- □睡眠時磨牙
- □側身用手肘撐著看TV

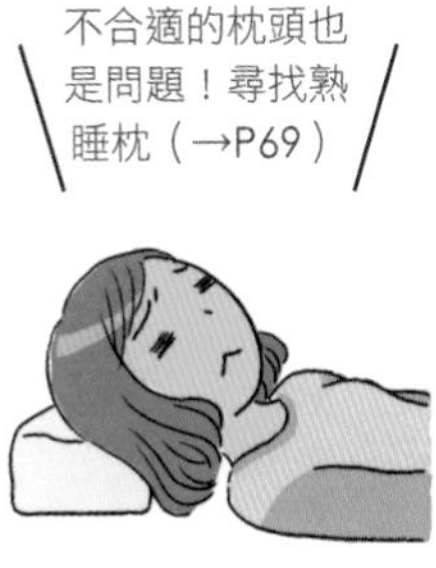
不合適的枕頭也是問題！尋找熟睡枕（→P69）

預防眉間的皺紋

眉間的皺紋容易在看電腦或用手機時產生。集中精神於畫面，無意識中呼吸變淺臉就會使勁用力，容易變成嚴厲的臉色。

請利用深呼吸或放鬆肩頸等方式，放鬆身體與臉部。

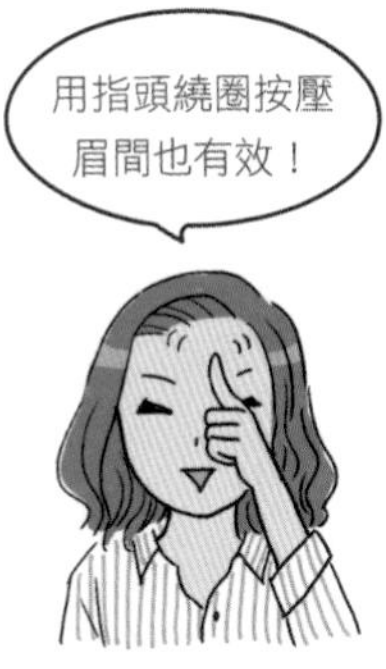
用指頭繞圈按壓眉間也有效！

矯正下巴的伸展操

下巴的歪斜與肩痠、全身歪斜有重要關係，一起將歪斜重置歸位吧！

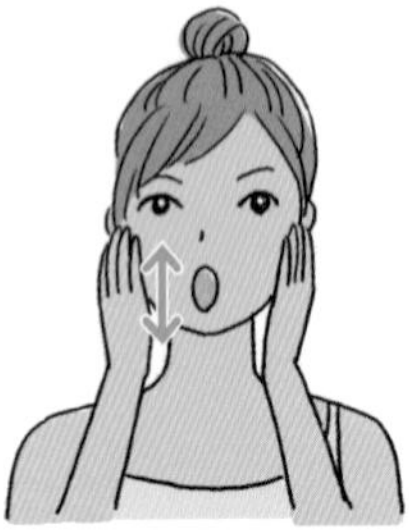

❶用雙手夾著左右下巴的根部按壓，嘴巴開合十次。

＊顳顎關節障礙症患者請勿勉強進行。

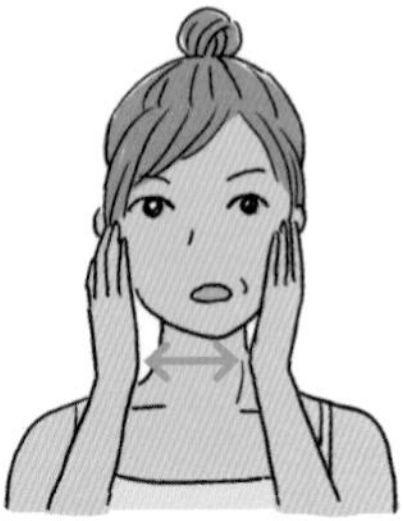

❷維持手在臉上，讓下顎左右交互滑動，以左右為一個循環進行十次。

舌頭轉動操

活動平常難以鍛鍊的臉部肌肉，有助改善歪斜並有瘦臉效果！

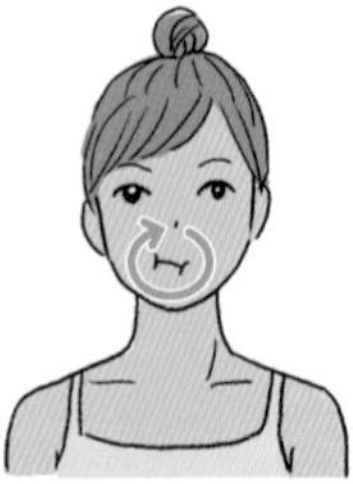

在閉上嘴巴的狀態下，轉動舌頭宛如清掃上下牙齦。左右各二十次，一天進行三個循環。

消除痠痛的按摩

按揉臉部僵硬的肌肉，消除歪斜與浮腫。

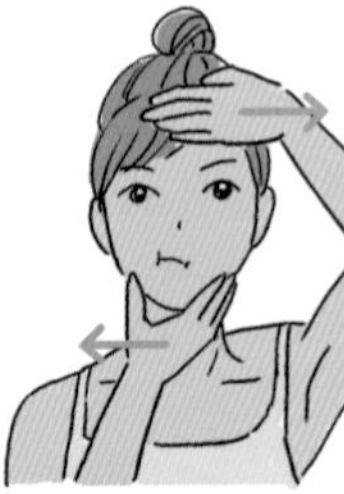

用單手抓住額頭，另一隻手抓住嘴角（上唇的兩端旁），左右手緩慢朝相反方向移動。

皮膚粗糙

矯正歪斜，從體內打造閃耀的皮膚

身體一旦歪斜，血液循環就會變差，體內廢物累積而引起皮膚粗糙。我們的目標是矯正歪斜，由裡而外打造漂亮的皮膚。

此外，透過按揉僵硬肌肉，提升循環（↓P81）等的伸展操，可以增進肌膚的新陳代謝，恢復控制油水的功能。

用免疫力與鼻子呼吸打造美麗肌膚

很難對付的皮膚粗糙，原因之一是免疫力下降。免疫力的最高峰在二十多歲，此後不斷下降。因此要靠規律生活與消除壓力等方法來提高。此外，用嘴巴呼吸容易吸進細菌，讓免疫力下降，因此請多以鼻子呼吸。

檸檬草茶可以提升免疫力，也能讓鼻子呼吸順暢～

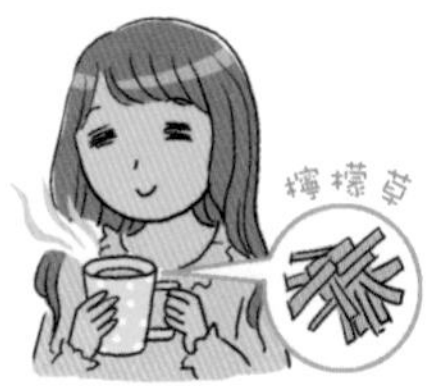

以味噌湯改善皮膚粗糙

在即將煮好的味噌湯中，加入磨碎的納豆或海帶根等黏稠食材再滾一次，促進皮膚返老還童的一道料理就完成了！可再加入蘿蔔，不刺激腸胃，也能消祛寒症。

秋葵或滑菇也很推薦！

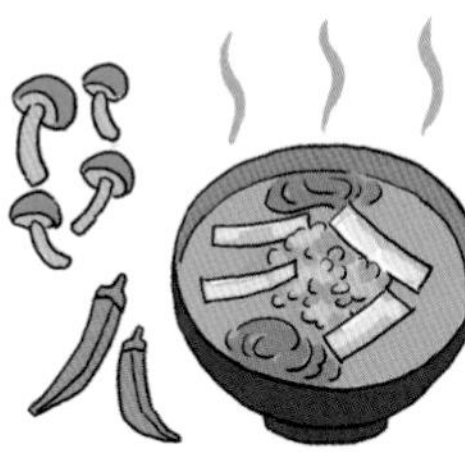

消除皮膚粗糙！肩胛骨伸展操

放鬆肩胛骨讓血流與淋巴的流動順暢，改善皮膚粗糙，背部肌肉也會感覺舒暢，對五十肩所引起的不適也很有幫助。

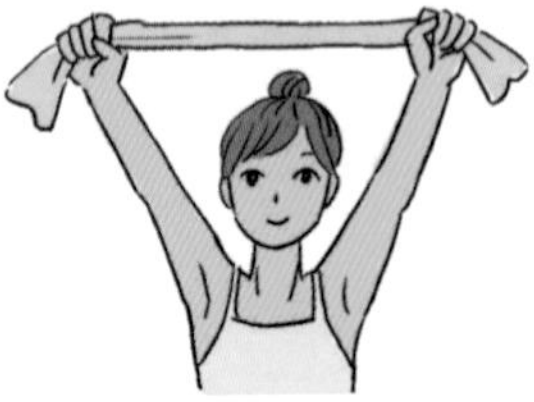

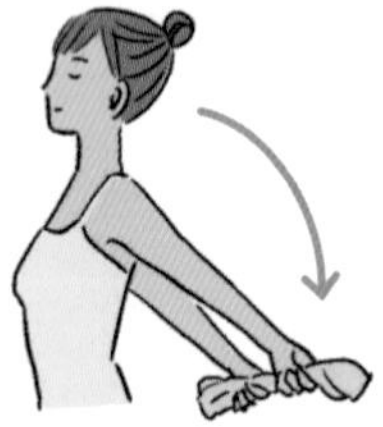

感覺不適的人彎曲手肘可以改善。

❶雙腳張開與腰同寬，拿起毛巾的兩端筆直舉到頭上。

❷手抓緊毛巾，一面呼吸一面將手臂向背後放下，然後再往臀部延伸。重複五次。

雙手一起擺動能好好放鬆肩胛骨，使用浴巾等較長的東西會比較好活動。

免疫力UPUP的美肌按摩

唾液量若減少，病毒就容易入侵，造成免疫力降低。可以按摩三個唾液腺來提升免疫力。

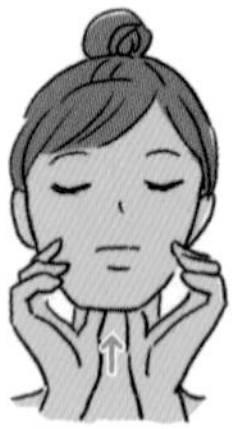

舌下腺

感覺舌頭向上頂，用拇指按壓下巴下方15秒。

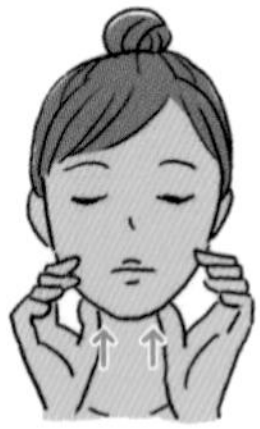

顎下腺

拇指貼在下巴骨頭的內側，從下巴下方依序按到耳朵下方。

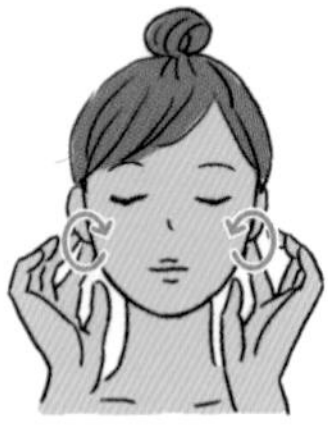

耳下腺

食指貼在耳垂的下面，由後往前如畫圓般按壓。

水腫

改善生活習慣與做伸展操，讓身體不再水腫

水腫就是體內的水分累積過量，造成皮膚膨脹。寒症、身體歪斜、長時間維持相同姿勢所引起的血液循環不良、攝取過多鹽分與酒精是主要原因。

此外，月經一週前至月經開始的期間，身體因應變化而積存水分較容易水腫。請注意飲食生活與生活習慣，利用按摩等方法調整歸位！

臉部水腫的原因

起床時臉會水腫，主要原因是前一天攝取過多鹽分或是趴著睡。通常約兩小時就會消除，但若一整天都水腫，或許是肩頸痠痛造成的。請藉由活動身體祛除皮膚與肌肉的僵硬，使血流與淋巴的流動順暢，就可以消除水腫。

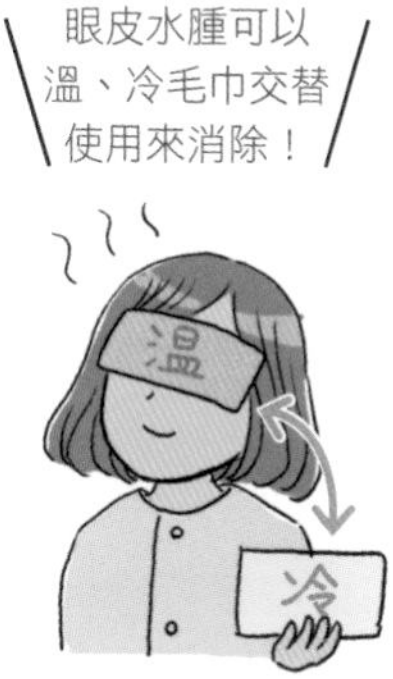
眼皮水腫可以溫、冷毛巾交替使用來消除！
溫
冷

頭皮的浮腫、硬塊

按壓後腦勺的頭蓋骨下方，手指頭可軟綿綿地陷入代表頭皮浮腫，按壓整顆頭感覺硬邦邦地則是緊繃狀態。兩者的成因都是姿勢不良或肩痠血液循環不良，這會引起眼睛疲勞、失眠、頭髮乾燥蓬亂以及臉部鬆弛，必須時常按摩保養。

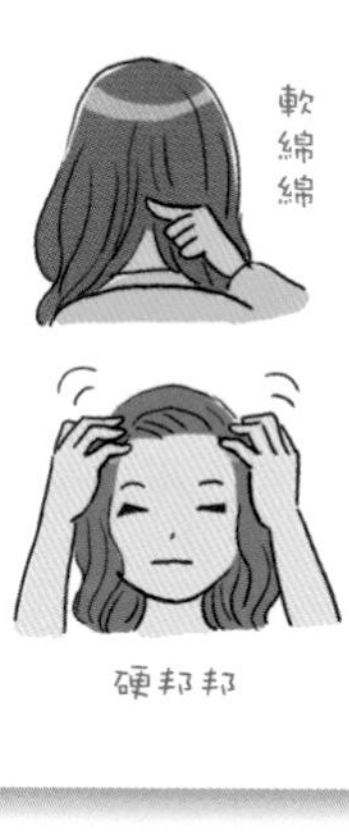
軟綿綿
硬邦邦

改善頭皮浮腫與緊繃的舒緩按摩

可以在洗頭或工作的空檔進行，讓頭皮感覺舒暢！

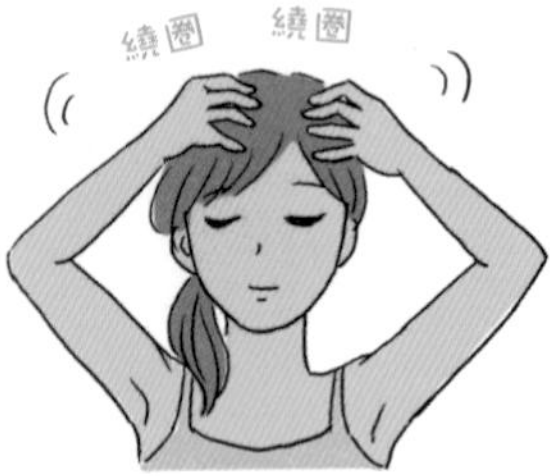
繞圈
繞圈

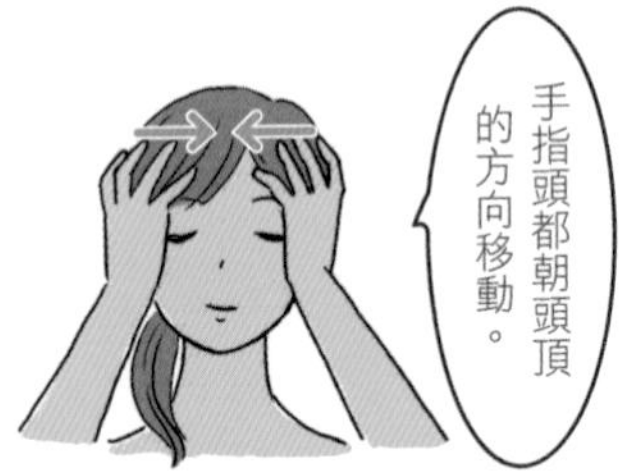
手指頭都朝頭頂的方向移動。

❶用指腹如畫圓般按摩髮際到頭頂。

❷除了拇指以外的四根手指稍微張開放在髮際上，雙手以造成皺紋的力道往中央聚攏五次。

用拳頭按壓頭頂的百會穴（→P161）也很有效。

控制水分預防水腫

讓水分吸收與排出兩者取得平衡，打造不水腫的身體。

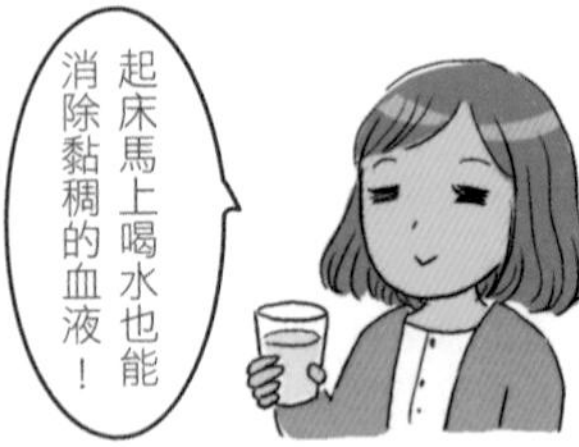
起床馬上喝水也能消除黏稠的血液！

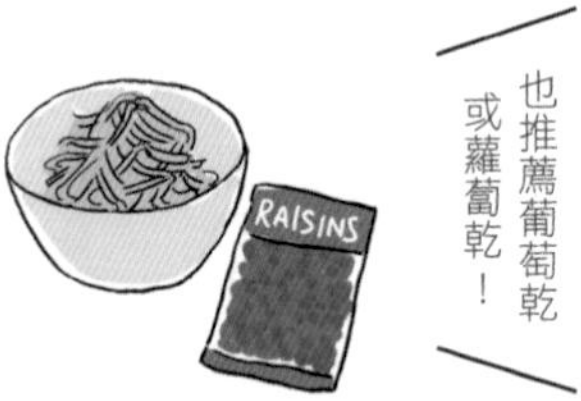
RAISINS
也推薦葡萄乾或蘿蔔乾！

勤於補充水分

每天喝1.5公升的常溫水是標準攝取量，可分五到七次補充，並確認水分是否透過汗或尿排出，以斟酌水量。

以鉀排出水分

利用海草類、馬鈴薯、酪梨、菠菜、香蕉、蘋果等含鉀量多的食物，把多餘的水分排出。

有助改善臉部水腫的穴道

有效促進血液循環與提升水分代謝，以舒服的力道慢慢按壓約3秒。

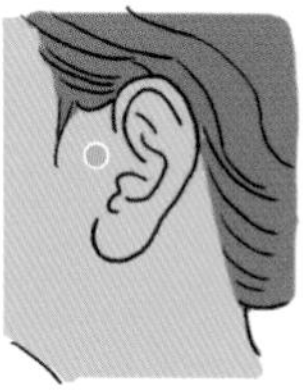

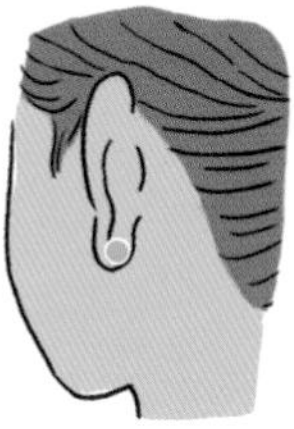

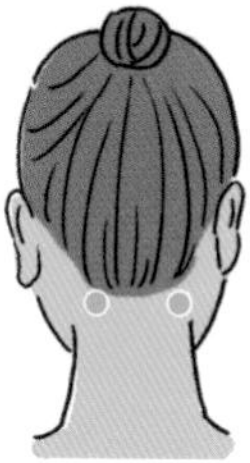
一面支撐後腦勺，一面按壓。

耳門穴

位在張嘴時凹陷處的上方，也能舒緩牙齒疼痛。

翳風穴

在耳垂後面的凹處，耳門穴與翳風穴對於消除耳鳴或重聽等耳朵疾患，效果相當不錯。

天柱穴

位於後腦勺的髮際，脖子骨頭的外側。有助於舒緩頭痛及眼睛疲勞。

睡眠時祛寒預防臉部水腫

睡覺時若覺得冷會造成肩膀或脖子用力，是臉部水腫的原因。不僅冬天，夏天若有開冷氣也要注意。

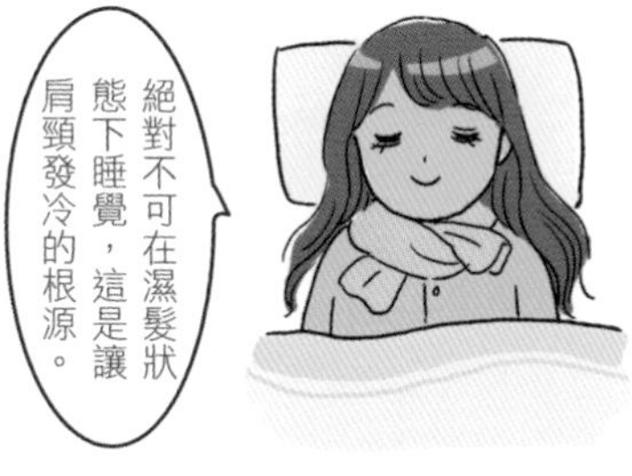
絕對不可在濕髮狀態下睡覺，這是讓肩頸發冷的根源。

用圍巾祛寒

將圍巾摺成細長狀圍在脖子上，可以緩和肩頸痠痛及臉部緊繃，預防水腫。

睡眠不足也是水腫的大敵，調整自律神經與睡眠環境（→P64），利用熟睡改善血液循環，消除水腫。

消除腳部水腫的伸展操

不理會水腫情形會讓淋巴的流動惡化，使身體更容易水腫。睡前的伸展操可以消除當天的水腫，讓第二天早起感覺輕盈舒暢！

❶張開雙臂仰躺，雙腳垂直舉起。腳掌朝向天花板，雙腳大拇指併攏。

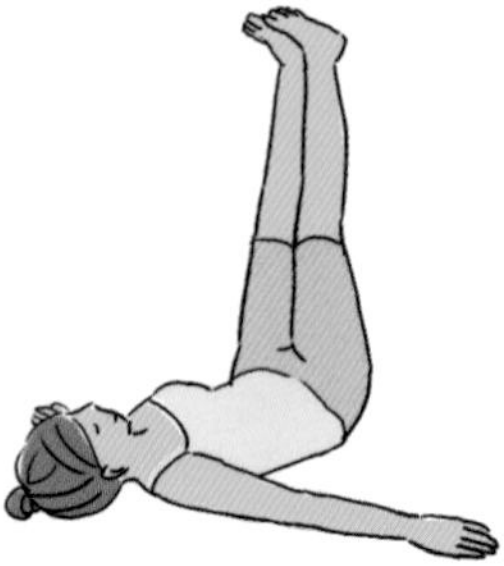

❷伸展腳踝，將指尖朝天花板伸出，再恢復原樣。重複此動作五次。

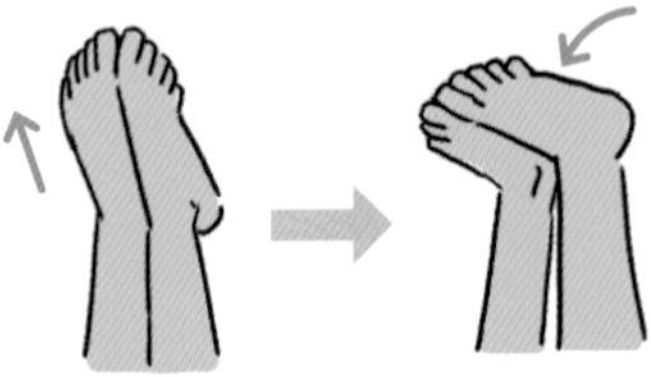

❸併攏雙腳腳後跟，腳尖張開，腳掌朝向天花板。

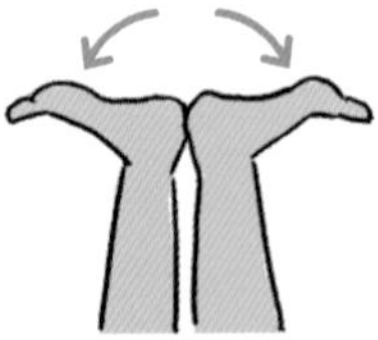

在步驟❷～❹，注意膝蓋不動。

❹腳尖朝向天花板伸展，合起腳掌，再恢復原狀，重複此動作五次。

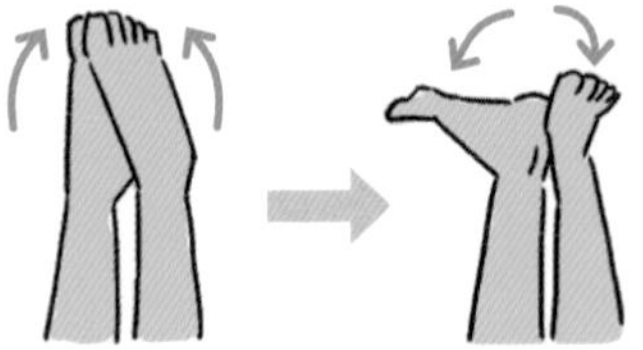

駝背

以深呼吸及伸展操來消除惱人的駝背！

因為使用電腦及智慧型手機，現代人普遍都有駝背現象。駝背造成的肌肉緊繃與循環變差，是肩痠腰痛以及自律神經錯亂等身體不適的導火線。

此外，正確的姿勢有助於積極清晰的思考，而駝背則容易受限於消極的想法。端正姿勢，身心都會變得健全正向。

駝背時的呼吸

呼吸淺而短，易使肌肉僵硬，形成駝背；而駝背又妨礙肺功能，導致淺呼吸，如此不斷惡性循環。以深呼吸（↓P15）改善駝背，提升血液循環與新陳代謝。

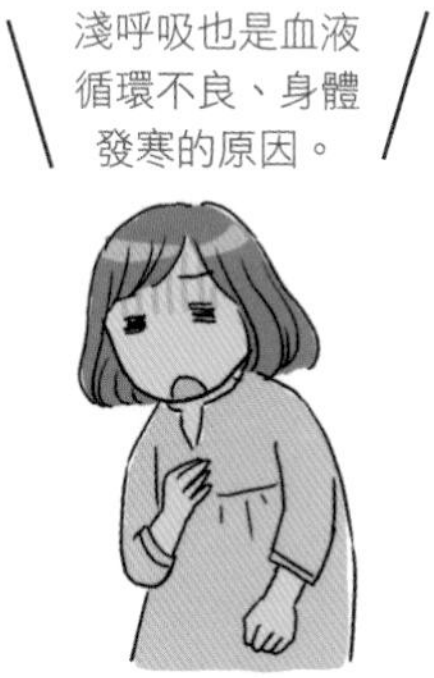
淺呼吸也是血液循環不良、身體發寒的原因。

導致駝背的NG習慣

- □持續坐四小時以上
- □手肘撐在桌上
- □常坐在沙發上
- □側坐或盤腿坐
- □趴著讀書
- □壓力過大
- □穿高跟鞋
- □使用智慧型手機

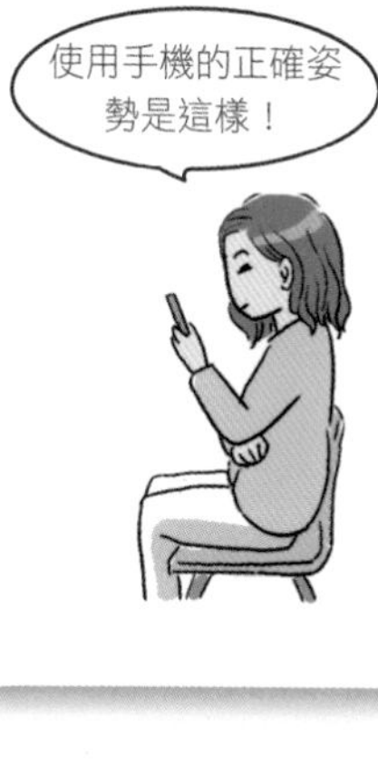
使用手機的正確姿勢是這樣！

四種駝背類型與對應方法

了解自己駝背的類型，找出適合的對策！

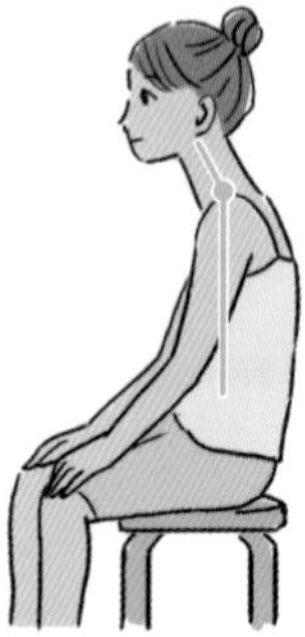

身體不適症

頸痠、手臂麻痺

頸部駝背

以脖子的根部為頂點，頭往前方突出的狀態。請注意收下巴。

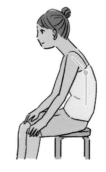

身體不適症

胃灼熱、胃痛

背部駝背

以背部中心為頂點蜷曲身體，是典型的駝背。通過脊梁骨的自律神經被壓迫，而導致身體不適，所以要放鬆背部肌肉（→P92、93）。

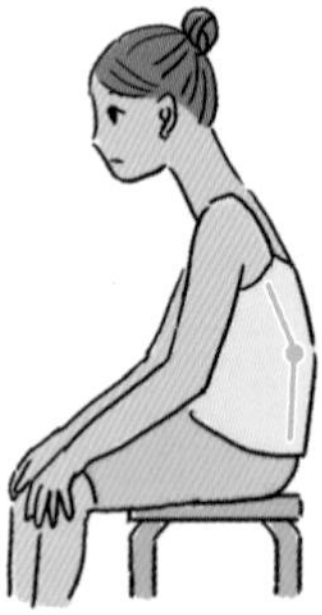

身體不適症

便祕、水腫

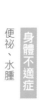

膝蓋駝背

以腰為頂點形成背部彎曲的狀態，好發於習慣翹腳的人。腰部後仰可以消除（→P20、62）。

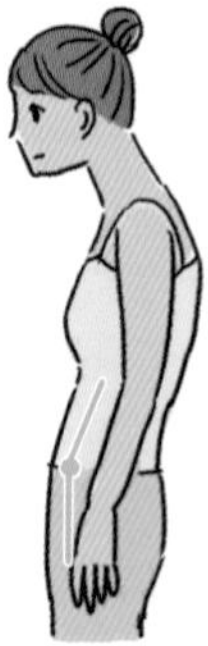

身體不適症

腰痛、頸痠、腹瀉

肚子駝背

常見於女性的彎曲腰狀態，包含腹部前傾、臀部後推的情況。此姿勢會影響子宮，請多做消除彎曲腰的體操（→P94）。

打造柔軟脊梁骨的瑜伽

讓往前凸出的肩膀歸位。在背部、胸部、手肘均勻施力，矯正肩膀的歪斜。同時也可伸展胸部與頸部，對於拉提胸部或臉部的效果也不錯。

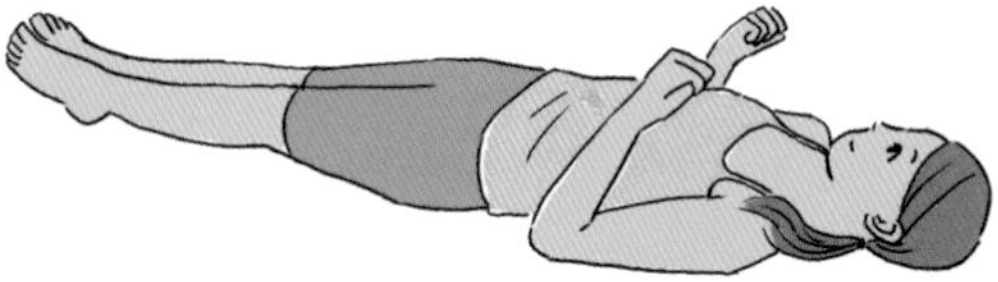

❶仰躺，將雙手的拇指握進拳頭中。收緊腋下以手肘為支點撐起胸部。

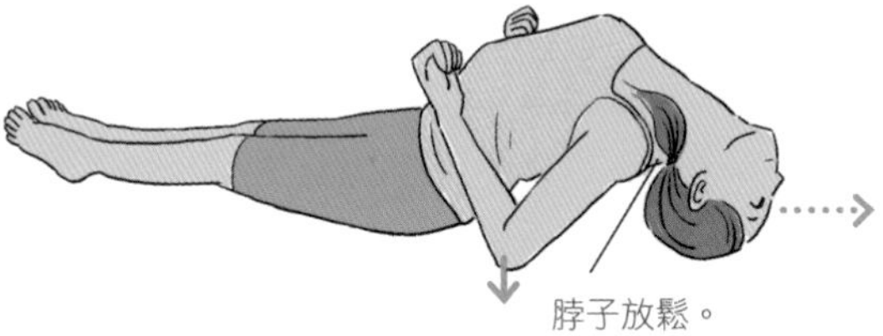

❷一面吸氣，一面用手肘按壓地板挺胸，上半身向後仰，維持三至五次呼吸。

行有餘力的人

盤腿用手抓住腳尖，用手肘按壓地板，讓上半身向後仰。

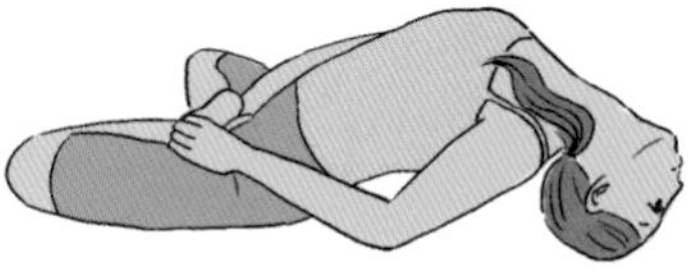

消除駝背的伸展操

在駝背定型前好好放鬆肩胛骨，也可放鬆因桌上工作而僵硬的身體。

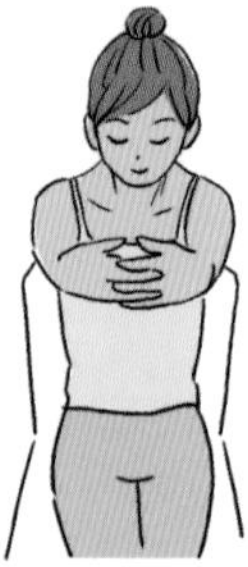

❶在身體前雙手交扣，向前推出手背伸展手臂。

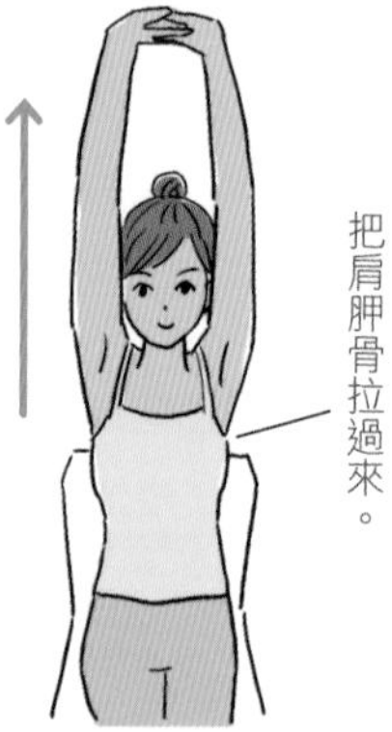

❷交扣的雙手翻過來，手臂朝頭頂伸展，手掌朝向天花板。

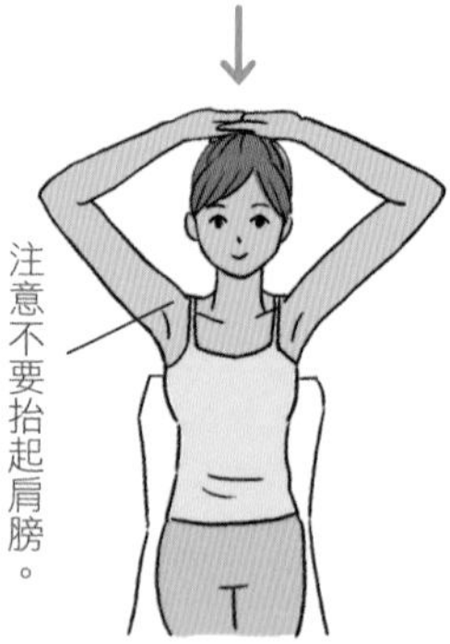

❸手背放在頭頂上，把手肘向後拉，往脊椎集中兩邊的肩胛骨。

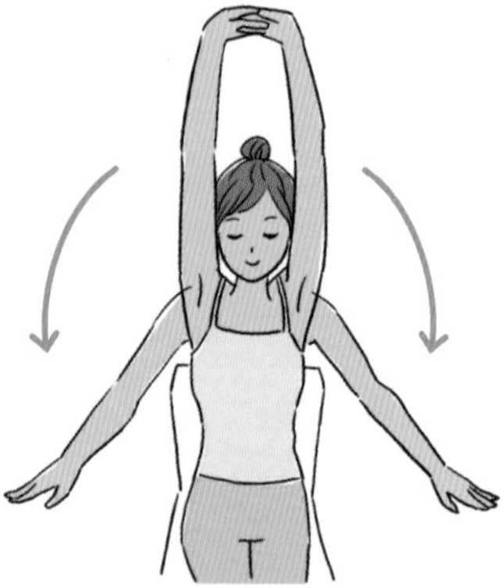

❹再次朝天花板伸直手，最後宛如畫大圓般慢慢往兩邊放下手。

▼小腹凸起

肌力不足導致腹部前凸，以矯正骨盆歪斜解除

小腹凸起的原因除了皮下脂肪累積以外，腰椎前凸說不定也是原因。身體前後肌肉失衡崩潰，脊梁骨變形進而擠壓內臟，造成腹部凸出。接著如骨牌效應般導致臀部下垂、下半身肥胖、腰痛等，所以要透過鍛鍊骨盆周圍的肌肉，逐漸解除脊梁骨的歪斜。

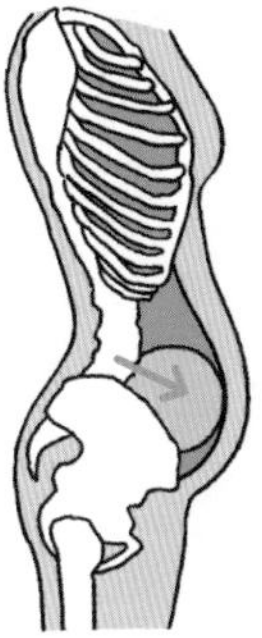

檢查有無腰椎前凸

□仰睡時，兩腳伸直腰部會痛，但若彎曲膝蓋則疼痛消失。
□常穿高跟鞋。
□脫下鞋子，腳後跟距離牆壁五公分，後腦勺、肩胛骨靠牆站立時，如左圖所示。

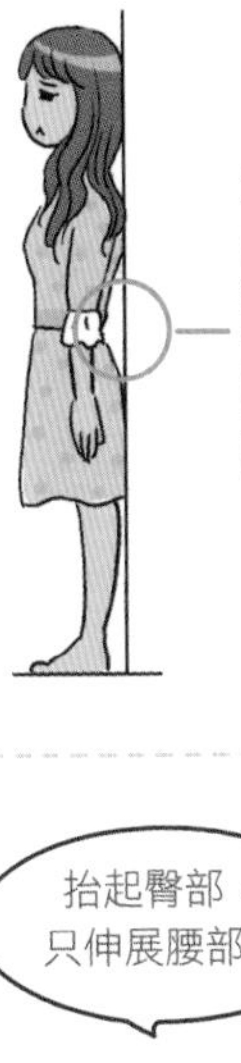

牆壁與腰之間有可以放入一個拳頭的空間。

改善腰椎前凸伸展操

腰椎前凸會帶給腰部額外負擔，引起腰痛，請適度伸展，緩和緊繃的肌肉。

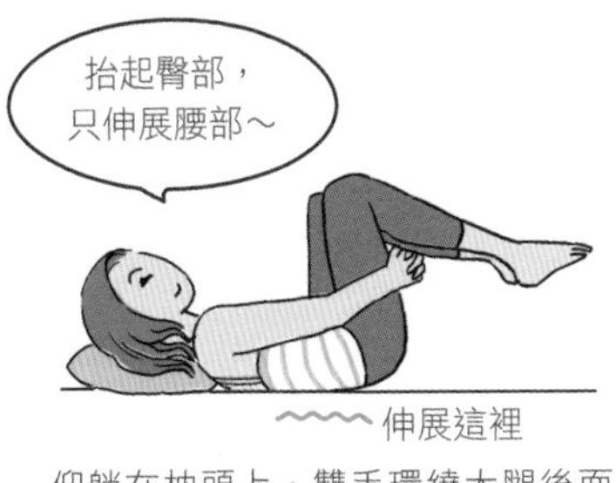

仰躺在枕頭上，雙手環繞大腿後面抱起雙腳，維持三至五次呼吸後，休息10秒，共進行三次。

骨盆周圍肌力的訓練❶

鍛鍊骨盆周圍的肌肉，矯正骨盆、脊梁骨的歪斜。

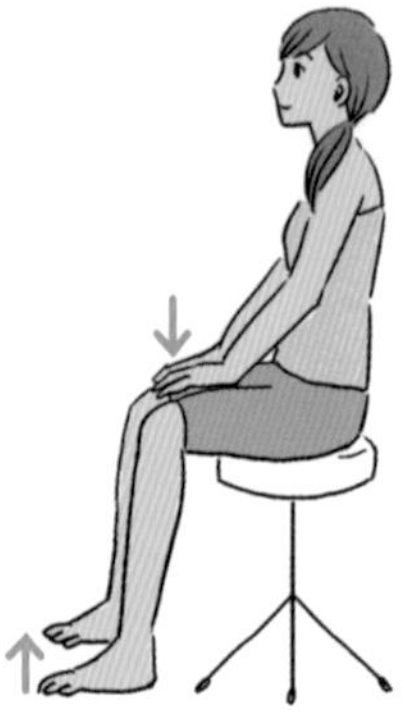

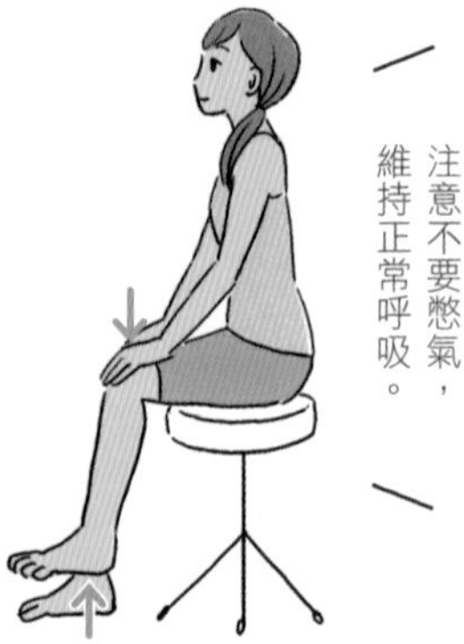
注意不要憋氣，
維持正常呼吸。

❶坐在椅子上，一面抬起右腳，一面用雙手下壓右腳，上下動作維持約7秒鐘。

❷一面抬起左腳，一面用雙手下壓左腳，上下動作維持7秒鐘。

骨盆周圍肌力的訓練❷

收緊腹部肌肉與臀部肌肉，對於瘦身也很有幫助。

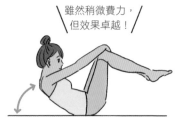

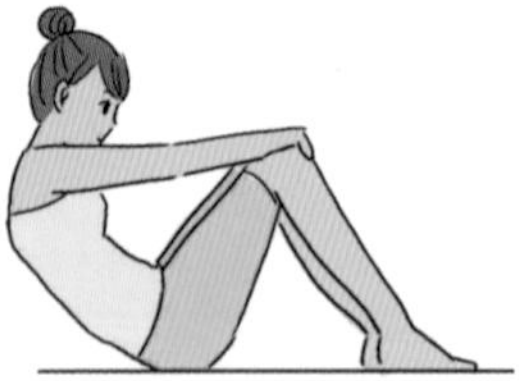

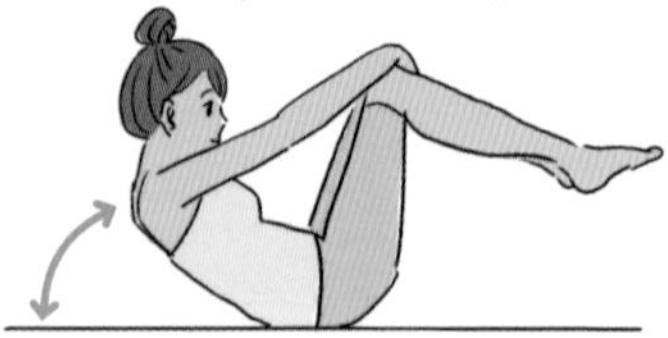
雖然稍微費力，
但效果卓越！

❶抱膝坐地，雙手平伸放在膝上。

❷全身向後躺，在肩胛骨碰到地板前向前挺正，接著在腳掌碰到地板前向後挺正，宛如不倒翁一樣，重複五次。

下垂的胸部&臀部

鍛鍊衰退的肌力，打造有女人味的身材

女性的胸、臀、腹、上臂會因為女性賀爾蒙影響，容易累積脂肪，又因為重力與年齡增加而容易鬆弛。此外，身體的歪斜會引起肌力不足，也會助長鬆弛。別因為發福、上了年紀而放棄，利用正確姿勢並矯正歪斜，打造堅挺的胸部與臀部吧！

拉提臀部的瑜伽

提升腳到背部的肌力、平衡力、柔軟度。加上下半身的訓練，注意力也會提高。

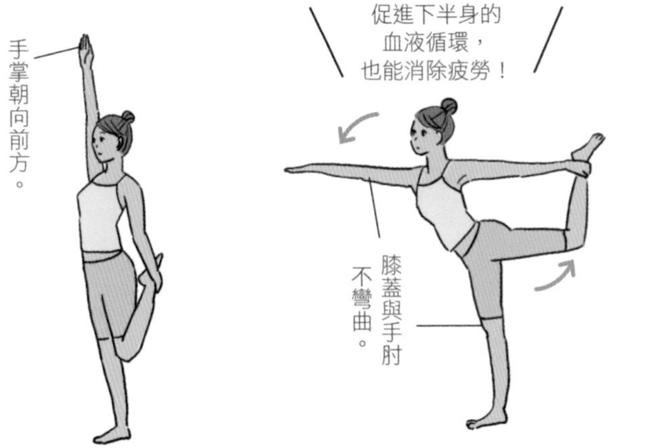
手掌朝向前方。
促進下半身的血液循環，也能消除疲勞！
膝蓋與手肘不彎曲。

❶用左手握住左腳踝，以單腳站立，一面吸氣，一面將右手筆直伸到頭上。

❷一面吐氣，一面把右手往前伸展，把左腳往上拉。維持三至五次呼吸。

❸一面吸氣，一面回到步驟❶，做完再換另一邊。

拉提胸部的伸展操❶

以前傾姿勢端正歪斜的肩胛骨，提升新陳代謝，把必要的血液與營養送到胸腔，促進血液循環，活化女性賀爾蒙。

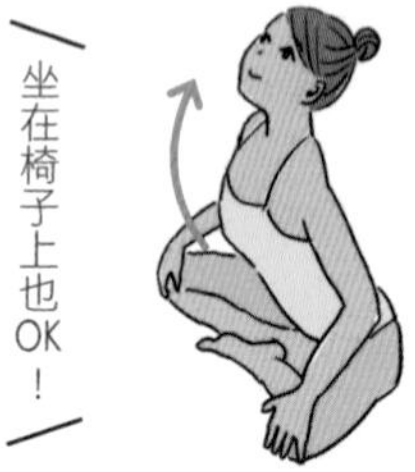
坐在椅子上也OK！

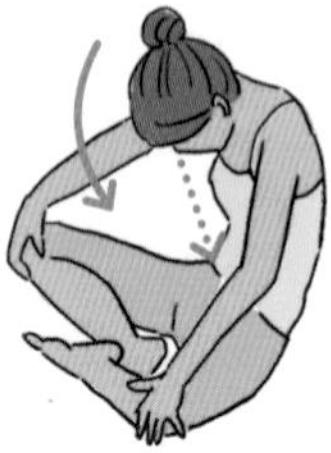

❶盤腿坐著，雙手放在膝蓋上，一面吸氣，一面將胸部與下巴往上抬，伸展身體前側。

❷一面吐氣，一面縮緊肚子，眼睛看著肚臍同時伸展身體後側，以慢動作重複三十次步驟❶與❷。

拉提胸部的伸展操❷

鍛鍊肩胛骨周邊的肌力，有助於維持正確姿勢，對於改善駝背也有成效。

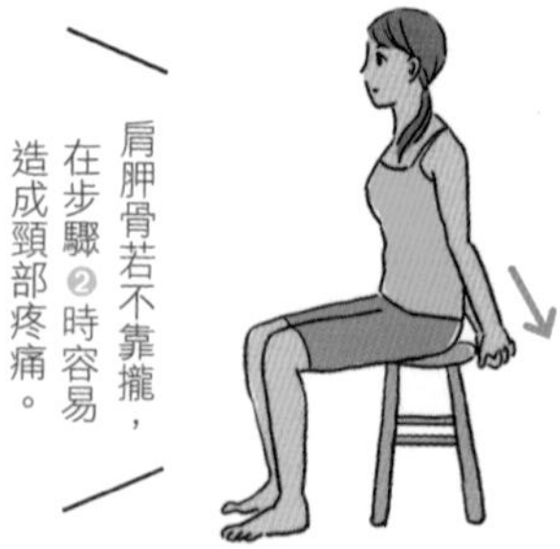
肩胛骨若不靠攏，
在步驟❷時容易
造成頸部疼痛。

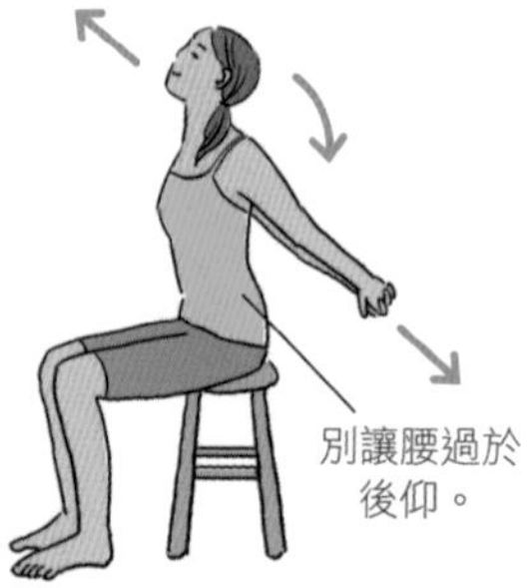
別讓腰過於後仰。

❶背部交叉手指，一面吸氣一面往下伸展，使肩胛骨往中央靠攏。

❷一面吐氣，一面把頭抬起，下巴輕輕揚起、雙手持續向下伸展，以擴張胸部。維持3秒後回到步驟❶，進行二十次。

▼ O型腿、X型腿

矯正下半身歪斜，打造美腿曲線

骨盆或腳踝一旦歪斜，膝關節為了取得平衡，也會漸趨歪斜，向外就形成O型腿，向內就形成X型腿。請利用適合自己的伸展操來矯正歪斜，讓美腿重生吧！如果能持之以恆，大約一個月就會感覺肌力增加，腿部線條逐漸勻稱。作為預防中老年容易發生的膝蓋疼痛也很有效！

檢查O型腿、X型腿

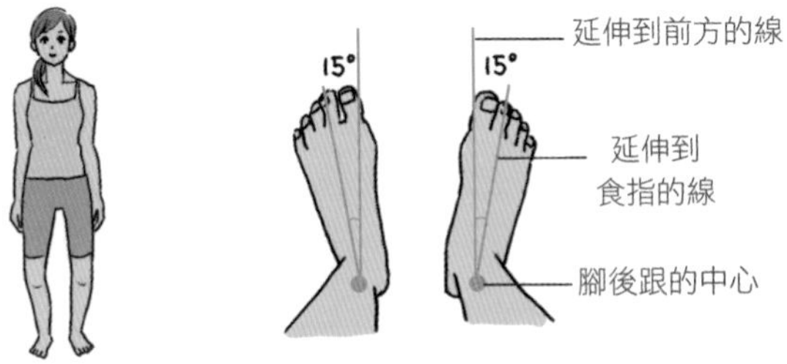
15°
15°
延伸到前方的線
延伸到
食指的線
腳後跟的中心

雙腳腳後跟間隔一個拳頭大，再將腳尖張開，張開角度以腳跟為中心，往前延伸至拇指外側及食指間呈15°。挺直背部，朝正面彎曲膝蓋。

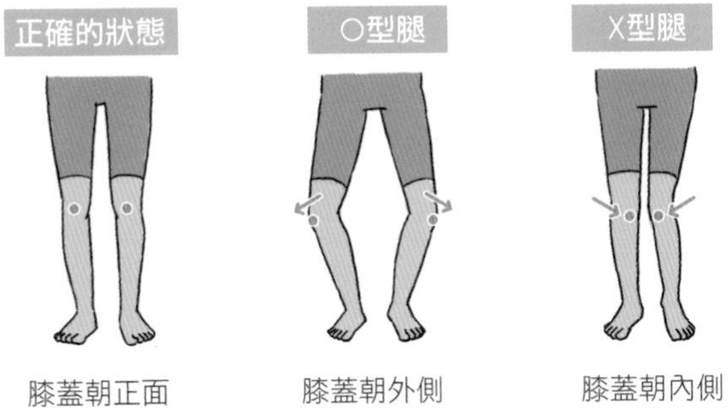
正確的狀態
O型腿
X型腿
膝蓋朝正面
膝蓋朝外側
膝蓋朝內側

消除O型腿的伸展操

將膝蓋朝內調整，提升腳往內側繃緊的肌力。

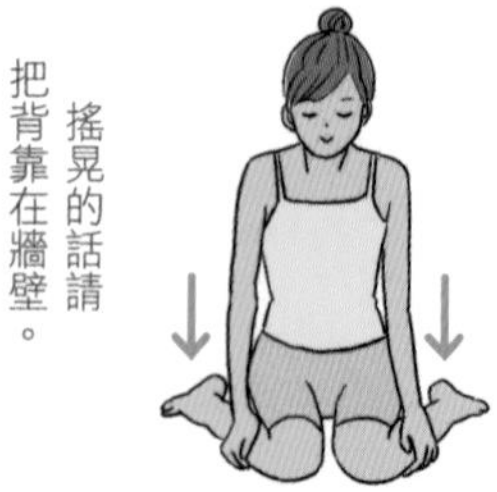
搖晃的話請把背靠在牆壁。

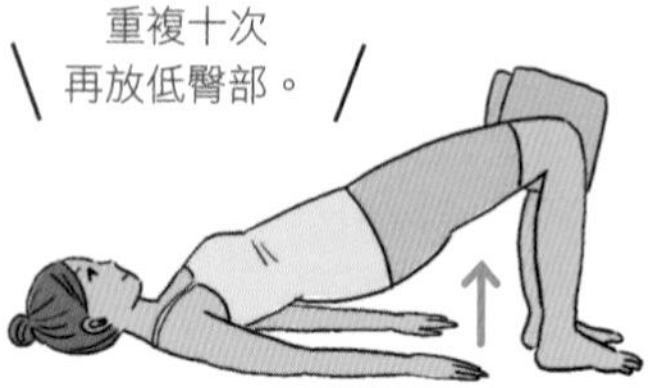
重複十次再放低臀部。

讓膝蓋朝內的伸展操

屁股著地，兩腳放在屁股兩側，雙手按壓膝蓋下方維持五個呼吸，進行三次。

繃緊大腿內側的訓練

仰躺，以膝蓋夾住靠墊，抬起臀部。一面吐氣一面用力夾緊，吸氣後放鬆。

消除X型腿的伸展操

放鬆想要朝內側繃緊的肌肉，鍛鍊讓膝蓋朝外的肌肉。

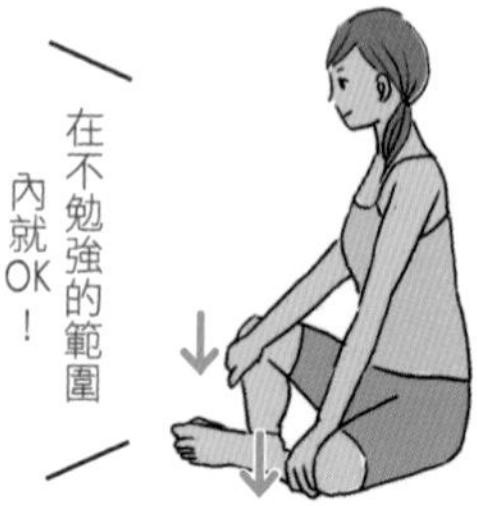
在不勉強的範圍內就OK！

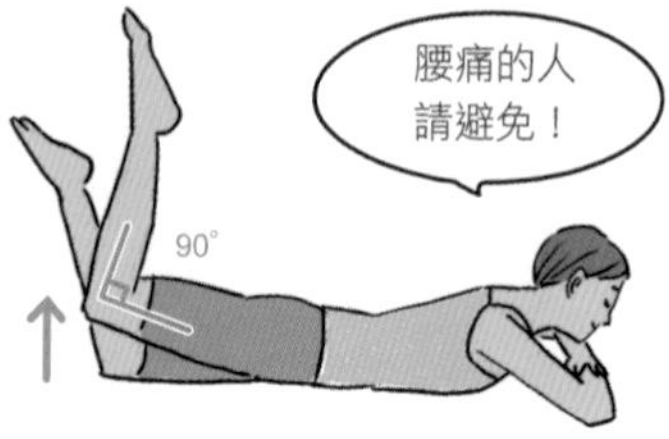
腰痛的人請避免！
90°

讓膝蓋朝外的伸展運動

兩腳合掌，挺直背脊讓骨盆立起。雙手放在膝蓋輕輕下壓，維持五個呼吸，進行三次。

臀部肌肉的訓練

趴著，雙膝彎曲呈直角。腹部用力，抬起右大腿維持三至五次呼吸，進行三次，做完再換另一邊。

矯正足部歪斜變形

腳是身體的根基，歪斜變形就會引起全身的歪斜。拇指外翻等之類的足部問題，要徹底放鬆才能根除。

足部歪斜的成因

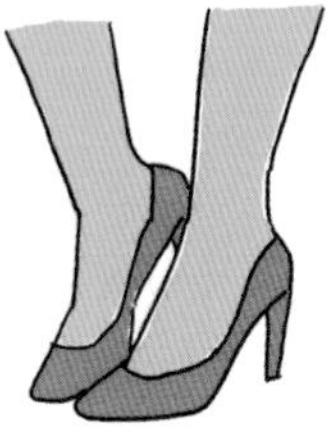

高跟鞋造成用腳尖站立的姿態，使腳背痠痛。

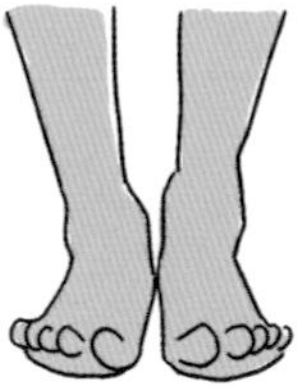

腳趾懸空，會變成不以整個腳掌站立的狀態。

❶長時間穿高跟鞋，腳趾或整隻腳不能動的狀態下，肌肉就會僵硬。

❷腳趾在懸空的狀態僵硬，會給腳趾以外的部分帶來負擔，造成歪斜。

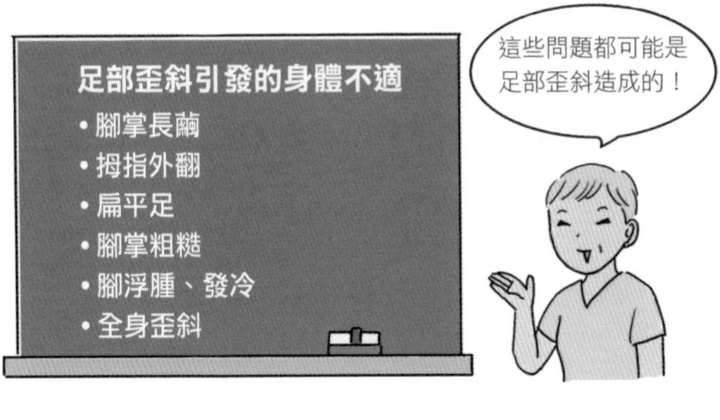
足部歪斜引發的身體不適
•腳掌長繭
•拇指外翻
•扁平足
•腳掌粗糙
•腳浮腫、發冷
•全身歪斜
這些問題都可能是足部歪斜造成的！

按摩腳趾

首要任務是扎實地按摩當天僵硬的腳趾。粗糙僵硬代表體內廢物堵塞，忍著痛也要持續按摩改善。

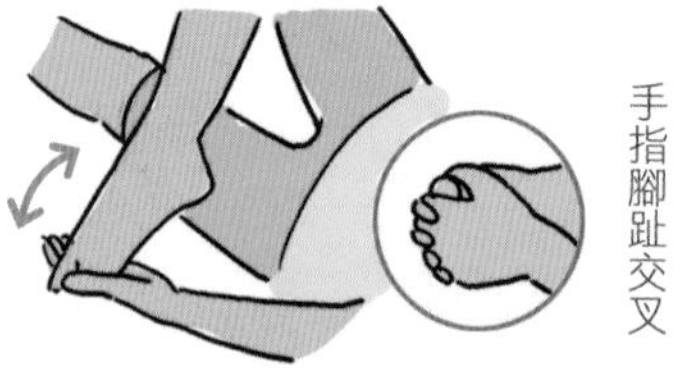

手指腳趾交叉

❶手指與腳趾交叉，撐大腳趾縫隙，並將腳掌輕輕扭轉，同時旋轉腳踝。

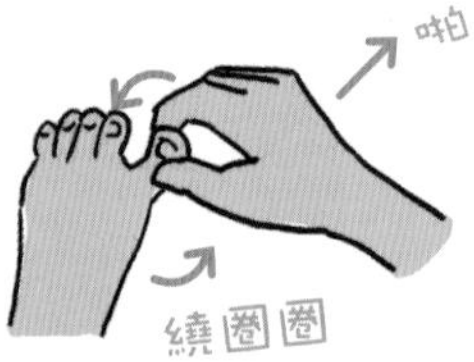

啪
繞圈圈

❷將每一根腳趾繞圈旋轉並拉長。

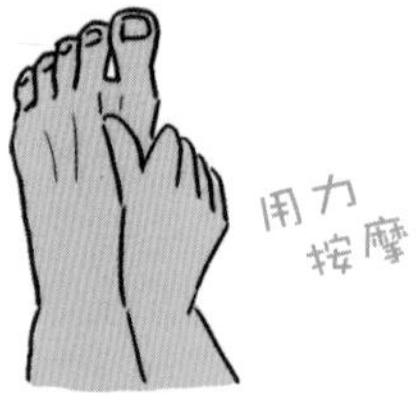

用力按摩

❸把手的拇指放入腳趾的骨頭與骨頭間，用力按摩宛如攤平腳趾般。

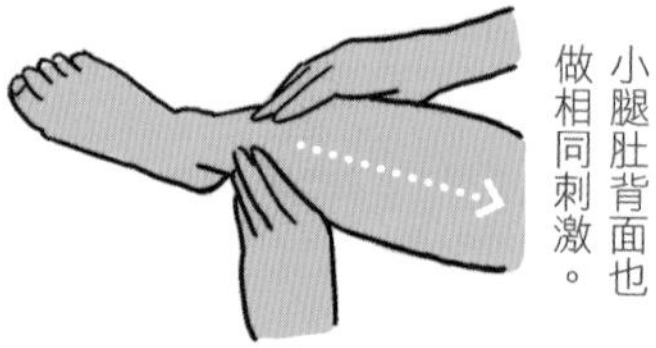

小腿肚背面也做相同刺激。

❹雙手抓住小腿肚，再用拇指一面指壓小腿，一面從腳尖往膝蓋方向揉開。

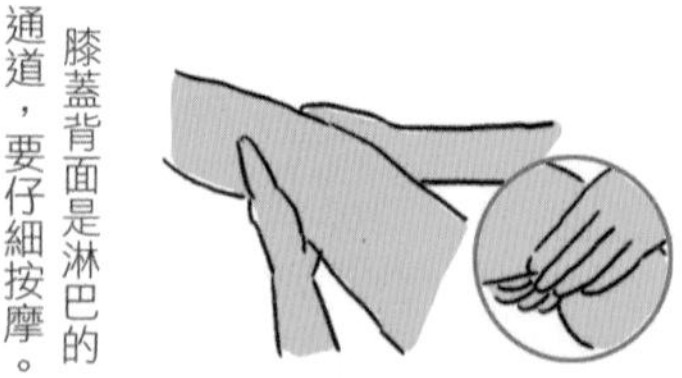

膝蓋背面是淋巴的通道，要仔細按摩。

❺用拇指以外的4隻手指，按揉膝蓋背面的凹處。

腳掌的訓練

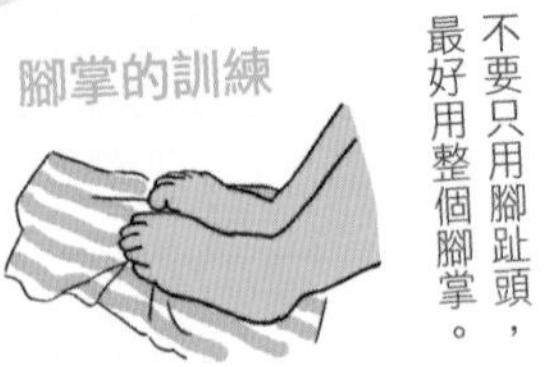

不要只用腳趾頭，最好用整個腳掌。

毛巾放在地板上用腳趾抓取並拉扯，進行五十次。

Chapter 3

滋潤女人，提升子宮能力

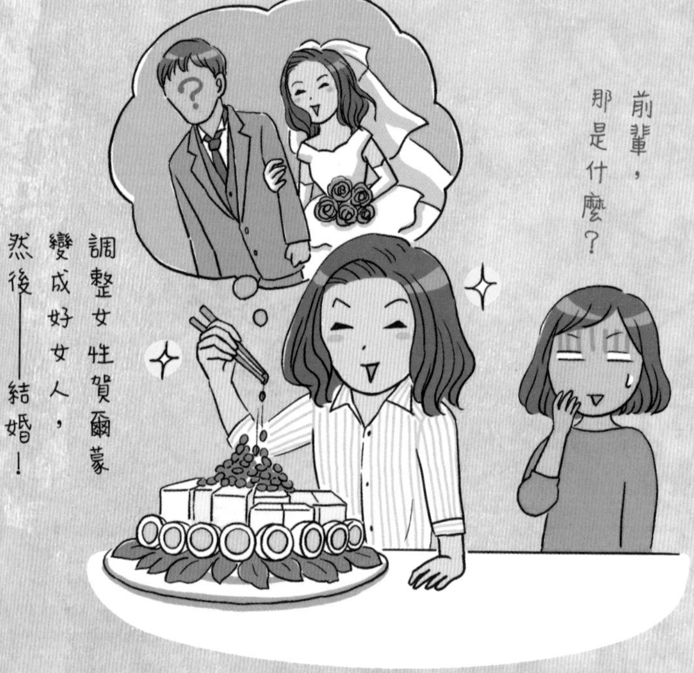

和女性賀爾蒙當朋友，
消除有關子宮的不舒服，
提高身為女性的魅力吧☆

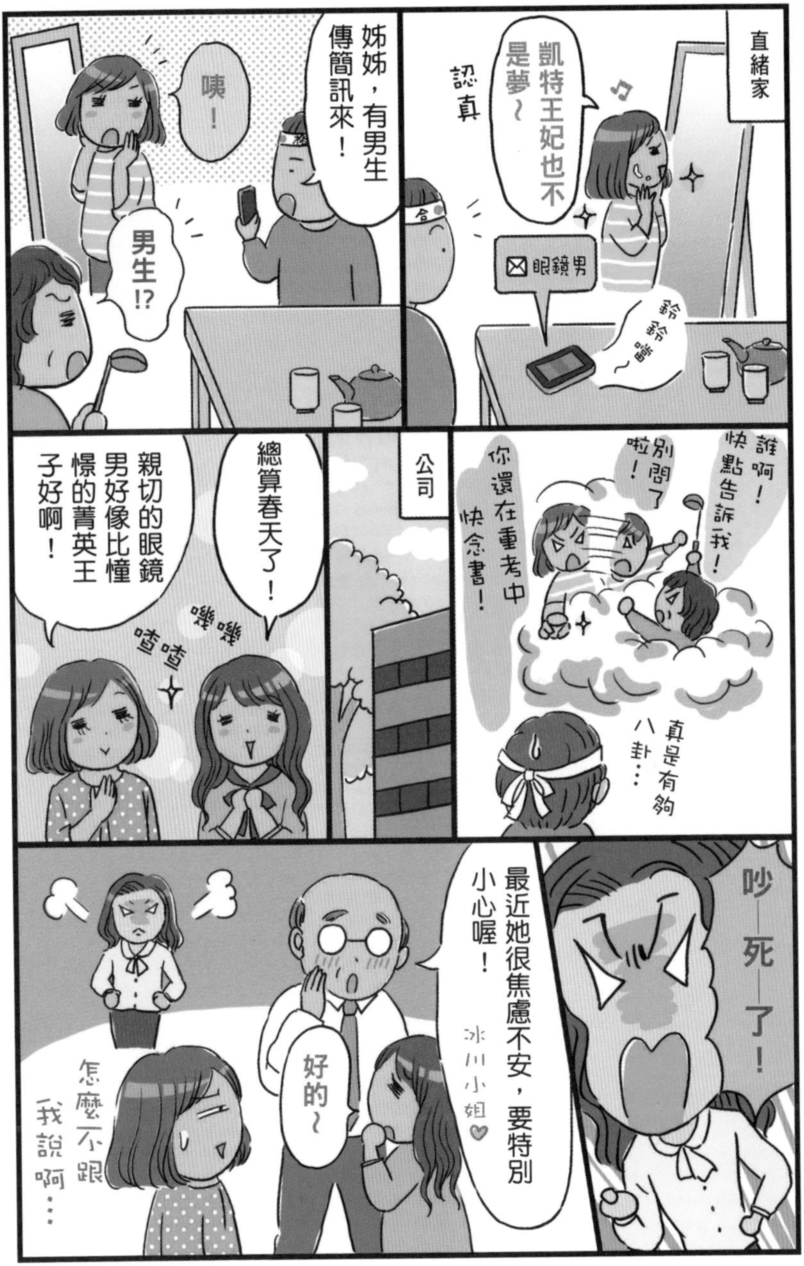
直緒家
凱特王妃也不是夢～
認真
眼鏡男
鈴鈴噹～
姊姊，有男生傳簡訊來！
咦！
男生!?
誰啊！快點告訴我！
別鬧了啦！
你還在重考中快念書！
真是有夠八卦…
公司
總算春天了！
親切的眼鏡男好像比憧憬的菁英王子好啊！
嘰嘰
喳喳
吵—死—了！
最近她很焦慮不安，要特別小心喔！
冰川小姐♥
好的～
怎麼不跟我說啊…

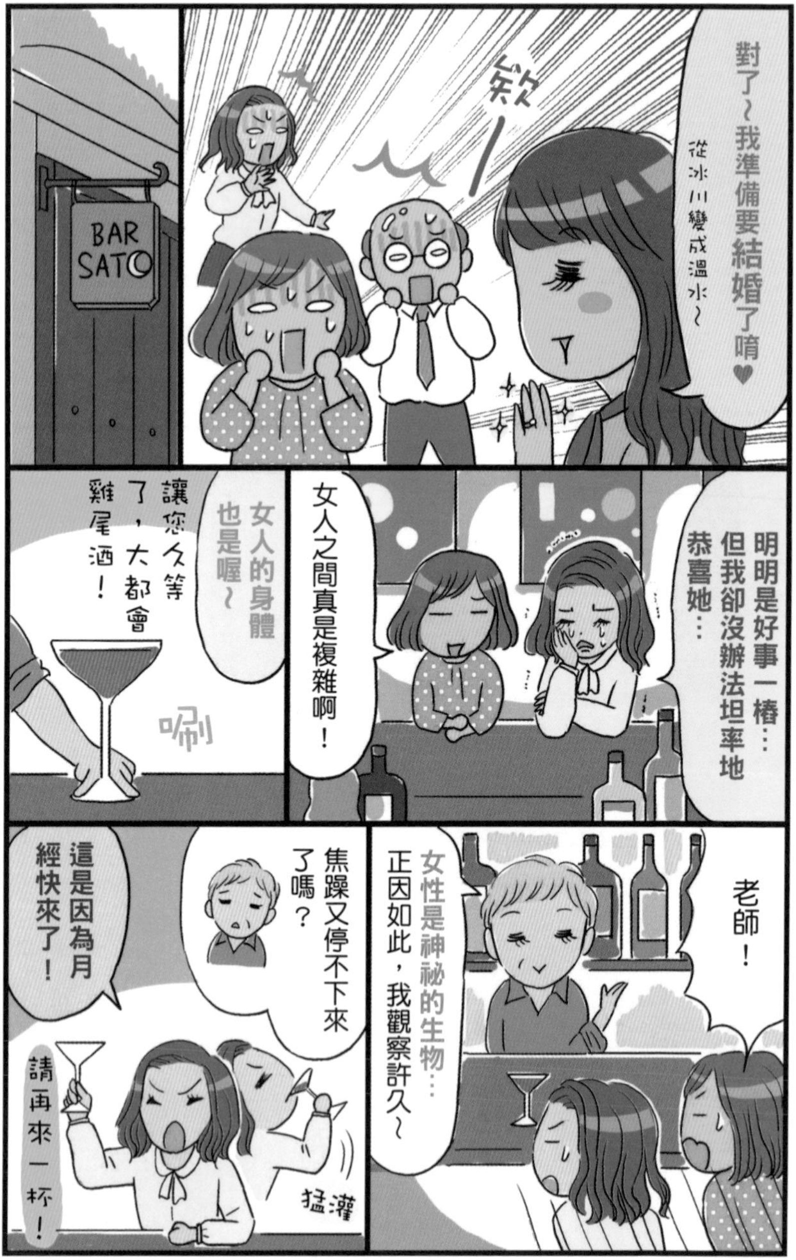
對了~我準備要結婚了唷♥
從冰川變成溫水~
欸!
BAR SATO
明明是好事一樁⋯但我卻沒辦法坦率地恭喜她⋯
女人之間真是複雜啊!
女人的身體也是喔~
讓您久等了,大都會雞尾酒!
唰
老師!
女性是神祕的生物⋯正因如此,我觀察許久~
焦躁又停不下來了嗎?
這是因為月經快來了!
請再來一杯!
猛灌

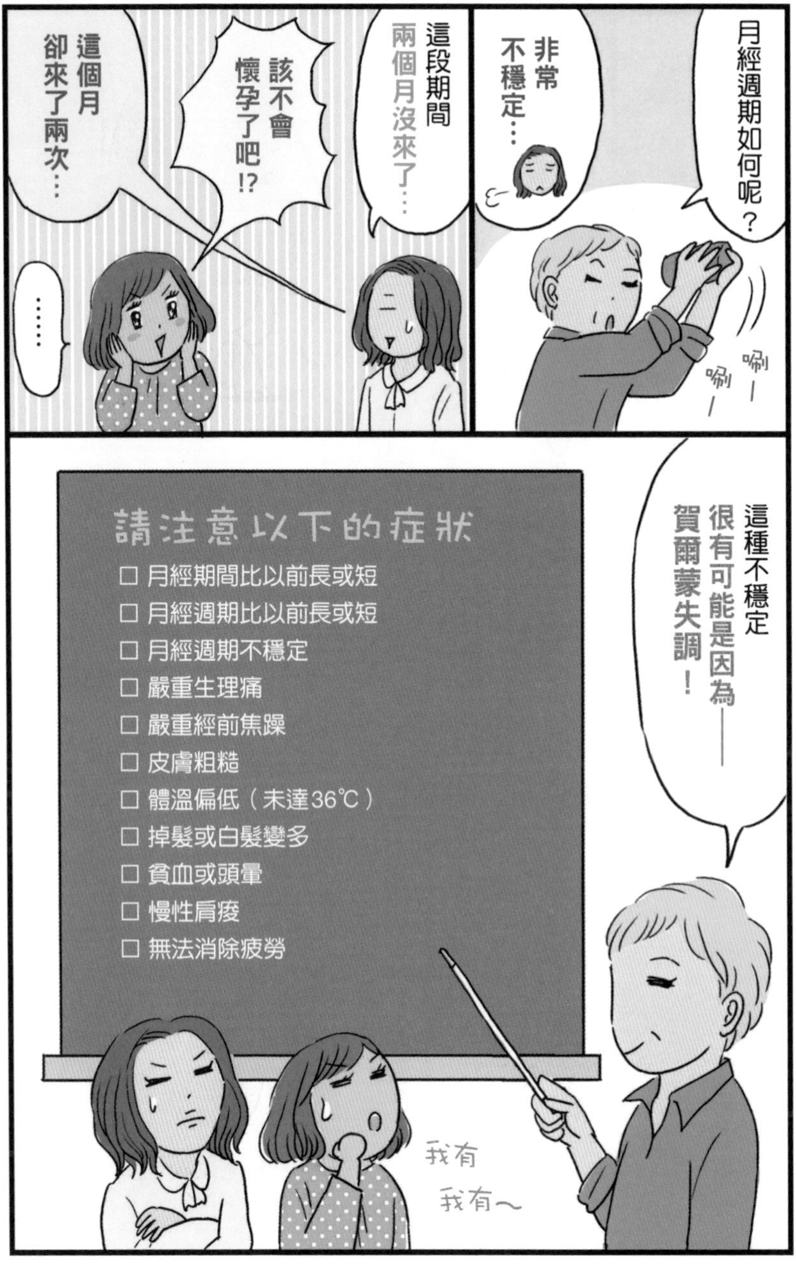
月經週期如何呢？
非常不穩定…
唰—
唰—
這段期間兩個月沒來了…
該不會懷孕了吧!?
這個月卻來了兩次…
……
這種不穩定很有可能是因為——賀爾蒙失調！
請注意以下的症狀
☐ 月經期間比以前長或短
☐ 月經週期比以前長或短
☐ 月經週期不穩定
☐ 嚴重生理痛
☐ 嚴重經前焦躁
☐ 皮膚粗糙
☐ 體溫偏低（未達36℃）
☐ 掉髮或白髮變多
☐ 貧血或頭暈
☐ 慢性肩痠
☐ 無法消除疲勞
我有
我有～

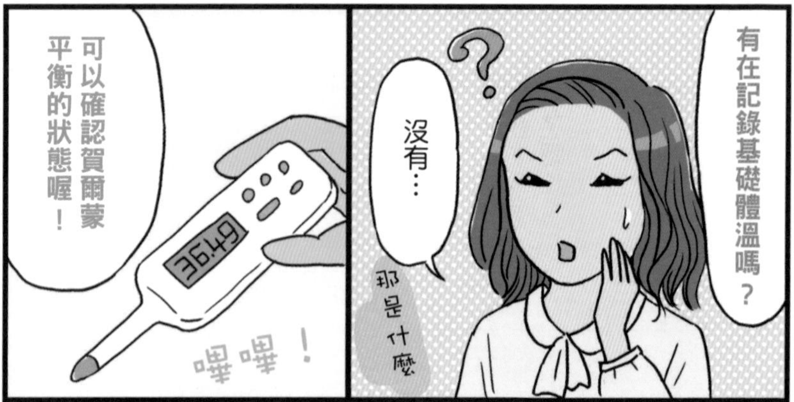
有在記錄基礎體溫嗎？
沒有…
那是什麼
可以確認賀爾蒙平衡的狀態喔！
嘿嘿！

正常的基礎體溫表

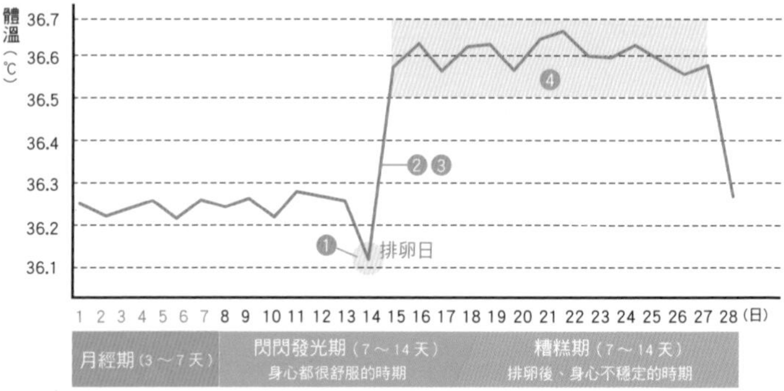
體溫（℃）
36.7
36.6
36.5
36.4
36.3
36.2
36.1
❶ 排卵日
❷❸
❹
1 2 3 4 5 6 7 8 9 10 11 12 13 14 15 16 17 18 19 20 21 22 23 24 25 26 27 28（日）
月經期（3～7天）
閃閃發光期（7～14天）
身心都很舒服的時期
糟糕期（7～14天）
排卵後、身心不穩定的時期

重點

❶最低體溫在36℃以上

低於36℃的時候，經常表示卵巢功能下降。

❷有低溫期與高溫期

兩者的溫差很明顯就是排卵的現象，溫差通常是0.3～0.5℃。

❸一口氣上升

體溫從低溫期往高溫期上升，在1～2天內一口氣爬升才是正常。

❹高溫期有10～14天

高溫期長，懷孕的可能性就大；高溫期短代表黃體素*不足。

測量方法

- 早上起床馬上量體溫。
- 約以三個週期的數據來判斷。
- 要排除因為喝酒、睡眠不足引起的異常值。

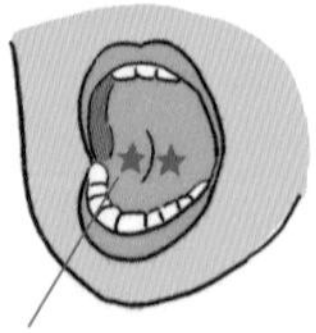

將體溫計的末端貼在舌下裡側。

*女性賀爾蒙之一，作用是調整子宮內膜讓受精卵容易著床，或是提高體溫。

基礎體溫表呈現這樣的人要注意

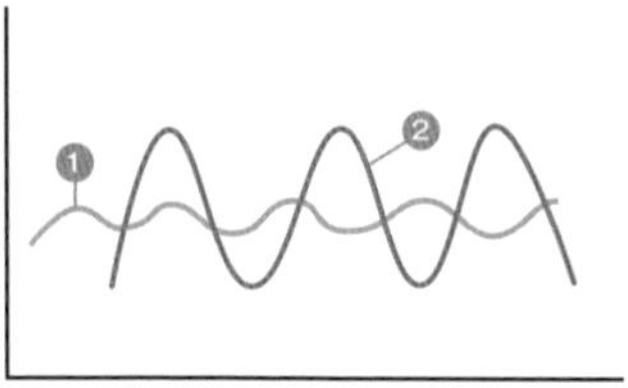

❶
❷

規律紊亂

❶只有低溫期沒有高溫期
❷大幅上下起伏
很可能是卵巢功能低下，
也是不孕的原因。
→去婦產科就診

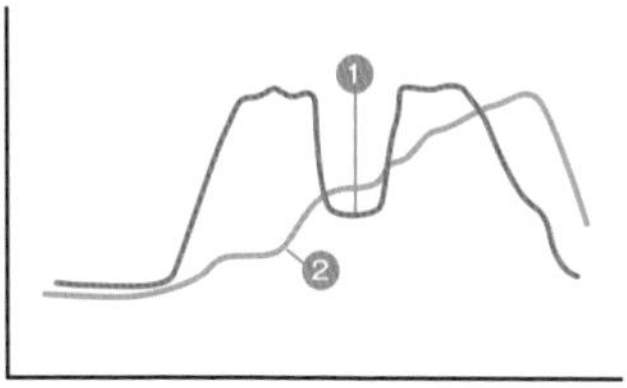

❶
❷

變形的梯形

❶梯形有一個凹陷
❷上升很平緩
準備懷孕的賀爾蒙、黃體素不足。
→調整生活的規律／去婦產科就診

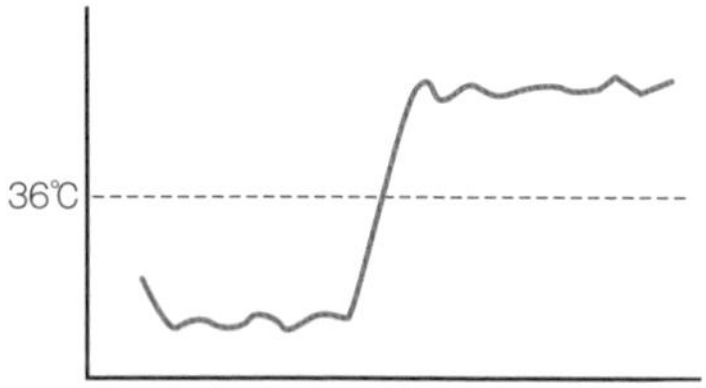

36℃

整體的體溫很低

低溫期未達36℃
卵巢功能或代謝、免疫功能低落。
→暖和身體，均衡飲食並調整生活
規律

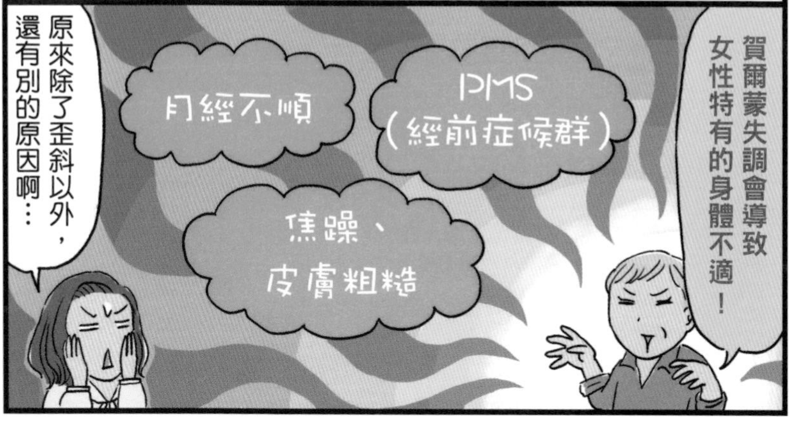

賀爾蒙失調會導致
女性特有的身體不適！
月經不順
PMS
（經前症候群）
焦躁、
皮膚粗糙
原來除了歪斜以外，
還有別的原因啊⋯⋯

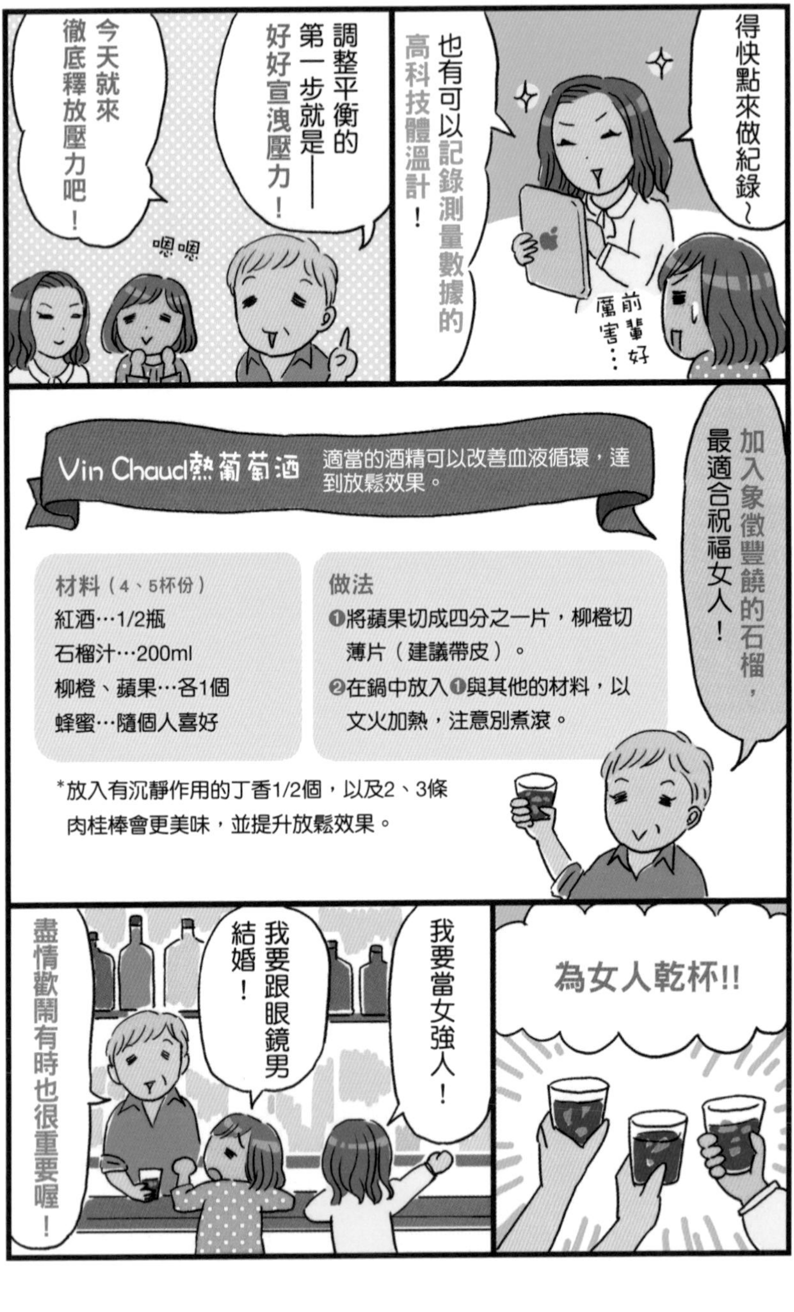
得快點來做紀錄～
也有可以記錄測量數據的高科技體溫計！
前輩好厲害…
調整平衡的第一步就是——好好宣洩壓力！
今天就來徹底釋放壓力吧！
嗯嗯
加入象徵豐饒的石榴，最適合祝福女人！
Vin Chaud熱葡萄酒
適當的酒精可以改善血液循環，達到放鬆效果。
材料（4、5杯份）
紅酒…1/2瓶
石榴汁…200ml
柳橙、蘋果…各1個
蜂蜜…隨個人喜好
做法
❶將蘋果切成四分之一片，柳橙切薄片（建議帶皮）。
❷在鍋中放入❶與其他的材料，以文火加熱，注意別煮滾。
*放入有沉靜作用的丁香1/2個，以及2、3條肉桂棒會更美味，並提升放鬆效果。
為女人乾杯!!
我要當女強人！
我要跟眼鏡男結婚！
盡情歡鬧有時也很重要喔！

▼女性賀爾蒙的混亂

調整賀爾蒙平衡，消除不適，提高魅力

女性賀爾蒙的功用是打造、維持女性的美麗，守護身體不發胖、不受疾病侵害。會以一定週期分泌產生，種類與分量對女性的身心有很大影響；一旦它的作用紊亂，除了身體不適之外，也會造成不孕或更年期問題。

請確認賀爾蒙的平衡狀態，並調整以改善身體不適，提高女性魅力！

賀爾蒙分泌的構造

女性賀爾蒙當中有雌激素*與黃體素兩種，根據腦與卵巢互相傳達的訊息分泌。當壓力或卵巢功能降低，這個合作功能一旦崩潰，就會產生女性特有的不適症狀以及各式各樣的問題。

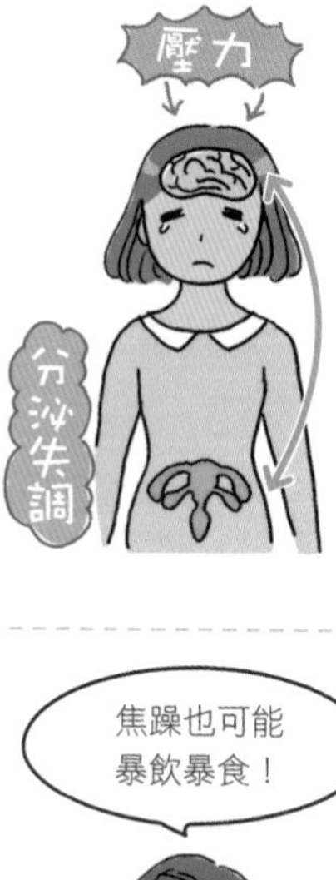
壓力
分泌失調

失調引起的身體不適

- 月經問題（週期紊亂、無月經、生理痛、PMS）
- 精神的不適（焦躁、憂鬱）
- 身體發冷・皮膚粗糙
- 代謝下降・容易胖
- 更年期提早到來

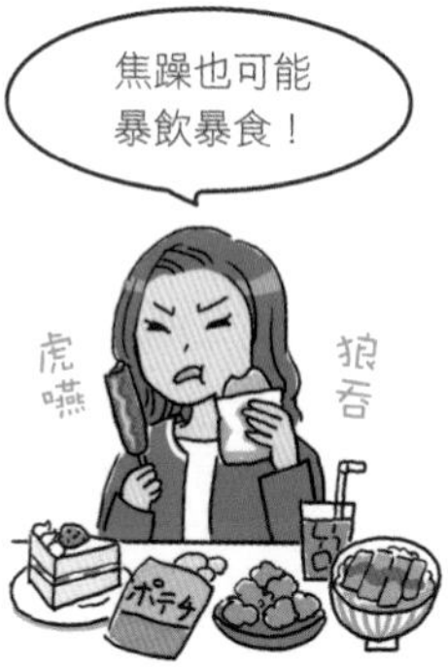
焦躁也可能暴飲暴食！
虎嚥
狼吞
ポテチ

＊促進子宮發育與乳腺發達，構成美麗的肌膚等等，打造有女人味的體態。

女性身體的規律與特徵

了解自己的身體規律，就能改善身體不適，也能保養皮膚並瘦身。量出基礎體溫（→P107）後自行記錄吧！

	月經期（月經開始～7天左右）	閃閃發光期（7～14天）	糟糕期（7～14天）

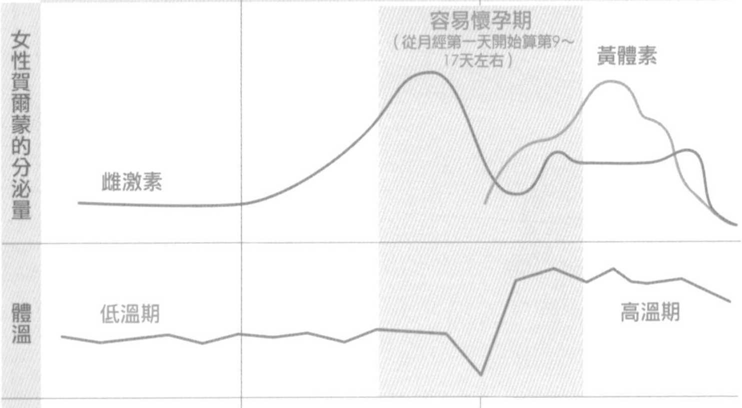
女性賀爾蒙的分泌量
容易懷孕期
（從月經第一天開始算第9～17天左右）
黃體素
雌激素
體溫
低溫期
高溫期

	月經期	閃閃發光期	糟糕期
特徵	• 容易累 • 代謝下降 • 活力下降	• 身心狀態佳 • 代謝提高 • 變得很活潑	• 水腫、容易便祕 • 容易胖 • 焦躁、情緒低落 • 容易皮膚粗糙
如何度過	以伸展操或瑜伽改善生理痛。補充維他命、礦物質以促進代謝。	最適合保養皮膚或瘦身。也建議積極行動或開始做新的事。	用心處理PMS（→P118）並促進血液循環。如果想吃甜食建議吃日式點心。
心的照護	血清素不足而容易情緒低落。請露出笑容轉換心情，以笑容過生活就會增加免疫力。	心情開朗而善於交際，構思能力也上升的時期。享受有興趣的事，提高心靈的充實度吧。	心情容易不穩定的時期。可以看感人的DVD或書籍大哭一場，當作心靈排毒。

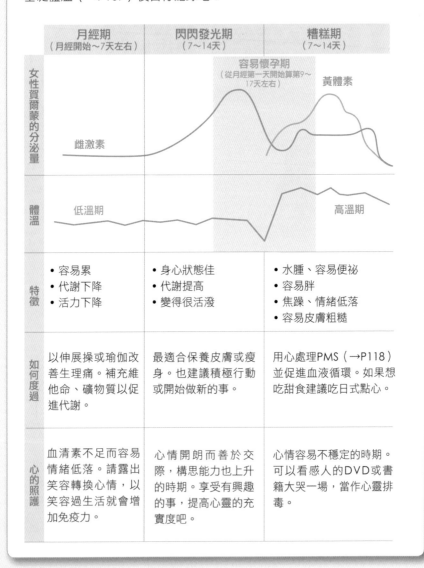

活化女性賀爾蒙！生活篇

調整女性賀爾蒙所需要的是——維持身心健康，並配合對身體有益的生活，自然能夠調整至最佳狀態。

大忌

- □不洗澡只沖澡
- □入睡之前用PC、智慧型手機
- □抽菸、飲酒過量
- □睡眠品質差、睡眠不足
- □生活不規律
- □偏食

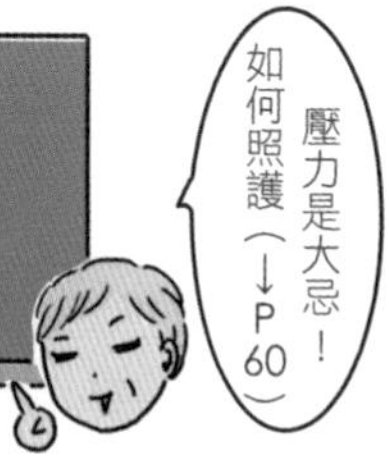

壓力是大忌！
如何照護（→P60）

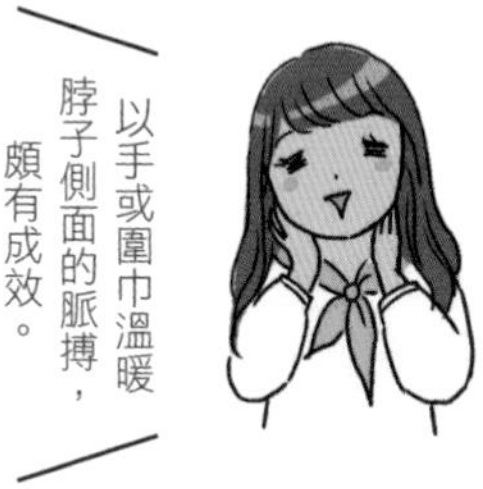

以手或圍巾溫暖脖子側面的脈搏，頗有成效。

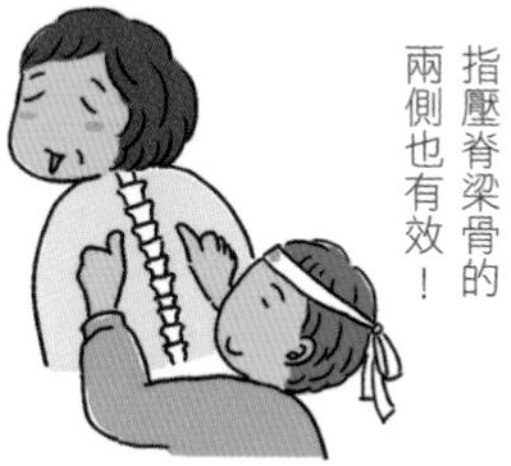

指壓脊梁骨的兩側也有效！

促進血液循環以溫暖身體

促進全身的循環，讓營養與氧氣遍布全身，並活化女性賀爾蒙。請使用加溫用品或活動身體來祛除寒意（→P44～）。

調整自律神經

因為壓力而讓交感神經占優勢，是賀爾蒙失調的主要原因。以伸展操或瑜伽（→P20、62）來舒緩身心，重獲健康。

重視愛戀心情

因為愛戀心情而分泌的多巴胺會刺激卵巢，也會促進分泌雌激素。

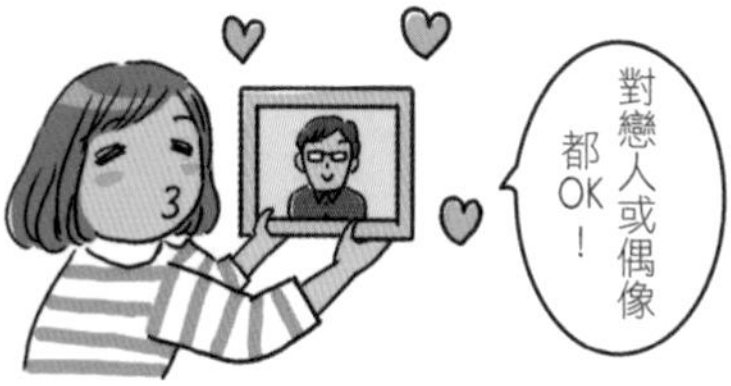

對戀人或偶像都OK！

正常體溫未達36℃的低體溫也要注意！

低體溫（→P44）是皮膚粗糙或無月經、不孕的原因，因為全身都寒，導致沒有寒症的自覺也是令人害怕之處。請斷絕夜生活與運動不足，透過熱敷腹部與大腿來改善。

活化女性賀爾蒙！飲食篇

以營養均衡的飲食生活，積極攝取幫助女性賀爾蒙作用的食材吧！

蛋

充滿女性賀爾蒙的膽固醇，營養豐富。

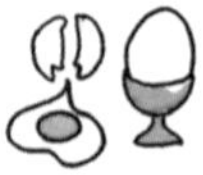

黑色食物

黑豆、羊栖菜及黑芝麻等食物會產生賀爾蒙，活化腎臟功能。

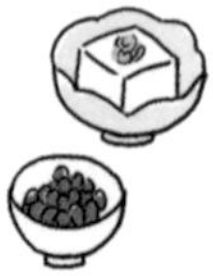

大豆

異黃酮有類似女性賀爾蒙的作用，食物纖維也很豐富。

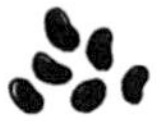

鐵質豐富的食材

協助分泌賀爾蒙。肝臟、蛤蠣、納豆、乾果、菠菜最佳。

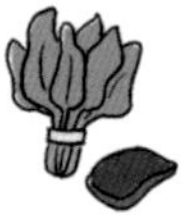

亞麻仁油、紫蘇油、紫蘇籽油等含有Omega3的油品，也對調整賀爾蒙有幫助。

活化女性賀爾蒙的玉子豆腐熱騰騰蓋飯

採用活化女性賀爾蒙的食材，薑也可以溫熱身體，促進血液流通。

材料（1人份）

- 糙米飯…1杯
- 蛋…1個
- 去水的豆腐…100～200g
- 麵露…隨個人喜好
- A
  - 黑芝麻…適量
  - 薑絲…適量
  - 山芹菜…適量

做法

1. 將蛋與豆腐放入碗中混合，再加入麵露調味。
2. 將 1 的食材倒入平底鍋，持續加熱。
3. 將糙米飯盛入容器，將 2 鋪在飯上，撒上A即完成。

豆腐完整與否不影響軟綿綿的口感！

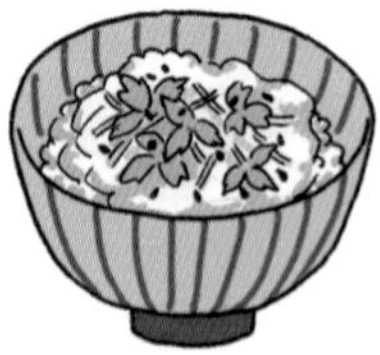

活化女性賀爾蒙的伸展操

放鬆臀部與大腿根部的肌肉，改善血液循環。矯正骨盆歪斜，提高骨盆周邊的血流！

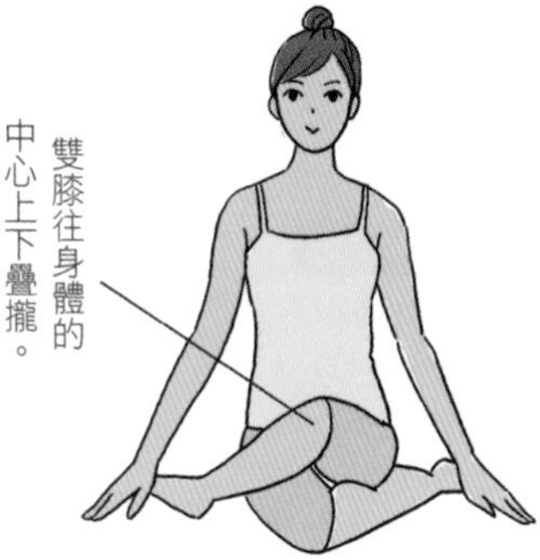

❶彎曲雙膝坐著，左腳放在右腳上交叉。

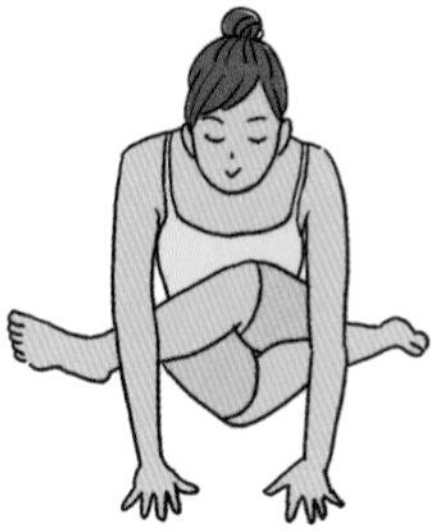

❷挺直背部，上半身往前傾倒用胸部碰觸膝蓋，維持三至五次呼吸。

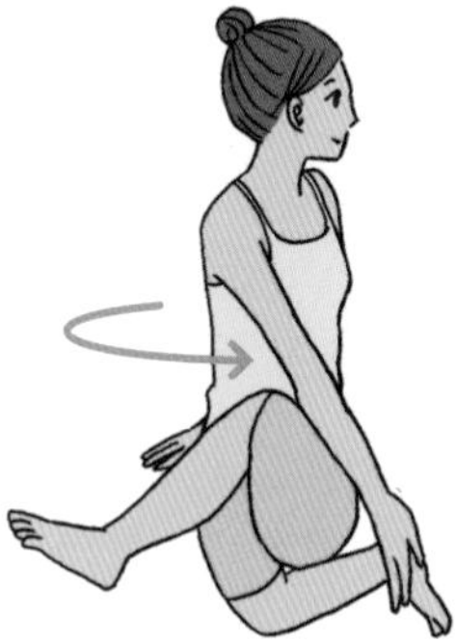

❸上半身恢復原來姿勢，向左扭轉身體，維持三至五次呼吸。換腳交叉，進行步驟❷與❸。步驟❸向右扭轉身體。

嬰兒式

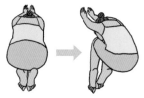

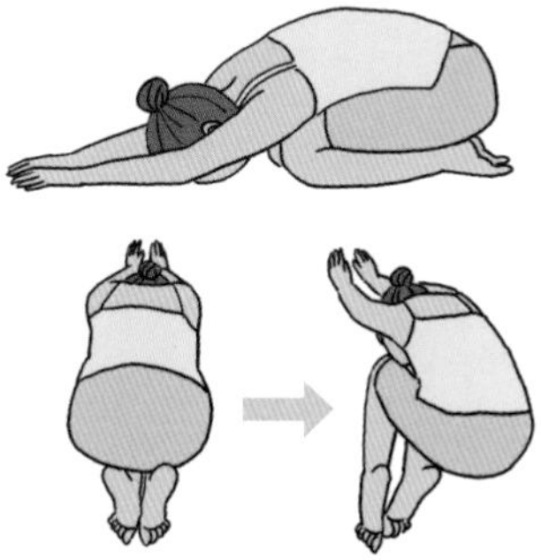

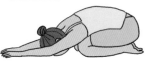

雙膝著地，臀部放在腳後跟上方，臀部分別往左右落下，各維持三至五次呼吸。

活化女性賀爾蒙的穴道

多加刺激女性賀爾蒙及子宮的直接作用穴道，緩和不適的同時，也能提升女人味。

左右乳頭連成
一線的中央。

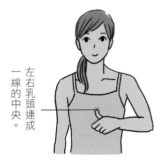

膻中穴

有促進女性賀爾蒙的作用，可以提胸、改善壓力及調整自律神經。用拇指「押3秒、放鬆3秒」進行三次。

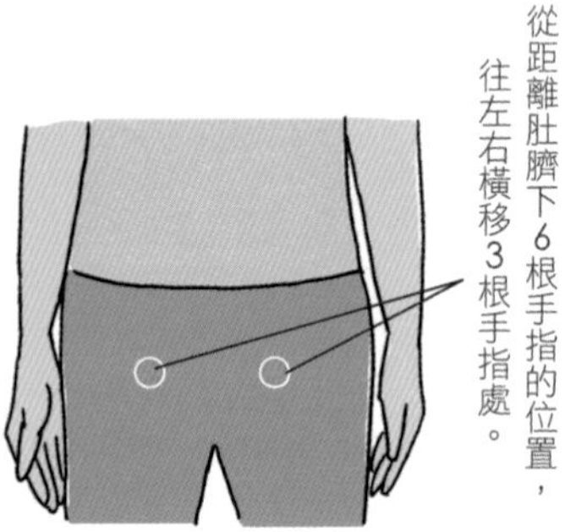
從距離肚臍下6根手指的位置，
往左右橫移3根手指處。

歸來穴

提高婦女臟器功能的穴道。可以改善月經不順與生理痛，也有滋潤肌膚的效果。用拇指指腹或手背像畫圓般指壓。

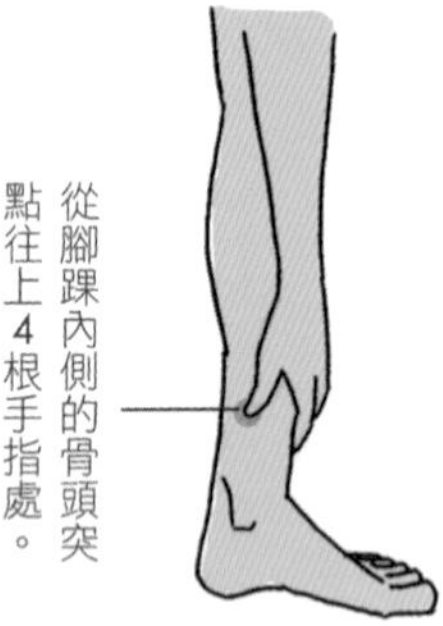
從腳踝內側的骨頭突
點往上4根手指處。

三陰交

調整賀爾蒙的分泌，促進生殖器的血流，對所有婦科疾病與寒症都有幫助。以拇指深度按壓做指壓。

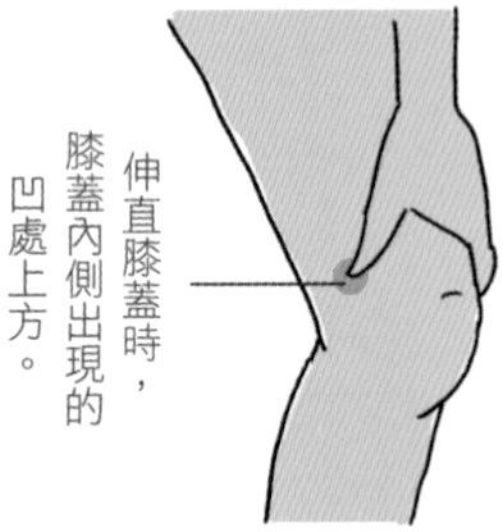
伸直膝蓋時，
膝蓋內側出現的
凹處上方。

血海穴

消除血流阻塞，可以調整月經週期的穴道，對經期時腰部或下腹部的疼痛也很有效。用拇指指壓數次。

▼月經不順

矯正骨盆歪斜，解決女性特有的煩惱！

月經不順的原因很多，女性賀爾蒙失調、偏食及骨盆歪斜等都是可能原因。

骨盆一旦歪斜，本來支撐子宮與卵巢的肌肉與韌帶會變得緊繃，進而壓迫子宮、卵巢，使神經傳導與血流受阻，造成月經不順與生理痛。

透過消除壓力、均衡飲食及矯正歪斜來調整為穩定的週期吧！

何謂正常月經？

身體尚未成熟的青春期及更年期停經前後，經期容易不穩定，但可以用下列事項作為基準：

□月經週期（月經開始日～下次月經開始日的前一天）是25～38天

□月經持續3～7天

□即使在經血流量多的日子，2小時換一次衛生棉也OK。

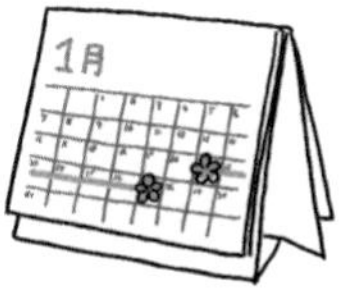

一定要記錄月經開始日與結束日！

下列情形務必到婦產科就診

- 週期在24天以內的頻發性月經
- 週期在39天以上的少發性月經
- 月經三個月以上沒來的無月經
- 有經期以外的出血或疼痛
- 生理痛很嚴重（鎮痛劑無效，妨礙工作或生活）
- 生理痛時間拖長
- 出現暗紅色的血塊

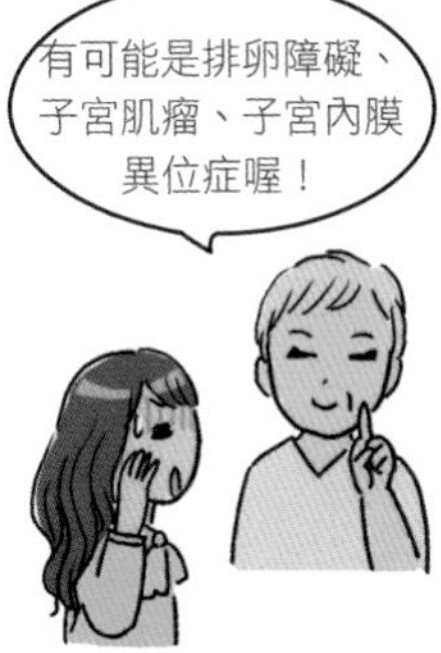
有可能是排卵障礙、子宮肌瘤、子宮內膜異位症喔！

消除月經不順的瑜伽

伸展股關節，消除骨盆歪斜以改善循環。此外也能放鬆腰部肌肉，可在腰部沉重的經期當中進行。

❶雙腳腳掌互貼坐著，膝蓋輕鬆張開。注意背部不要過度後仰或駝背。

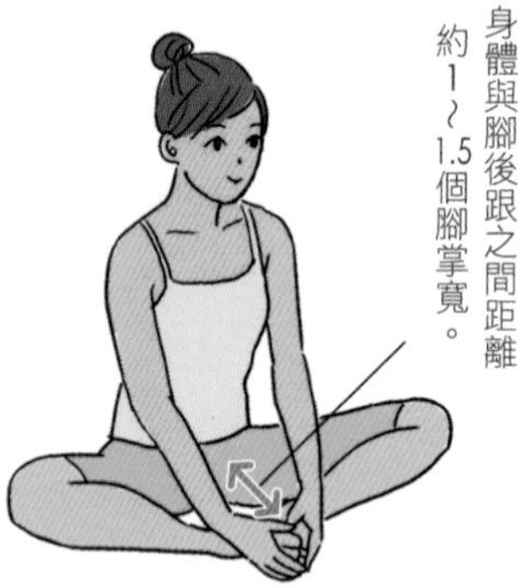
身體與腳後跟之間距離約1～1.5個腳掌寬。

❷手壓在腳上，上半身保持直立往前傾倒。

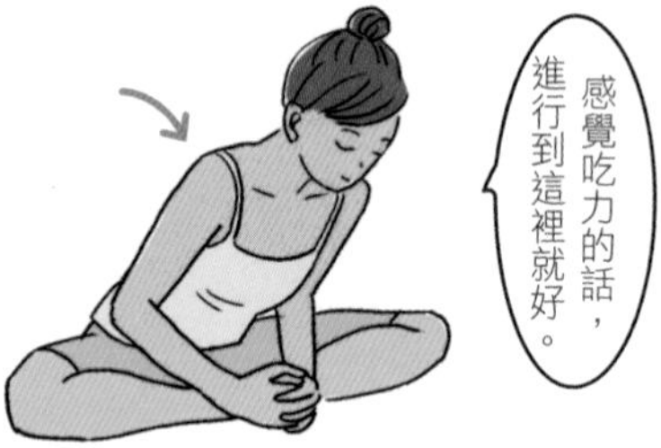
感覺吃力的話，進行到這裡就好。

❸上半身繼續往前傾倒，雙手碰地板向前延伸，以感覺舒服的姿勢維持三至五次呼吸。

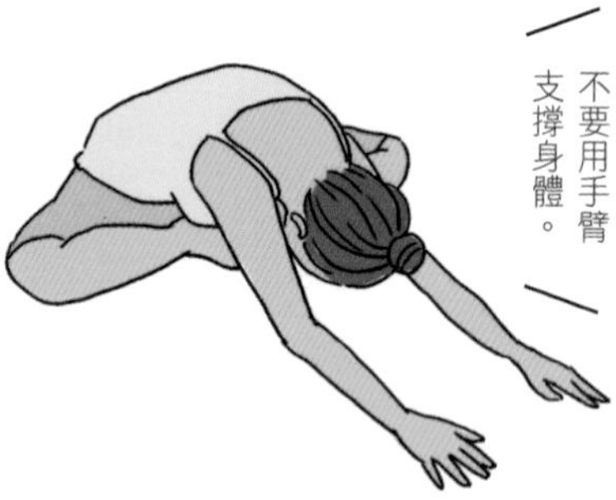
不要用手臂支撐身體。

PMS（經前症候群）

了解症狀與發生時間，是照護的第一步

大約在月經開始前兩週產生的身心不適症狀，統稱為PMS（經前症候群）。主要原因是賀爾蒙失調造成，嚴重的話可能對日常生活或工作造成障礙，因此，了解自己的症狀與發生的時間，才能有計畫地調整賀爾蒙，取得體內和諧。

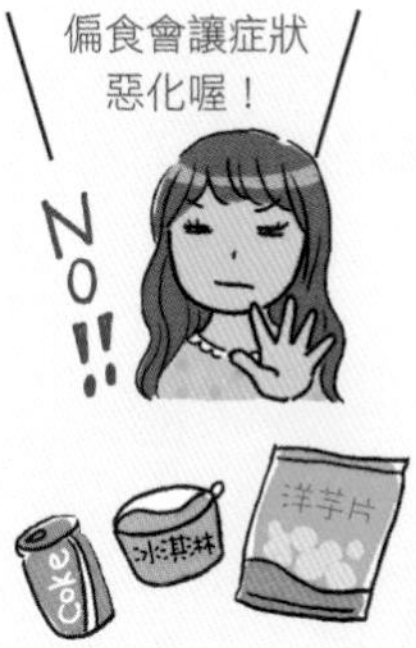
偏食會讓症狀惡化喔！
No!!
洋芋片
冰淇淋
Coke

主要症狀

身體

水腫、皮膚粗糙、睏倦、肩痠、頭痛、便祕、腰痛、下腹部脹痛、乳房發脹、食慾增加或減少……

心理

焦躁、悶悶不樂、不安、提不起勁、精神無法集中、亂發脾氣、挫折感強烈、無法控制感情……

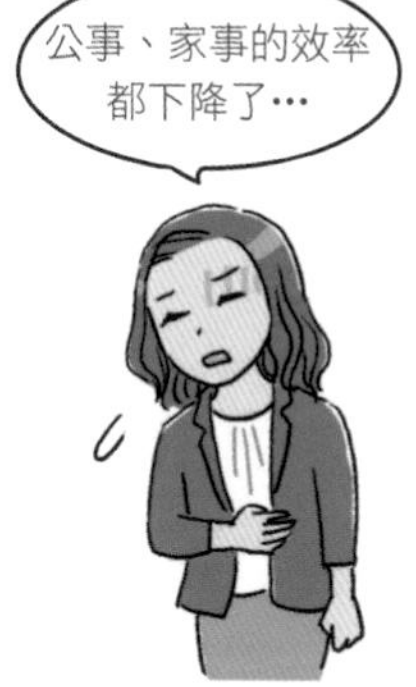
公事、家事的效率都下降了…

自我管理與照護很重要

PMS的照護從自我管理開始。量基礎體溫、了解症狀出現的期間，並注意均衡飲食與緩和壓力。事情進行不順利也不用過度沮喪，重要的是比平常更緩慢地過日子。若能和周圍的人聊聊天、得到他們的理解也很有幫助。

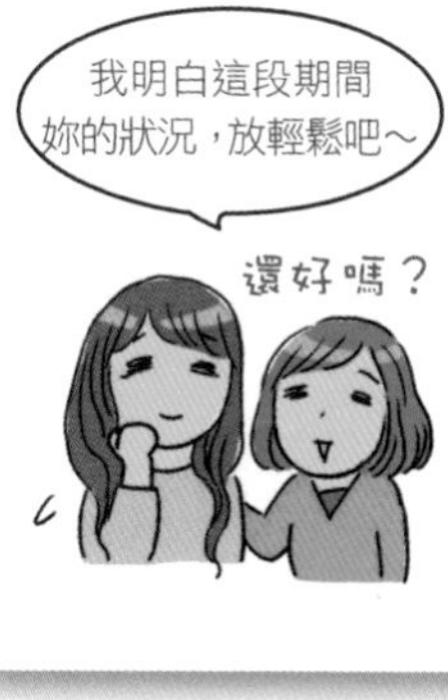
我明白這段期間妳的狀況，放輕鬆吧～
還好嗎？

改善PMS症狀的伸展操

刺激體內能量的經絡，消除焦躁。對於舒緩生理痛也很有效。

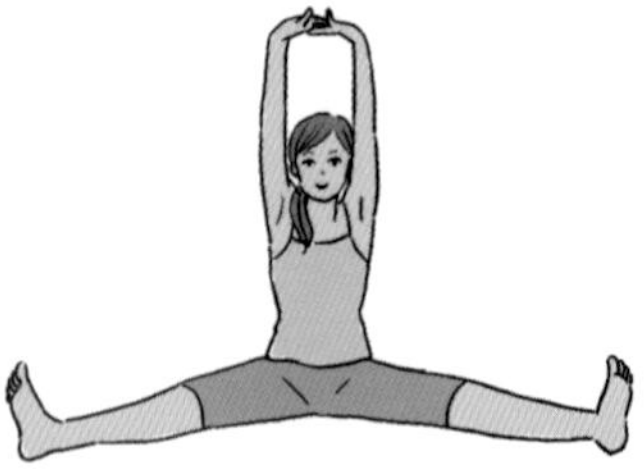

❶端坐張開雙腿，立起腳尖，雙手交扣高舉到頭頂上方，伸直手臂，手掌翻面朝向天花板。

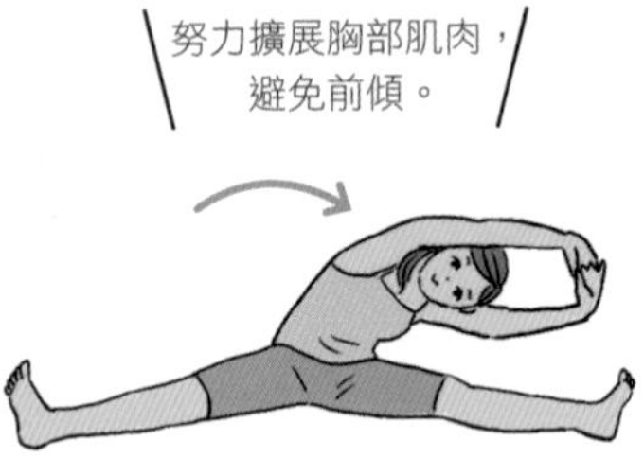

❷雙手往遠處伸展，讓上半身倒向左方，伸展身體的側面。做完再換另一邊。

推薦同時食用減輕症狀的矯正歪斜菜單（→P184）。

改善PMS的飲食法

月經開始前，可積極攝取調整身體機能的維他命或礦物質，藉此緩和症狀。請少吃擾亂自律神經、讓血糖值急遽變化的食材。

推薦食材	豆類、黃綠色蔬菜、海草類、香蕉 未精製過的穀類（糙米、蕎麥等等） 維他命B_6含量高的食材（鮪魚、蒜、肝臟等等）
避免食材	砂糖、巧克力、鹽分多的東西 含咖啡因的飲品（咖啡、紅茶、日本茶等等） 酒精、精製過的白色食物（吐司、白米、烏龍麵等等）

月經前也推薦食用γ-次亞麻油酸（月見草之類的種子油、昆布等等）。

生理痛

月經是身體重整的期間，努力讓自己舒服度過！

月經時的下腹部疼痛是因為子宮內膜的前列腺素分泌過度引起，造成子宮肌肉痙攣性的收縮，導致生理痛。壓力、寒症、骨盆歪斜也可能加強疼痛。可以透過祛寒與輕鬆的運動溫熱身體，以矯正歪斜，緩和症狀。

此外，當疼痛對生活造成障礙的時候，可能是子宮內膜異位症或子宮肌瘤等疾病，請盡速就醫。

放鬆&溫暖身體

經期時血管收縮強烈，易使血流阻塞，因此要積極祛寒（↓P44）。緊束身體的內衣或服飾會引起血液循環不良，建議這段期間穿較寬鬆的衣物。此外，維持相同姿勢容易使肌肉僵化，循環停滯，因此每30分鐘就要走動一次，做做伸展彎曲運動促進血液流動。

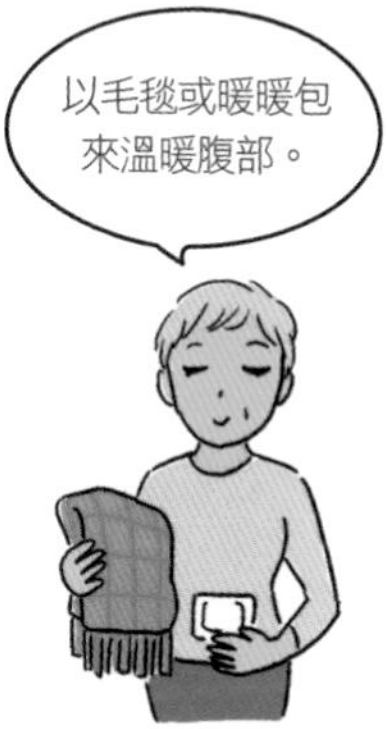
以毛毯或暖暖包來溫暖腹部。

緩和疼痛的食材

月經時必須攝取營養均衡的飲食，並可多食用下列食材。

DHA
舒緩生理痛
竹筴魚、鯖魚、沙丁魚等

維他命B_6
舒緩腰痛等不適症狀
肝臟、鮪魚、秋刀魚等

維他命H
促進血液循環
堅果類、芝麻、酪梨等

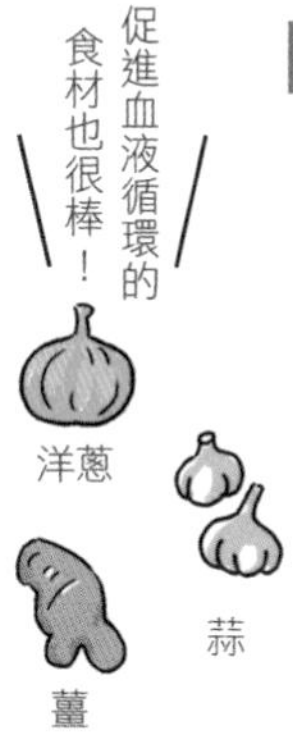
促進血液循環的食材也很棒！
洋蔥
蒜
薑

馬上改善生理痛的最佳姿勢！

子宮強烈收縮以排出積存的經血時最為疼痛，務必好好照顧。抬高骨盆可幫助祛除子宮內淤積的經血。

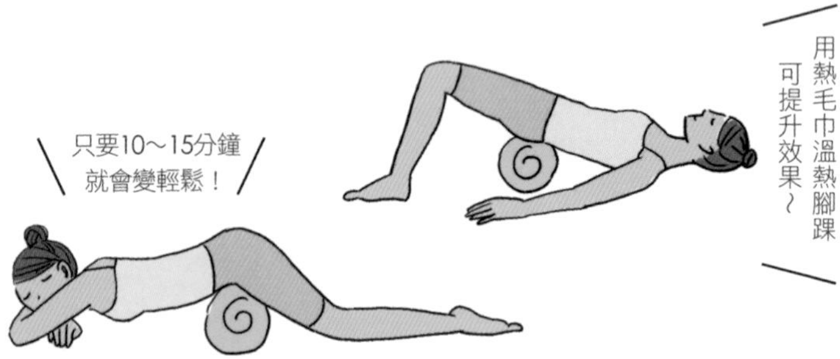
只要10～15分鐘
就會變輕鬆！
用熱毛巾溫熱腳踝
可提升效果～

使用枕頭或靠墊抬高骨盆的位置，維持到感覺變輕鬆為止。仰躺或是趴著都可以，只要舒服就OK。

嚴重疼痛時趴著進行，上面再蓋棉被效果更好。也推薦搖籃運動（→P29）。

以花草茶緩和疼痛

冷飲或含咖啡因的飲品是血液循環不良的根源，月經時建議喝能緩和不適的花草茶。

覆盆子葉茶

有助孕、順產茶之稱，對緩和生理痛也很有效。從預估月經開始日的一週前持續喝。喝法請參考P74。

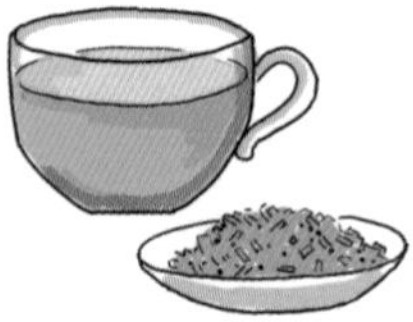
對月經不順與PMS
的效果非常好。

可祛瘀血的洋甘菊茶、讓感覺舒暢的薄荷茶，以及溫暖身體的薑茶都很推薦。

改善生理痛的瑜伽

放鬆子宮周邊的肌肉，有助於矯正骨盆歪斜。平時進行也可以減輕生理痛，對胃炎與寒症效果也不錯。

❶從跪坐的姿勢立起右膝蓋，上半身稍微向前傾斜，雙手手掌碰地板。

視線往前下方。

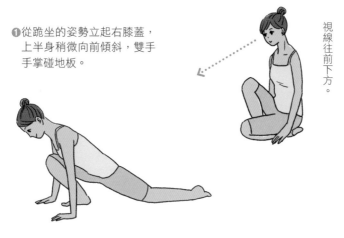

❷右腳不動，左腳往後伸展腳背碰地板。身體往前傾斜並吐氣。

右腳的腳跟稍微離地也OK。
重點是左腳用力伸展！

行有餘力的人

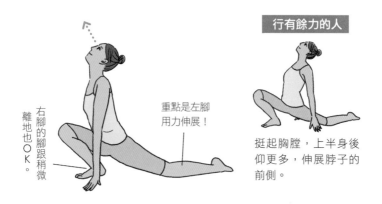

挺起胸膛，上半身後仰更多，伸展脖子的前側。

❸一面吸氣，一面立起上半身，視線看向天花板，維持三至五次呼吸。一面吐氣一面回到步驟❷的姿勢，做完再換另一邊。

改善生理痛的伸展操

以伸展操改善骨盆周邊的血液循環，並減輕生理痛，在辦公室也沒問題。特別建議利用工作空檔來進行。

❶淺坐椅子，伸展右腳。雙手扠在腰上讓上半身前傾，維持三至五次呼吸。做完再換另一邊。

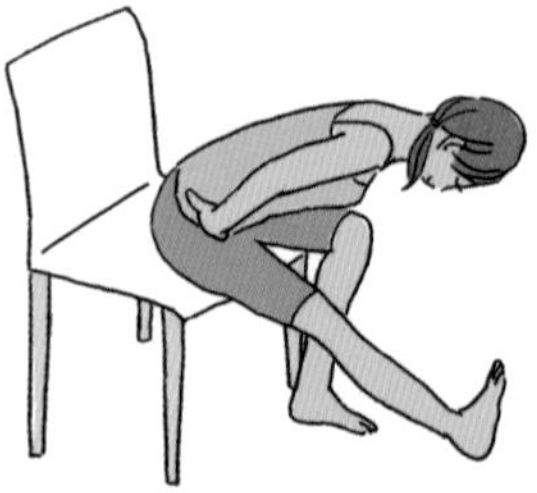

❷深坐椅子，扭轉上半身，左手肘伸直並碰右膝的外側，右手扶著椅背，維持三至五次呼吸。

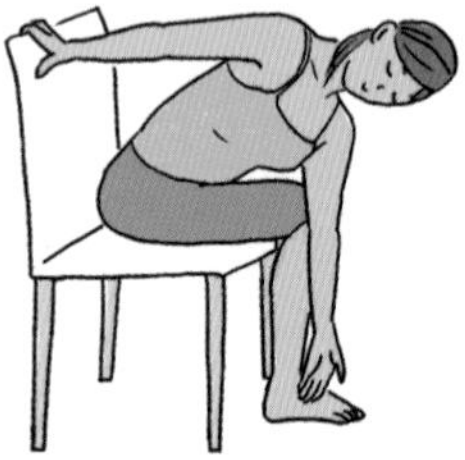

做完再換另一邊。

❸雙手指尖相對，往前延伸放在辦公桌上。上半身稍微傾倒，維持三至五次呼吸。

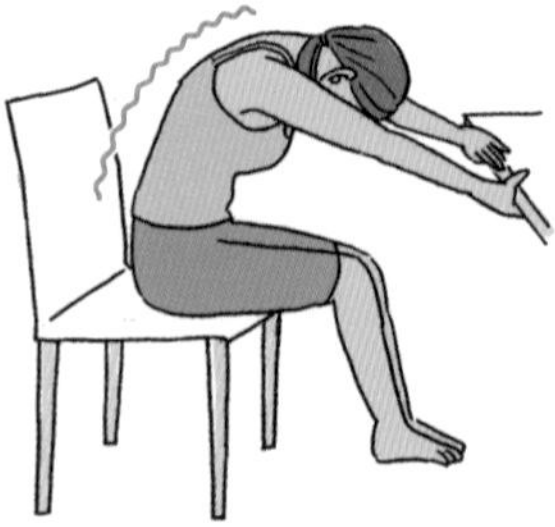

能放鬆背部與肩膀僵硬的肌肉。

▸ 芳香療法是可靠的治療師 ◂

芳香療法可以調整紊亂的女性賀爾蒙，療癒心靈。選擇「喜歡的香氣」可以提高效果。

舒緩女性身體不適的三大香氛精油

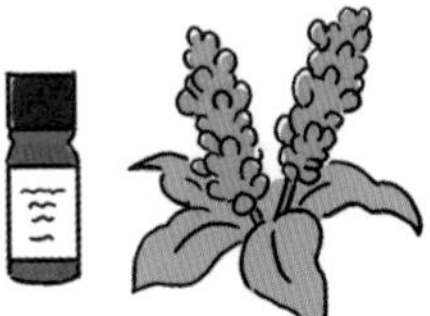
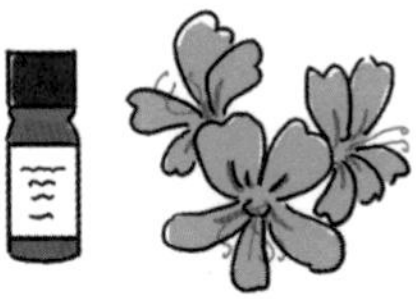
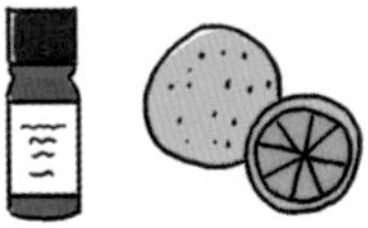

	鼠尾草	天竺葵	甜橙
特徵	含有類似女性賀爾蒙的成分，特別推薦用於女性不適。也有讓骨盆開闔順暢的作用。	類似玫瑰的香氣，有效舒緩女性不適。從月經一週前使用能夠緩和生理痛。	有擴張血管的作用，對提升血流很有效。可以使低落的情緒變開朗。
功效	改善生理痛、PMS、更年期障礙、身體痠痛、失眠	改善生理痛、PMS、更年期障礙、心情憂鬱	改善寒症、浮腫、肩痠、提神效果
注意	孕婦與子宮內膜異位症、經血多的人不可使用。不可與酒、安眠藥並用，駕駛前也不可使用。	懷孕中避免使用，按摩時、皮膚敏感的人要稀釋濃度。	有光毒性，塗在皮膚照射日光就會引起發炎或色素沉澱。白天不可塗抹。

針對不同症狀的芳香療法

月經不順	薰衣草、綠花白千層
生理痛	薰衣草、綠花白千層、羅馬洋甘菊
PMS的焦躁、不安	羅馬洋甘菊、橙花（Neroli）
PMS的水腫	杜松、葡萄柚

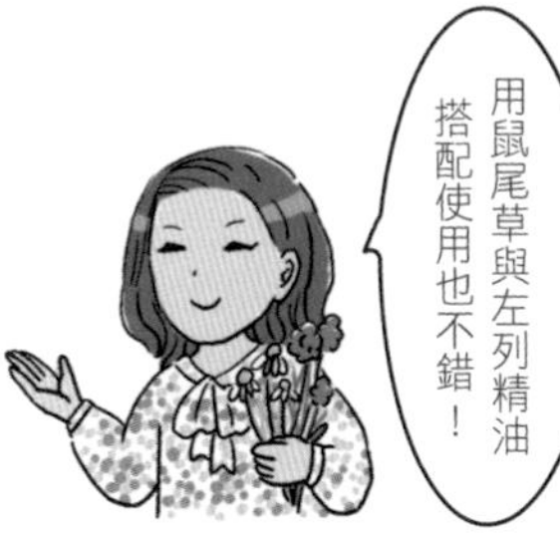

芳香療法按摩

材料（30ml）

稀釋的油（月見草油最佳）…30ml
精油…6滴
＊精油的濃度對於稀釋的油以1%為大概標準

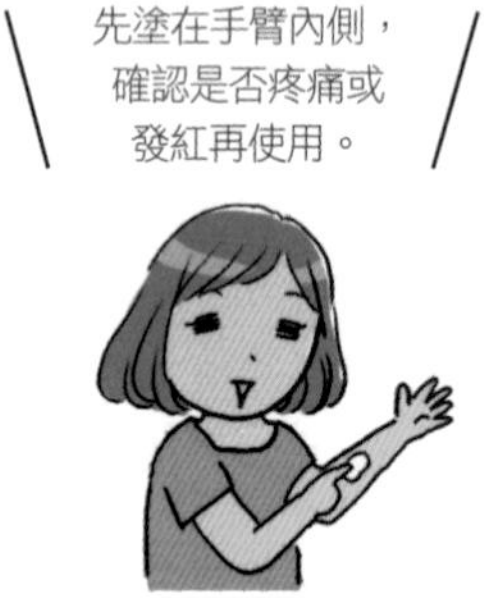
先塗在手臂內側，
確認是否疼痛或
發紅再使用。

做法

將稀釋的油與精油均勻混合。

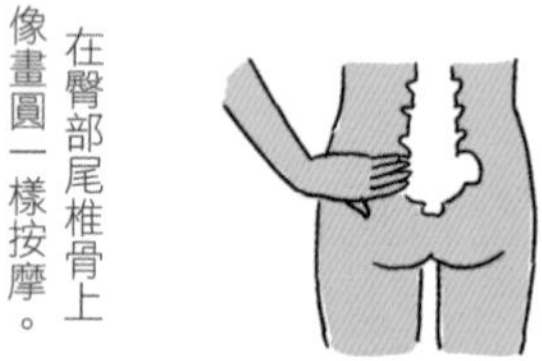
在臀部尾椎骨上
像畫圓一樣按摩。

按摩薦骨可調整賀爾蒙平衡，在半身浴後進行效果更佳，也有放鬆效果。

精油會氧化，最好盡快用完。如果使用煮沸消毒過的遮光瓶可以保存約1個月。

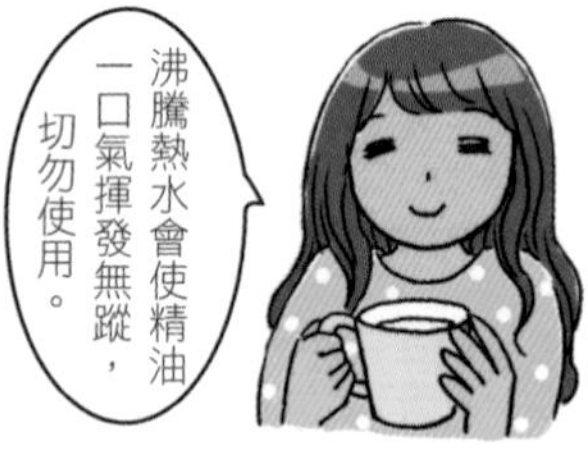
沸騰熱水會使精油
一口氣揮發無蹤，
切勿使用。

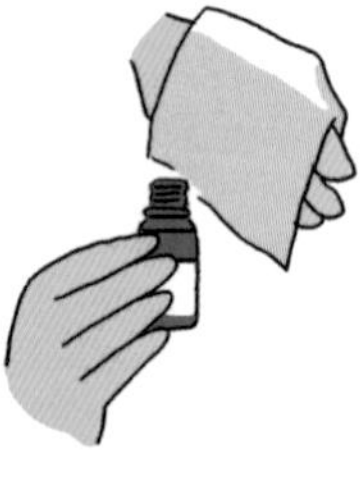

馬克杯蒸氣浴

在馬克杯中注入200ml約40℃的熱水，再滴進一至兩滴的精油，呼吸攝取精油成分。

面紙式芳香療法

取一張面紙滴一至兩滴的精油，放在內衣裡，整天都會散發微微的香氣。

孕婦、有可能懷孕的人請避免酮類、酚含量多的精油，如迷迭香、薄荷、茉莉等等。

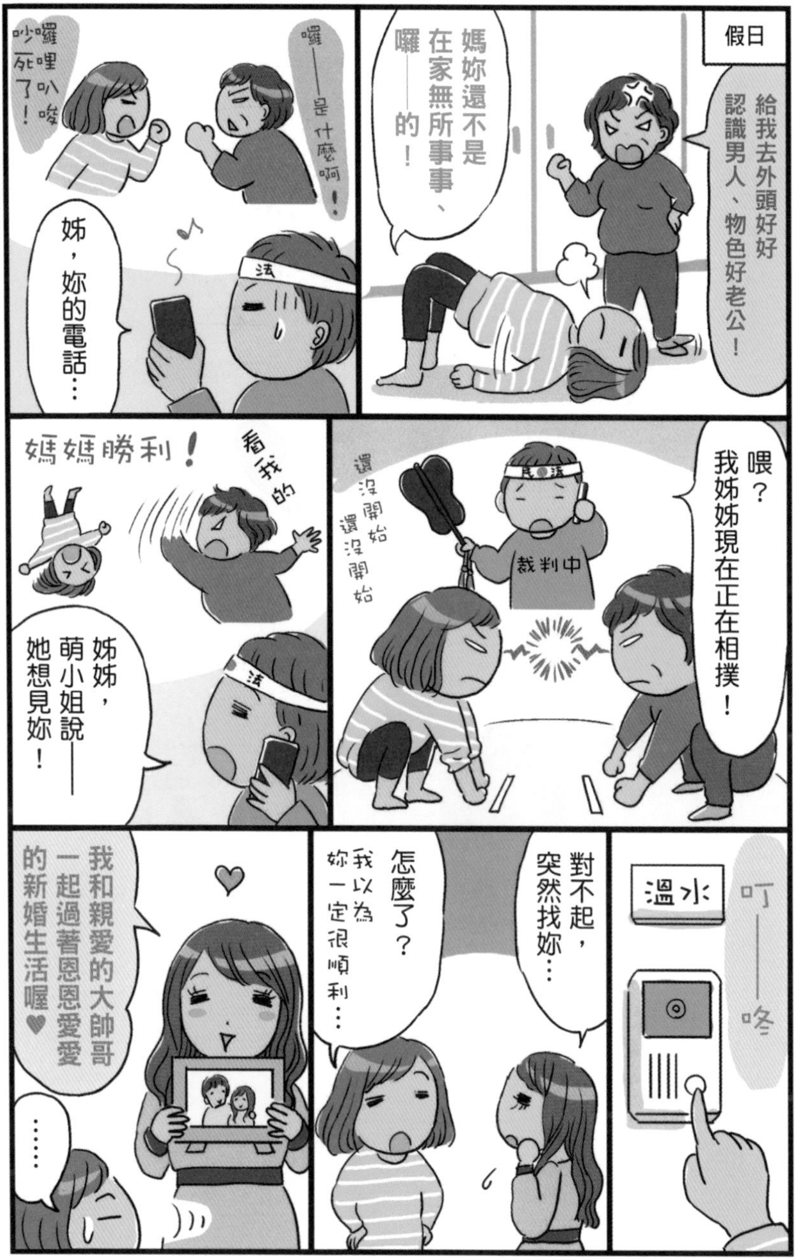
假日
給我去外頭好好認識男人、物色好老公！
媽妳還不是在家無所事事、囉——的！
囉——是什麼啊！
囉哩叭唆吵死了！
姊，妳的電話…
喂？我姊姊現在正在相撲！
還沒開始
還沒開始
裁判中
媽媽勝利！
看我的
姊姊，萌小姐說——她想見妳！
溫水
叮——咚
對不起，突然找妳…
怎麼了？
我以為妳一定很順利…
我和親愛的大帥哥一起過著恩恩愛愛的新婚生活喔♥
……

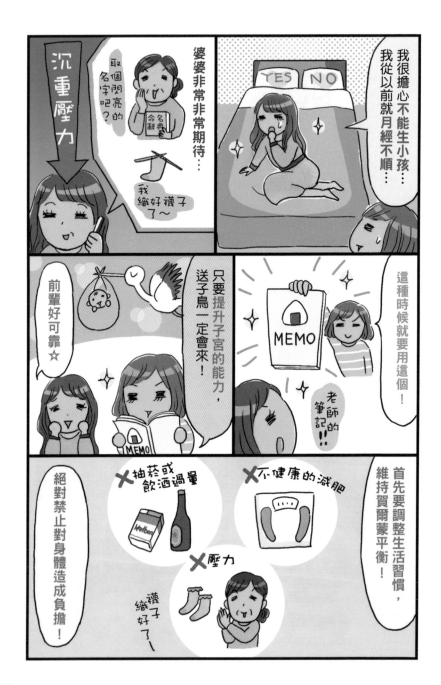

我很擔心不能生小孩……
我從以前就月經不順……
YES
NO
婆婆非常非常期待……
取個閃亮的名字吧？
命名辭典
我織好襪子了～
沉重壓力
這種時候就要用這個！
MEMO
老師的筆記!!
只要提升子宮的能力，送子鳥一定會來！
前輩好可靠☆
MEMO
首先要調整生活習慣，維持賀爾蒙平衡！
✕不健康的減肥
✕抽菸或飲酒過量
✕壓力
襪子織好了～
絕對禁止對身體造成負擔！

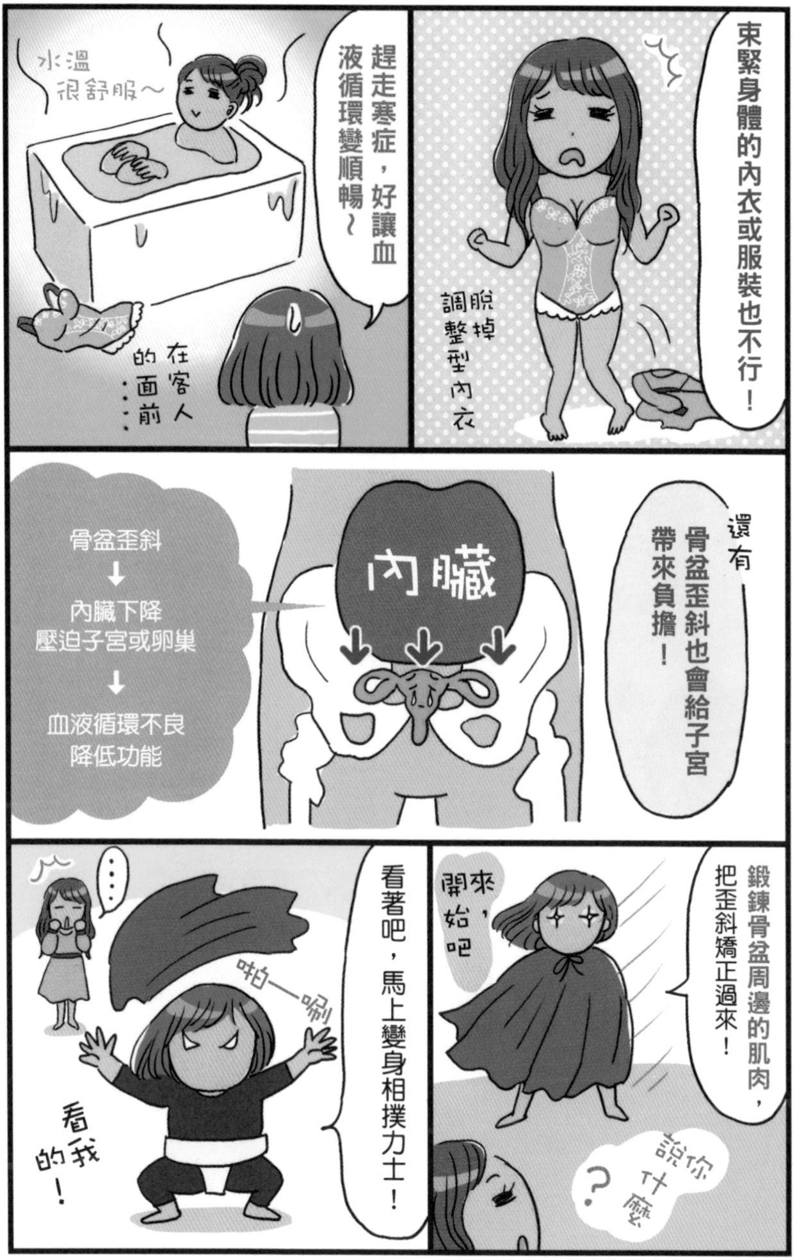
束緊身體的內衣或服裝也不行！
脫掉調整型內衣
趕走寒症，好讓血液循環變順暢～
水溫很舒服～
在客人的面前……
還有骨盆歪斜也會給子宮帶來負擔！
內臟
骨盆歪斜
↓
內臟下降
壓迫子宮或卵巢
↓
血液循環不良
降低功能
鍛鍊骨盆周邊的肌肉，把歪斜矯正過來！
來，開始吧
說你什麼？
看著吧，馬上變身相撲力士！
……
啪一唰
看我的！

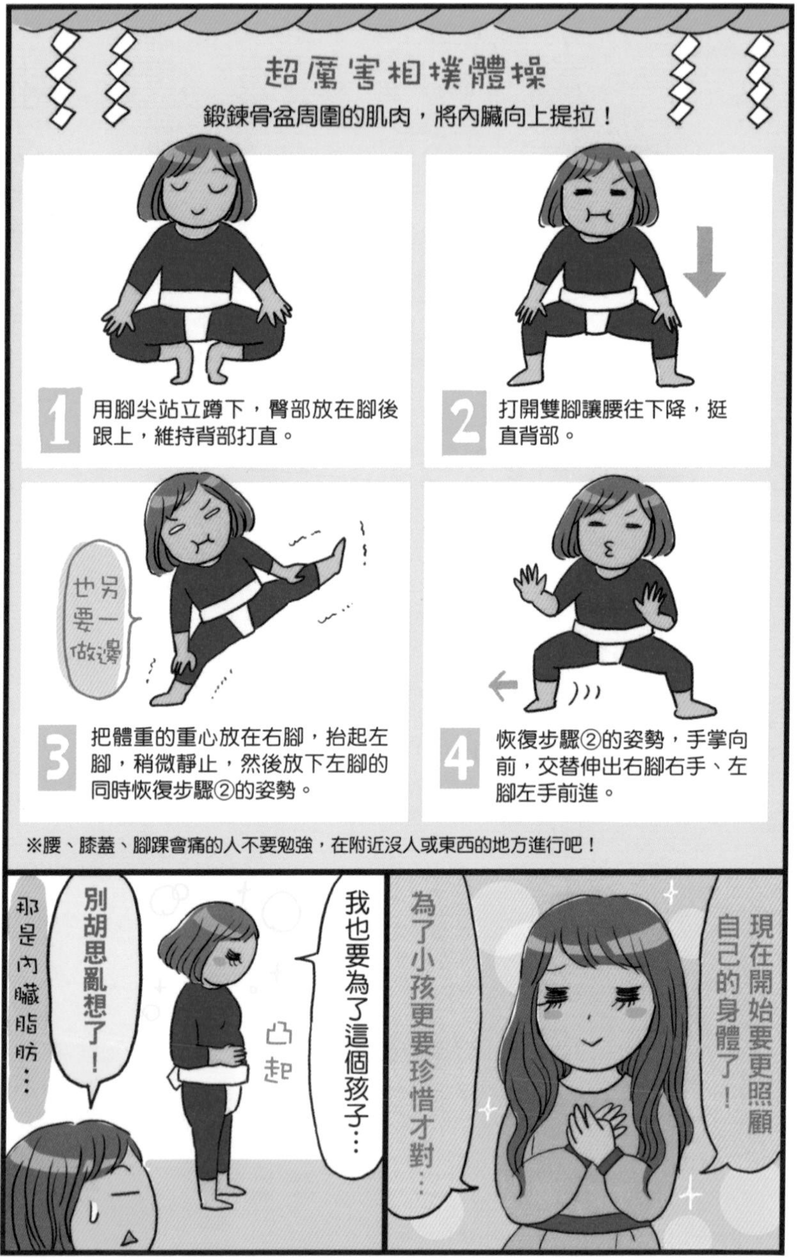

超厲害相撲體操
鍛鍊骨盆周圍的肌肉，將內臟向上提拉！
1 用腳尖站立蹲下，臀部放在腳後跟上，維持背部打直。
2 打開雙腳讓腰往下降，挺直背部。
另一邊也要做
3 把體重的重心放在右腳，抬起左腳，稍微靜止，然後放下左腳的同時恢復步驟②的姿勢。
4 恢復步驟②的姿勢，手掌向前，交替伸出右腳右手、左腳左手前進。
※腰、膝蓋、腳踝會痛的人不要勉強，在附近沒人或東西的地方進行吧！
現在開始要更照顧自己的身體了！
為了小孩更要珍惜才對……
我也要為了這個孩子……
凸起
別胡思亂想了！
那是內臟脂肪……

▼提升懷孕能力

健康又柔韌的子宮及賀爾蒙平衡是重要關鍵

對希望懷孕的女性而言，最重要的是健康的子宮與卵巢，以及協調平衡的賀爾蒙。矯正骨盆歪斜可以打造健康又柔韌的子宮。請調整女性賀爾蒙失調（↓P110），提高懷孕能力。

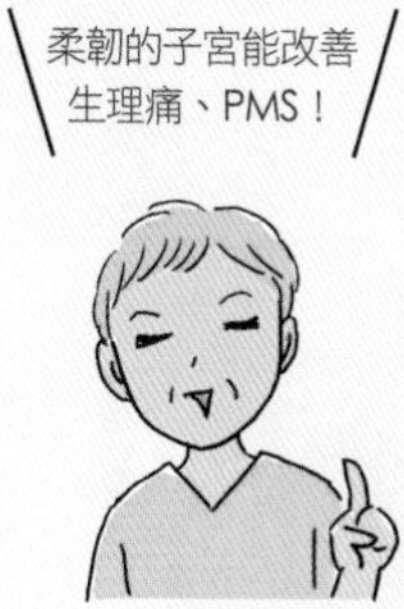
柔韌的子宮能改善
生理痛、PMS！

注意生產年齡

子宮與卵巢的功能會隨年齡增加而降低，一般認為35歲生產的可能性是25歲的一半。

高齡生產會提高流產的機率，育兒與工作間的平衡也會讓人對體力方面感到不安。而40歲生產、育兒則可能和照顧父母重疊。如果想生兒育女，請思考何時適當，並朝此目標努力調養身體。

傾聽身體的聲音

過了30歲，容易因為子宮、卵巢的功能降低而出現子宮肌瘤、子宮癌、子宮頸癌、子宮內膜異位症等症狀。從平時就要記錄月經週期、有無生理痛及基礎體溫等，一感覺到變化就馬上就醫。

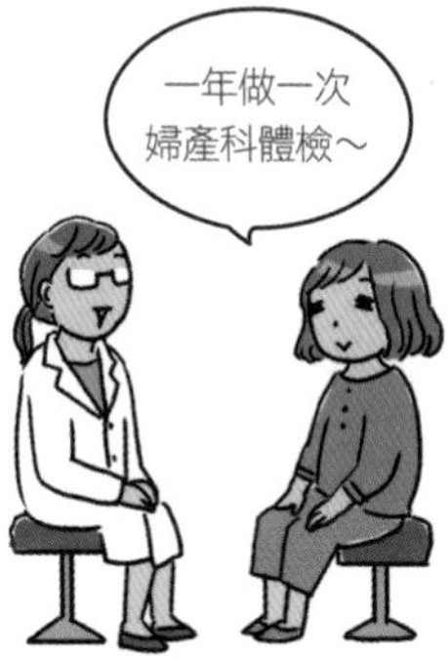
一年做一次
婦產科體檢～

提升懷孕能力的重點

改掉會損傷子宮、卵巢的壞習慣，留意提高懷孕能力的生活與飲食。

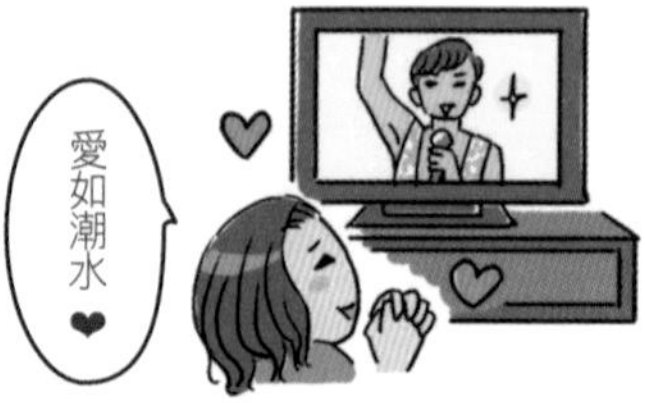

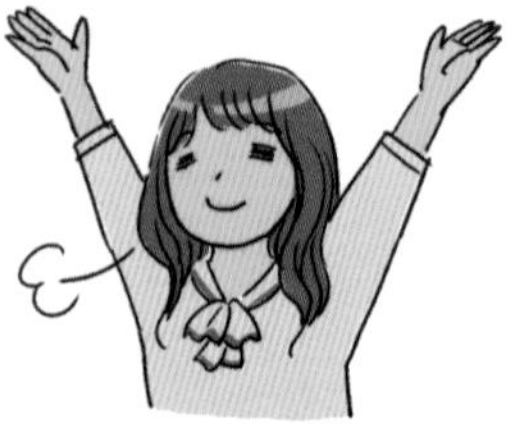

調整賀爾蒙平衡

懷孕的原則是月經正常並進行排卵。記錄基礎體溫，調整賀爾蒙平衡（→P110）。

讓全身健康

飲食營養均衡，生活規律，注意優質的睡眠、消除壓力，以輕鬆的運動維持健康的身體。

打造柔韌的子宮

骨盆歪斜會壓迫子宮，造成功能降低。請做伸展操矯正歪斜，打造柔韌的子宮。

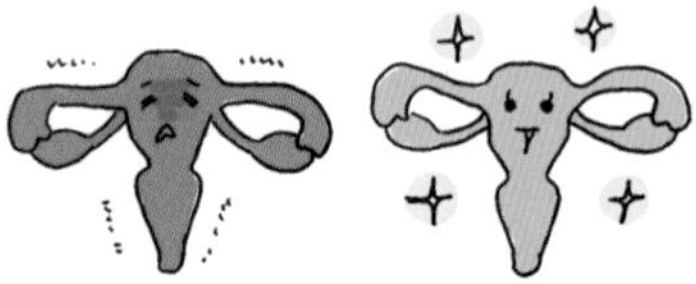

攝取提高懷孕能力的營養素

維他命E、C	抗氧化作用	納豆、豆類、菠菜 青花菜、奇異果、小松菜等等
鋅	活化酵素	牡蠣、堅果類、牛肉等等
DHA、Omega3、Omega9的油	生成賀爾蒙	青魚、亞麻仁油、紫蘇油、橄欖油、菜籽油等等
鐵質	預防貧血	肝臟、納豆、蛋黃、花蛤、魚乾、海草類、西洋芹、菠菜、小麥胚芽等等

寒症、肥胖、不當減肥、調整型內衣、飲酒過量以及吸菸都會降低懷孕能力，務必仔細留意。

打造柔韌子宮的瑜伽❶

鍛鍊骨盆周邊的肌肉，讓子宮移到正確的位置。從壓迫中解放，讓子宮恢復本來的功能，進而改善各式各樣的身體不適。

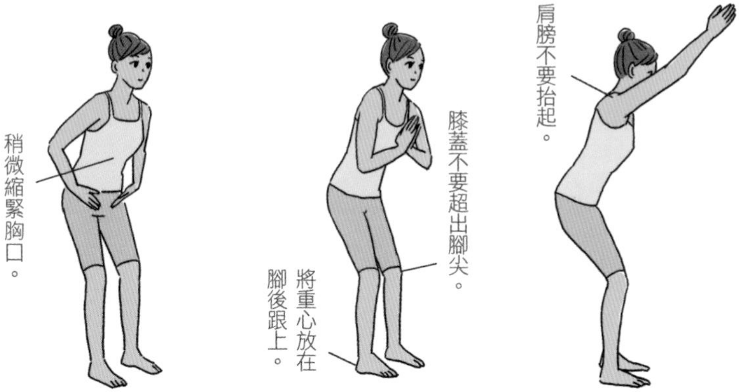

稍微縮緊胸口。
膝蓋不要超出腳尖。
將重心放在腳後跟上。
肩膀不要抬起。

❶雙腳打開與肩同寬，手搭在股關節上，腰部微挺，立起骨盆（請參考下圖説明）。

❷大腿站穩後，雙手在胸前合掌，視線看著遠方。

❸手肘不要彎曲，雙手筆直舉起，維持三至五次呼吸。

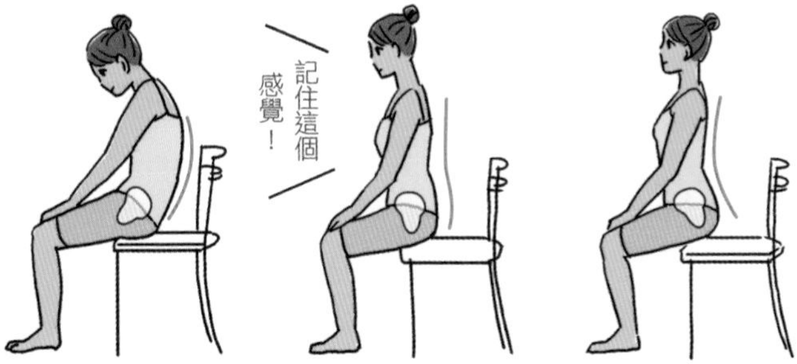

記住這個感覺！

駝背的狀態

骨盆立起的狀態

坐在椅子上，處於駝背與背向後仰中間的姿勢。

背向後仰的狀態

打造柔韌子宮的瑜伽❷

打開股關節，放鬆骨盆周圍，血液循環變順暢，子宮就會生氣蓬勃。擴張胸膛、提高心肺功能，也有安定心神的效果。

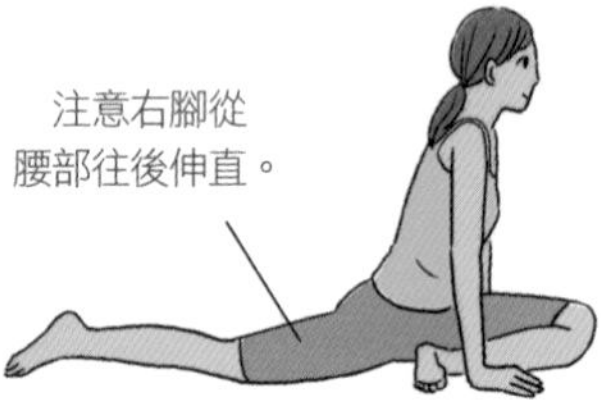
注意右腳從
腰部往後伸直。

❶彎曲左腳，右腳往後伸直坐著。

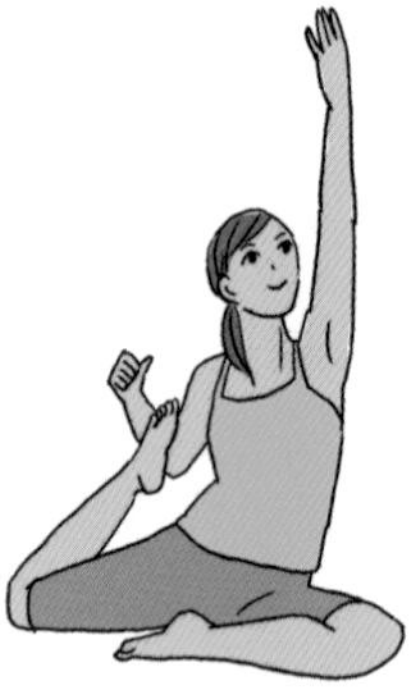

❷右手抓著右腳的腳背，如果有餘力就掛在手肘上，左手向上伸直。

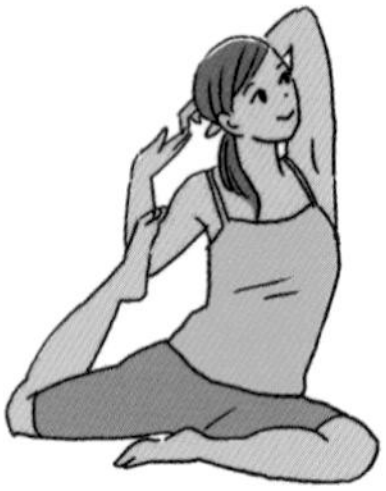
想像尾骨
往前挺出的感覺。

❸擴張胸膛，左手繞到頭後面與右手交扣，上半身適度後仰，維持三至五次呼吸。做完再換另一邊。

步驟③有困難的人

用右手抓住右腳的腳背，左手搭在頭的後面，大幅挺起胸膛，柔和地彎曲背部。

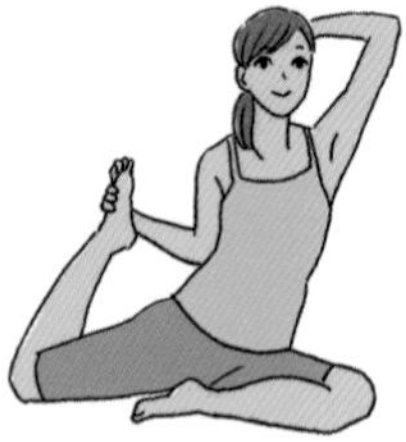

打造柔韌子宮的慢走方式

如果平時就實踐調整骨盆的走路方式，能促進子宮以外的器官機能，新陳代謝也會提高，更有預防腰痛、肩痠、拇指外翻及減肥的功效！

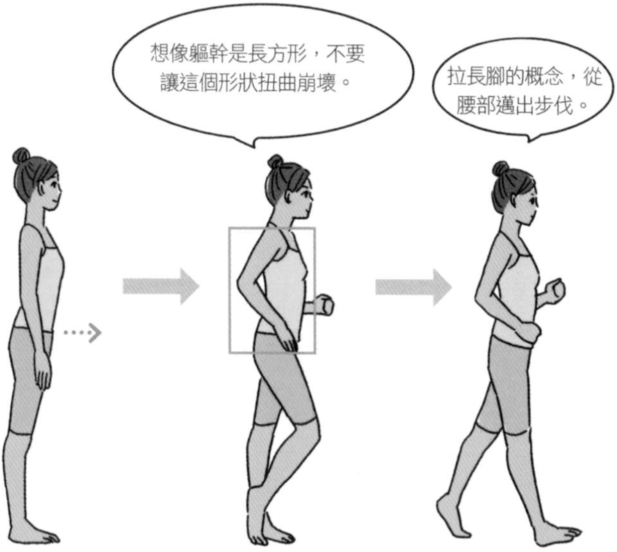
想像軀幹是長方形，不要讓這個形狀扭曲崩壞。
拉長腳的概念，從腰部邁出步伐。

想像行進方向是一條從腹部彈出的直線。

走路時頭與肚臍的位置維持在中央，不要偏離想像中的線。

不要前後左右擺動骨盆，從腰部邁出穩定步伐。

身體歪扭的走路方式

- 用狹窄的步伐，小碎步走路。
- 鞋子拖地走路。
- 與人走路時總是站在同一側，身體往同一方向扭轉。

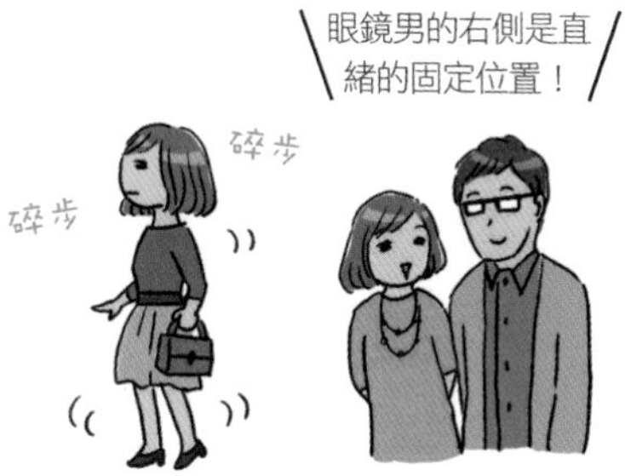
眼鏡男的右側是直緒的固定位置！
碎步
碎步

懷孕力UPUP！亞麻仁油優格

可以輕鬆攝取優質Omega3的亞麻仁油料理，加上含有維他命C的奇異果及含葉酸的香蕉，營養倍增，也推薦早餐食用。

材料（1人份）

優格…適量
亞麻仁油…1/2～1小匙
切過的奇異果、香蕉…適量

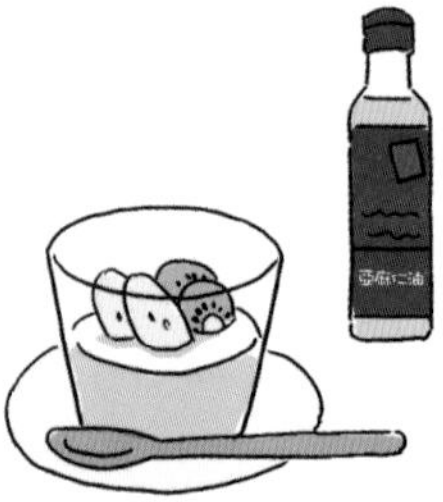

做法

1 優格混合亞麻仁油。
2 將奇異果與香蕉加入 1 。

懷孕力UPUP！焗烤豆腐堅果

使用鋅含量豐富的堅果、維他命C豐富的青花菜，以及含有女性好朋友異黃酮的豆腐，是一道溫暖身心靈的焗烤料理。

材料（2人份）

去水的木棉豆腐…1塊
杏鮑菇…1包
青花菜…1/3朵
烤杏仁…10粒
牛奶（豆漿也不錯）…3大匙
融化的起司…隨個人喜好
麵粉、鹽、胡椒、奶油…各適量

做法

1 將木棉豆腐切成邊長5mm的正方形，撒上鹽、胡椒、麵粉後以奶油煎至半熟。
2 把杏鮑菇與青花菜切成容易吃的大小，再下鍋拌炒。
3 在焗烤盤擺上 1 並加入 2 ，加入牛奶攪拌，然後放上切碎的杏仁與起司。
4 用250℃的烤箱烤7分鐘左右。

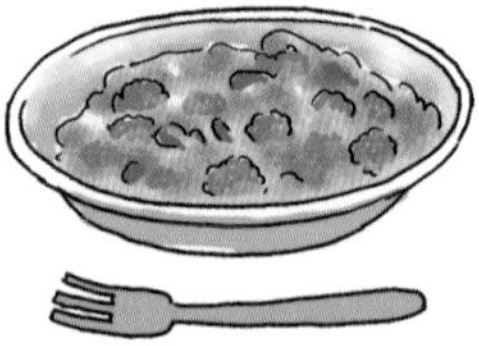

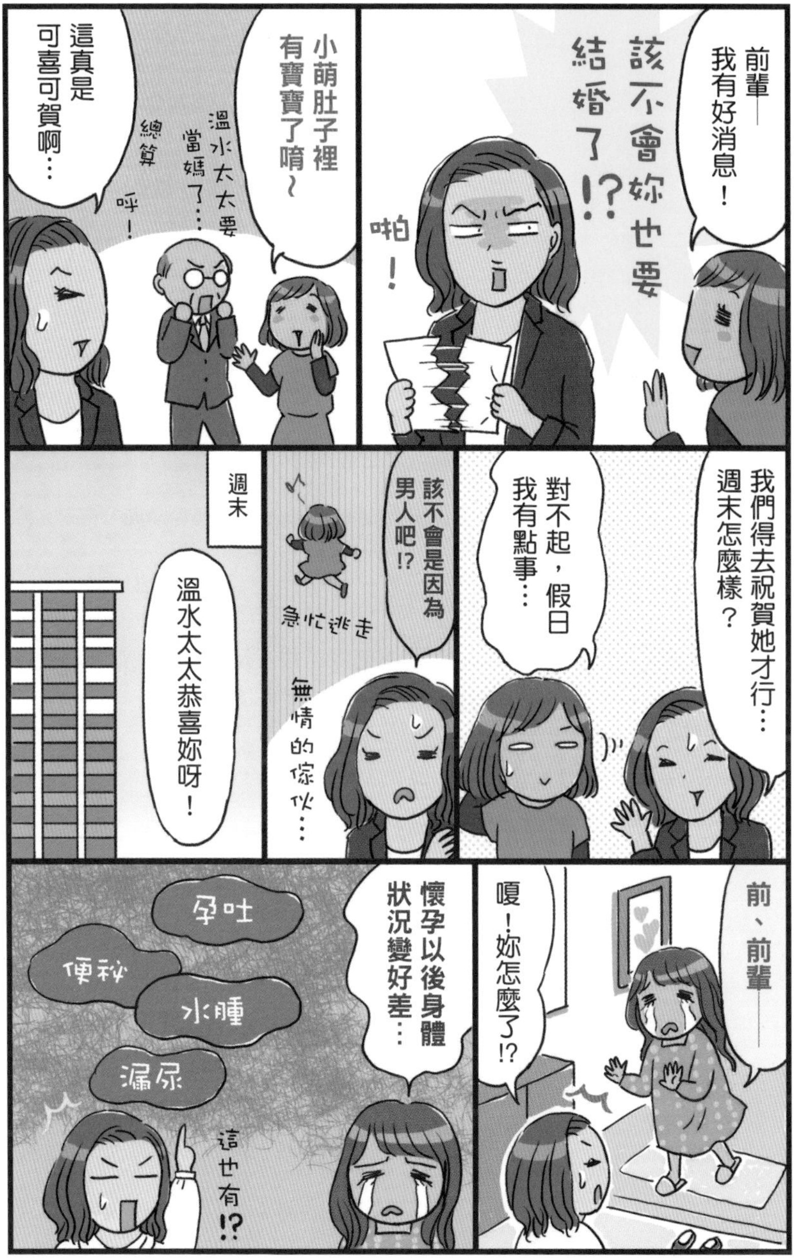

前輩──我有好消息！
該不會妳也要結婚了!?
啪！
小萌肚子裡有寶寶了唷～
溫水太太要當媽了…
總算呼！
這真是可喜可賀啊…
我們得去祝賀她才行…週末怎麼樣？
對不起，假日我有點事…
該不會是因為男人吧!?
急忙逃走
無情的傢伙…
週末
溫水太太恭喜妳呀！
前、前輩──
嗄！妳怎麼了!?
懷孕以後身體狀況變好差…
孕吐
便秘
水腫
漏尿
這也有!?

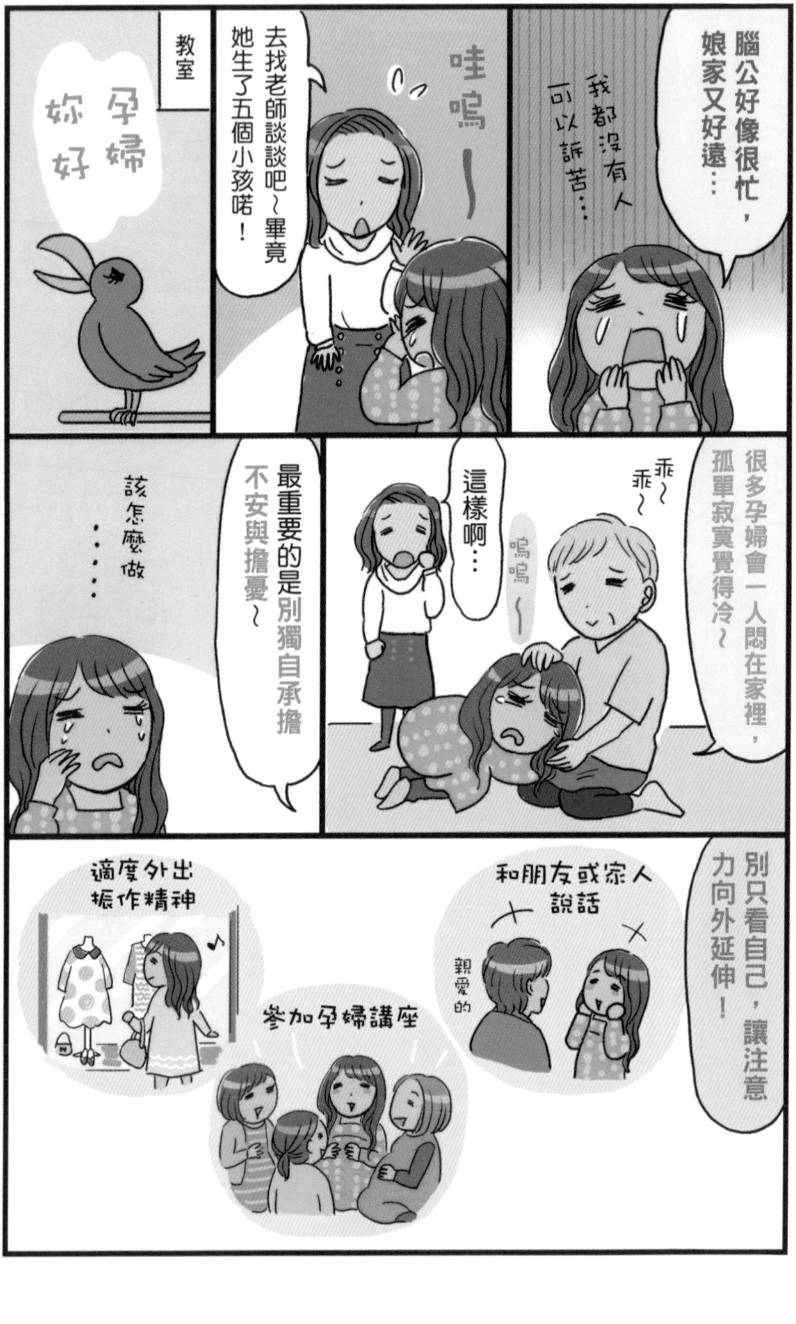
腦公好像很忙，娘家又好遠……
我都沒有人可以訴苦……
哇嗚～
去找老師談談吧～畢竟她生了五個小孩喏！
教室
孕婦妳好
很多孕婦會一人悶在家裡，孤單寂寞覺得冷～
乖～乖～
這樣啊……
嗚嗚～
最重要的是別獨自承擔不安與擔憂～
該怎麼做……
別只看自己，讓注意力向外延伸！
和朋友或家人說話
親愛的
適度外出振作精神
參加孕婦講座

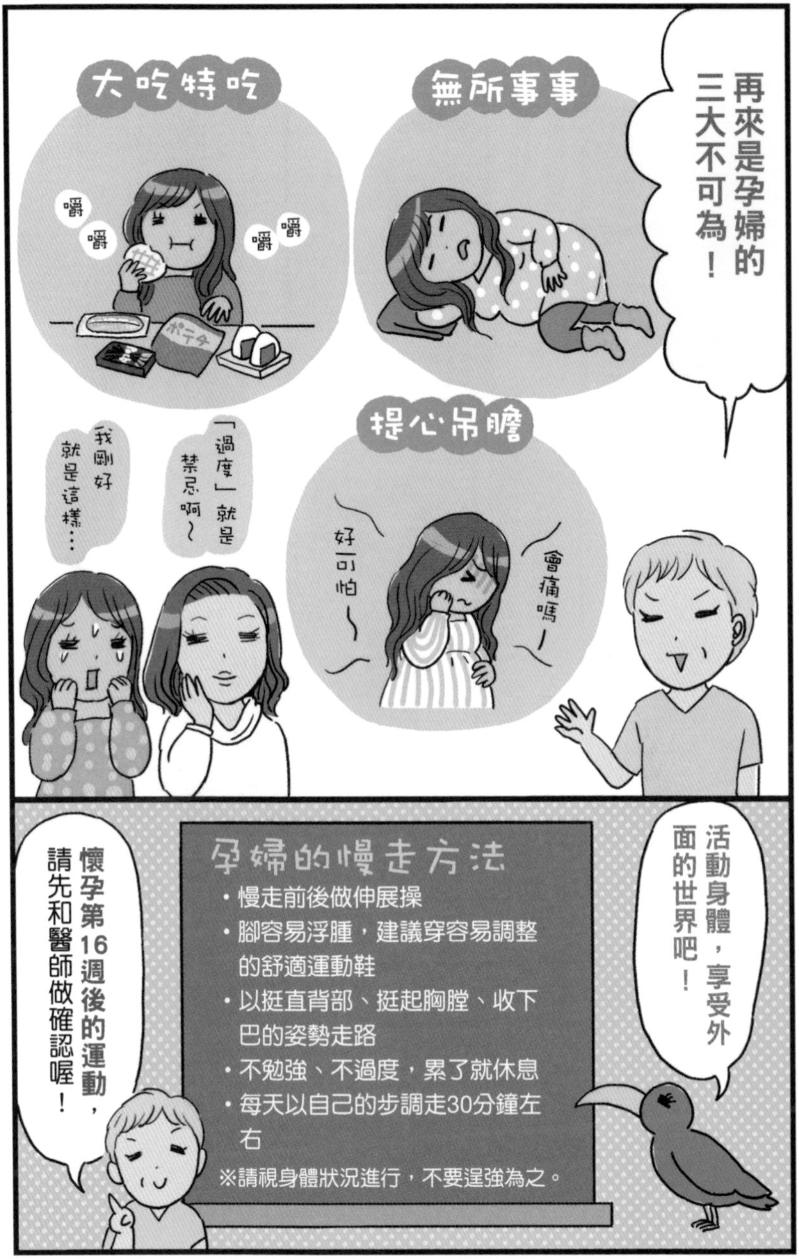
再來是孕婦的三大不可為！
大吃特吃
嚼嚼
嚼嚼
ポテチ
無所事事
提心吊膽
會痛嗎～
好可怕～
「過度」就是禁忌啊～
我剛好就是這樣……
活動身體，享受外面的世界吧！
孕婦的慢走方法
・慢走前後做伸展操
・腳容易浮腫，建議穿容易調整的舒適運動鞋
・以挺直背部、挺起胸膛、收下巴的姿勢走路
・不勉強、不過度，累了就休息
・每天以自己的步調走30分鐘左右
※請視身體狀況進行，不要逞強為之。
懷孕第16週後的運動，請先和醫師做確認喔！

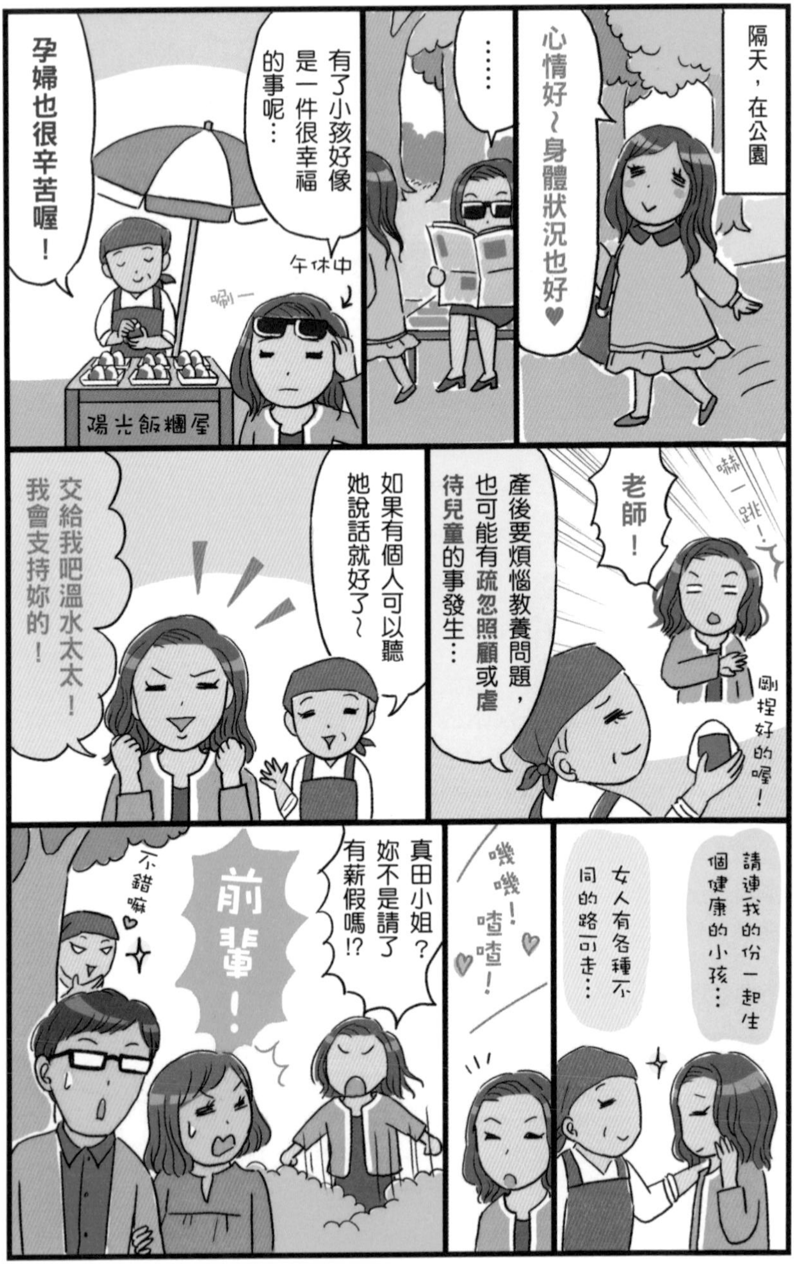

隔天，在公園
心情好~身體狀況也好♥
……
有了小孩好像是一件很幸福的事呢…
午休中
唰一
孕婦也很辛苦喔！
陽光飯糰屋
嚇一跳！
老師！
剛捏好的喔！
產後要煩惱教養問題，也可能有疏忽照顧或虐待兒童的事發生…
如果有個人可以聽她說話就好了~
交給我吧溫水太太！我會支持妳的！
請連我的份一起生個健康的小孩…
女人有各種不同的路可走…
嘰嘰！喳喳！
真田小姐？妳不是請了有薪假嗎!?
前輩！
不錯嘛

產前產後的瑜伽＆伸展操

身體產生巨變的產前產後，需要更多體力與肌力。仔細鍛鍊骨盆及全身，成為一個勇敢生產的健康媽媽吧！

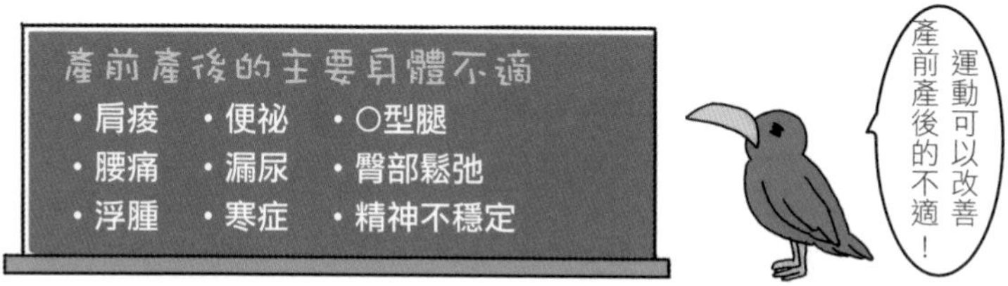
產前產後的主要身體不適
・肩痠
・便祕
・O型腿
・腰痛
・漏尿
・臀部鬆弛
・浮腫
・寒症
・精神不穩定
運動可以改善產前產後的不適！

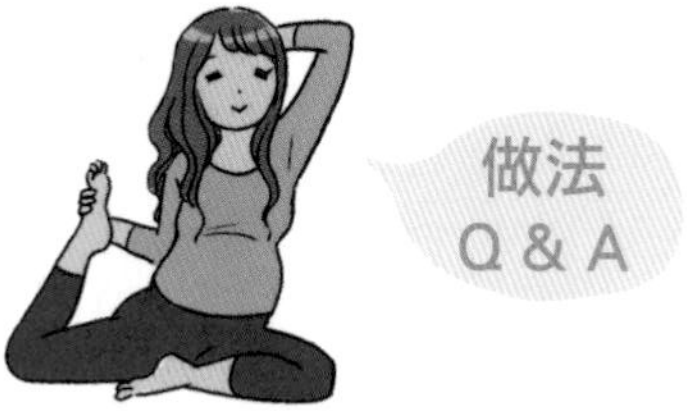
做法
Q & A

孕期中何時開始可以做？

大約標準是懷孕16週以後，在此之前會造成孕吐，也有流產的危險。產後則在一個月後的體檢向醫師確認後再做運動。

怎樣的環境與服裝比較適合？

最好在不會感到寒冷的溫暖房間，不要穿著束緊身體（特別是腹部）的服裝進行運動。

速度強度如何掌握？

自己能辦到的步調就OK，即使時間短，每天持續就有效果。

最好避開的時段？

避免在餐後2小時以及洗澡後做運動。洗澡後做運動會流汗，請等身體穩定下來再做運動。

一天應該做幾次？

自己覺得舒服就OK，請考慮當天的活動量與身體狀況進行運動。

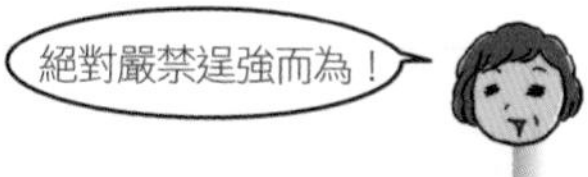
絕對嚴禁逞強而為！

注意事項

- 不做壓迫腹部的姿勢。
- 不做難以取得平衡、深度扭轉的動作。
- 強烈感覺到腹部發脹時、浮腫嚴重時請勿做運動。
- 進行瑜伽或伸展操中感到不舒服就要馬上停止動作。

瑜伽或伸展操的效果

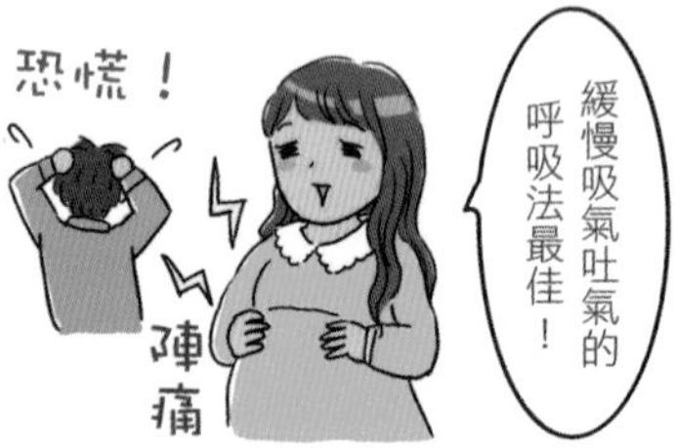

建立對生產的自信

瑜伽或伸展操的深呼吸在生產時幫助頗多。取得身心平衡，就能安心面對生產。

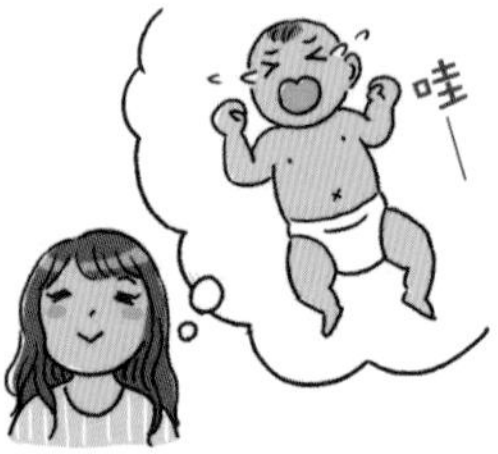

成為母親的心理準備

只要活動身體，就能輕易察覺自己與胎兒的身心狀況。維持精神平穩，做好當母親的準備。

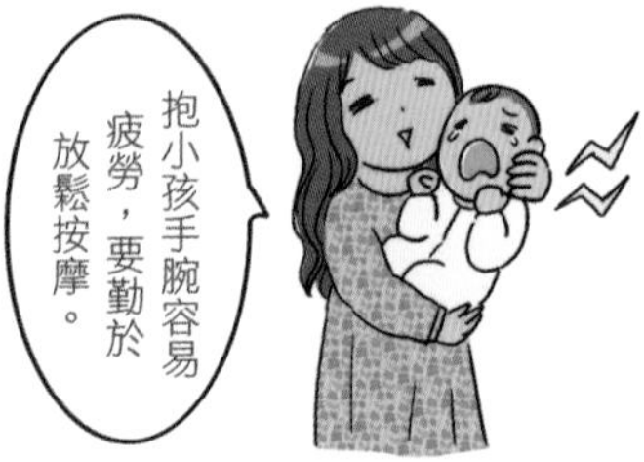

強化體力、肌力，改善不適

無論是撐著大肚子或抱嬰兒，媽媽都必須以體力決勝負，活動身體也是解決肩痠與腰痛等不適的最佳對策。

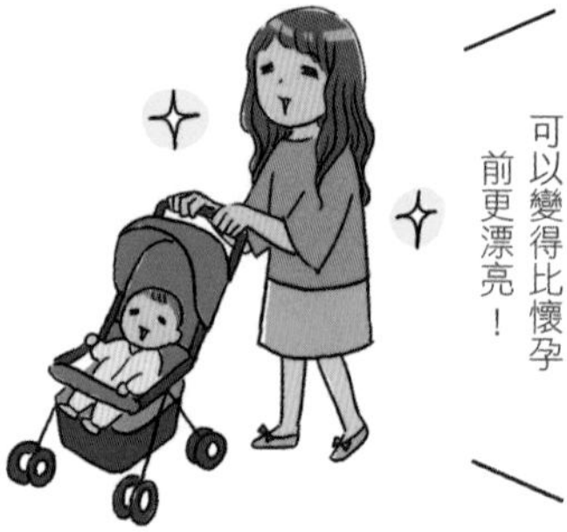

產後的體型復原

除了恢復擴張的骨盆以外，運動能鍛鍊全身，自然恢復懷孕前的體型。也可以在育兒時重振精神，是一石二鳥之計。

懷孕中的肩痠可參考P24舒緩肩痠的瑜伽②；腰痛可參考P31；便祕可參考P20；產後的肩痠可參考P24舒緩肩痠的瑜伽①；腰痛可參考P29～31；壓力大則建議參考P61。

＊產前產後的運動請諮詢就診的醫師，確認自己的身體狀態再進行。

懷孕中的水腫

溫暖身體，促進血液流動，飲食節制鹽分

到了懷孕後期（第28週以後），許多孕婦深受水腫之擾。用來運送營養給胎兒的血液增加，身體容易積存水分，或因為孕吐而運動不足，子宮變大導致下半身的血流惡化是水腫的主因。請注意寒症，並減少攝取過多鹽分，改善淋巴的流動與血流，一舉擊退水腫。

養成消除水腫的小習慣

工作中用腳掌滾動高爾夫球做按摩，或做做腳部血液循環運動（↓P46），促進小腿肚的幫浦作用。就寢或休息時抬高腳的位置，請家人按摩也很有效。

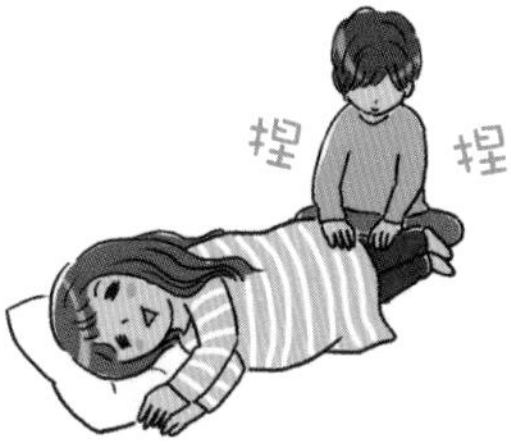
捏
捏

推薦腳趾按摩（→P101）

低鹽飲食的重點

①盡量避免加工食品或外食，烹調生鮮食品。
②以檸檬或醋等有香氣、有味道的材料來調味。
③醬油以湯汁或醋稀釋後再使用。
④試味道以後再加調味料。
⑤攝取過多湯汁、醬菜、佃煮等食物。

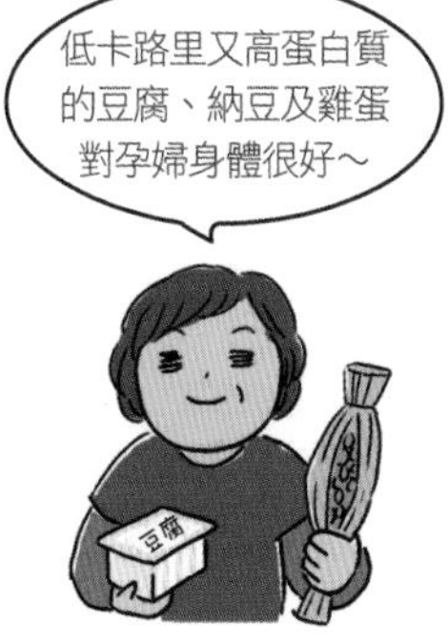
低卡路里又高蛋白質的豆腐、納豆及雞蛋對孕婦身體很好～
豆腐

消除足部水腫的伸展操

刺激股關節與大腿根部，改善血液與淋巴的流動，對懷孕中容易發生的腳抽筋也能明顯改善。

❶伸直左腳坐著，腳尖朝正上方。彎曲右腳，腳後跟盡量貼近身體。

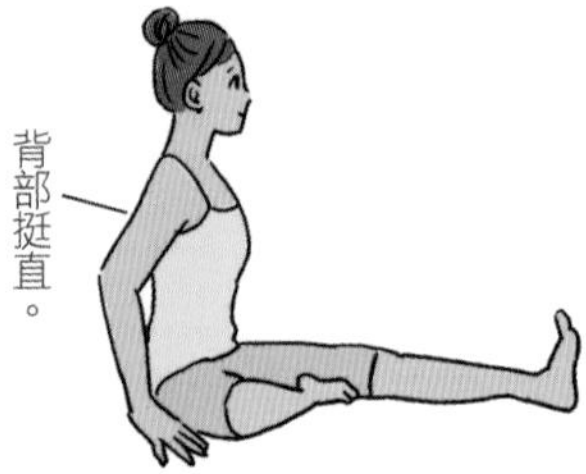
背部挺直。

❷手臂伸直放在前方地板，一面吐氣，一面將上半身往前傾倒。

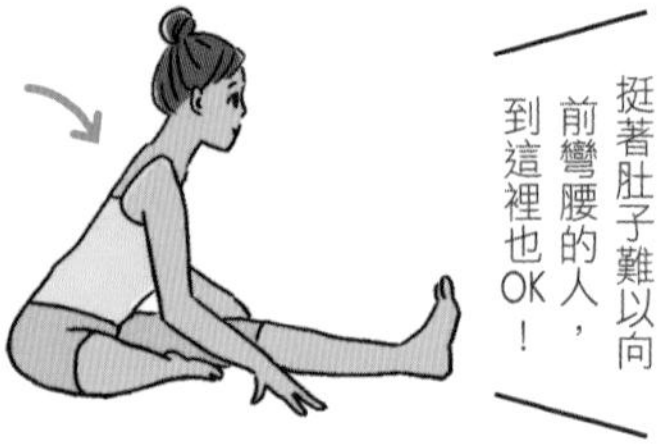
挺著肚子難以向前彎腰的人，到這裡也OK！

❸上半身再往前延伸，雙手握著左腳。吸氣挺直背部，再一面吐氣一面往前彎腰，維持三至五次呼吸，做完再換另一邊。

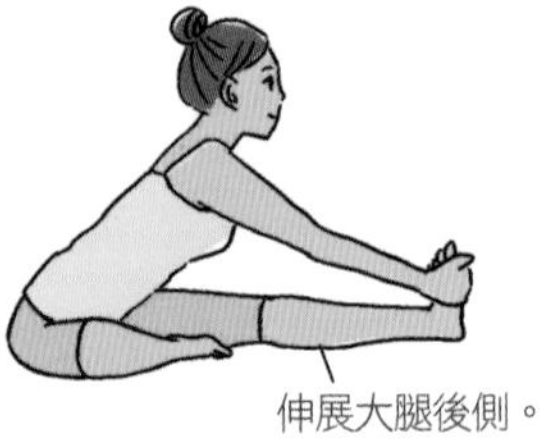
伸展大腿後側。

手碰不到腳的人

手碰不到腳的人，可用毛巾勾在腳上，以不勉強的程度進行。

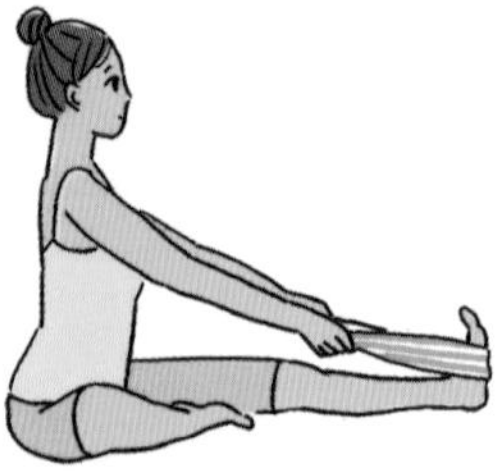

▼產前產後的漏尿

從產前就採取對策，適度地鍛鍊骨盆底

約七成的孕婦有漏尿的經驗。懷孕中，變大的子宮會壓迫膀胱或尿道，而導致不自覺漏尿。此外，連結尿道與陰道的骨盆底*在生產時會受到損傷，使產後容易漏尿。這時若不好好照護會容易引起更年期的漏尿（→P166），因此請好好訓練運動，鍛鍊骨盆底。

產前要注意的事

懷孕中膀胱的收縮力會下降，排尿時容易無意識在腹部用力，一旦養成這種習慣就會造成漏尿。請累積尿液到膀胱蓄滿為止再排尿，減少使用腹肌的力量，關注因膀胱收縮而自然想排尿的感覺。

不可以明明沒有尿意卻硬是上廁所，會造成反效果。

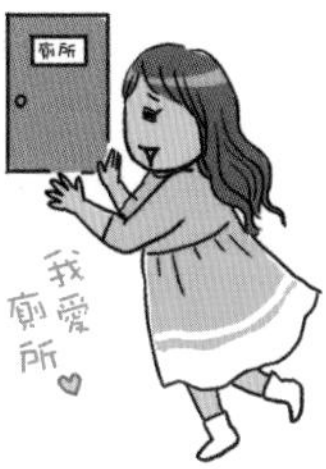

產後要注意的事

鬆弛的骨盆底大概要花一到兩個月的時間恢復，這段期間要盡量躺著休息，努力恢復，會陰的疼痛平息後就開始做訓練運動，鍛鍊骨盆底。

生產後一個月內用束腹或束褲束緊肚子，要注意腹肌運動，若會給骨盆底帶來負擔，也會變成漏尿的原因。

＊產前產後的運動請諮詢就診的醫師，確認自己的身體狀態再進行。

這樣的人要注意！骨盆底負擔程度CHECK

因為習慣、體質、體型及生產時的狀態等因素，容易給骨盆底帶來負擔。有下列現象的人要積極照護身體。

習慣、體質、體型

- ☐ 因為便祕，總是使勁排便
- ☐ 因為工作等因素常拿重物
- ☐ 長時間站立的工作
- ☐ 因為慢性鼻炎常打噴嚏，或是因為氣喘常咳嗽
- ☐ 身材高胖

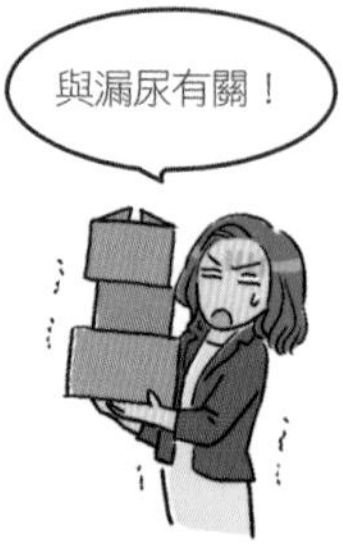

生產

- ☐ 生產經驗3次以上
- ☐ 35歲以上第一次生產（剖腹產除外）
- ☐ 子宮口開了以後到生產花了5小時以上
- ☐ 產下3,500g以上的嬰兒
- ☐ 生產後過了一星期子宮還是下垂

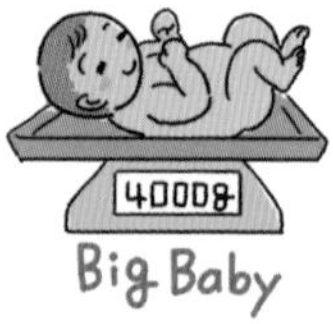

預防、改善漏尿的訓練

鍛鍊骨盆底的感覺就像忍住放屁、憋尿一樣，收緊陰道到肛門附近，讓肛門口的肌肉變緊繃就OK。也要多進行P166、167的運動。

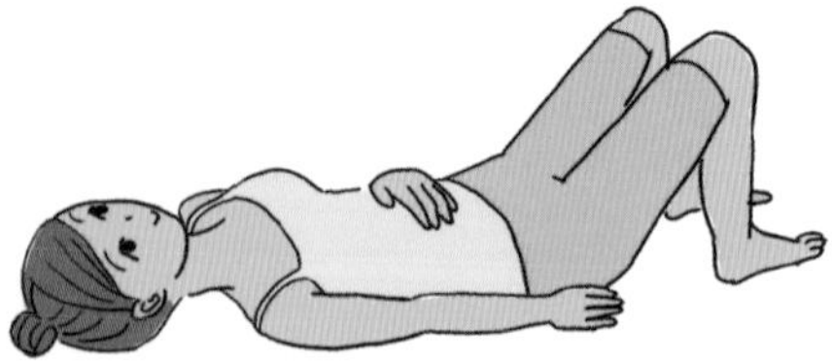

腰、肚子、腳不用力。

❶仰躺，雙腳打開與肩同寬，彎曲膝蓋。以此姿勢收緊骨盆底12～15秒左右。

❷休息50秒後，再度收緊骨盆底。重複步驟❶與❷十次。

產前產後的憂鬱

在症狀惡化前重振精神

產前產後很容易因為孕吐害喜、賀爾蒙變化、對成為母親與生產的不安、生產的疲勞或貧血……等多種身心不適而心生煩悶不滿。加上育兒的負擔，也有引發憂鬱症的案例。

若是覺得難過，請別獨自煩惱，讓周圍的人幫忙分擔，自己好好休息，並活動身體，重新整理情緒。

注意這些症狀

如果有兩個以上的症狀，請和親近的人或專家商量。

- □容易累、沒幹勁
- □沒有食慾或吃太多
- □常常睡不著或淺眠
- □焦躁著急
- □變得極端話少或多話
- □容易感覺憂鬱而情緒低落
- □過去覺得開心的事，現在不覺得開心
- □注意力下降，失誤變多

周圍的支持很重要

「小孩好可愛！」、「恭喜生子！」當被周圍的人這麼道賀，但難過的心情又無法傳遞時，憂鬱就會更進一步發展。憂鬱不是心靈脆弱，而是需要休息的訊號。在惡化以前，請向家人、朋友或醫師傾訴心情，尋求支持，緩和負擔。

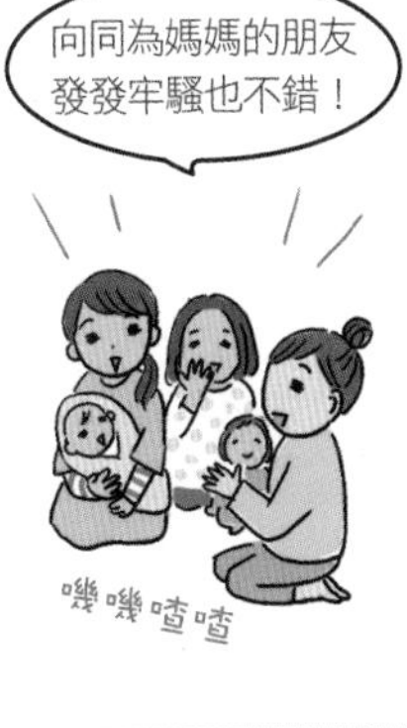

讓心情變好的伸展操

育兒中抱嬰兒或哺乳等動作容易形成前傾姿勢。挺起胸膛可以消除血液循環不良，讓心情舒暢，振奮精神。

❶盤腿而坐，一面吸氣，一面將雙手慢慢從前方往上舉，維持三至五次呼吸。

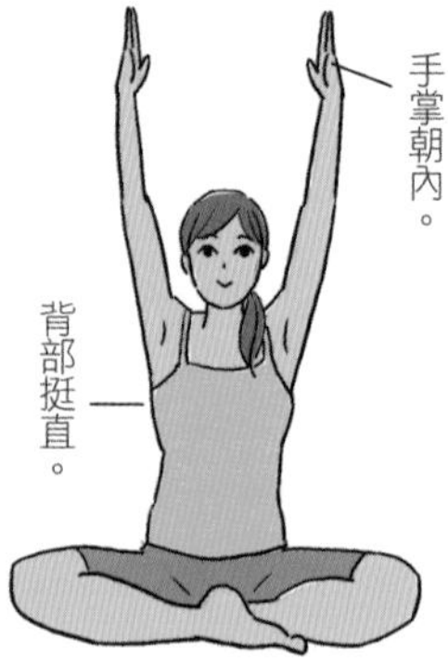

❷一面吐氣，一面將雙手往身體後方放下，在身體後方十指緊扣。

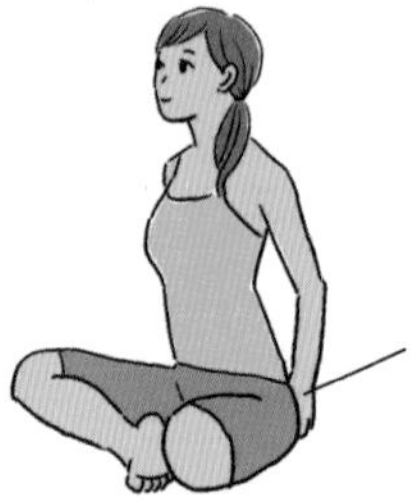

❸一面吸氣，一面把肩胛骨往脊椎拉近，挺起胸膛抬起緊扣的手，維持三至五次呼吸。

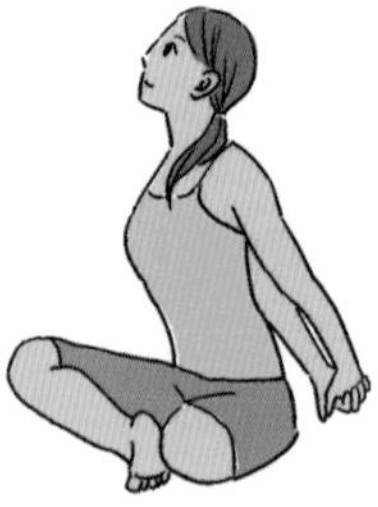

坐姿困難的人可在臀部下加墊靠墊。

▼產後的骨盆復位

綁緊歪斜的骨盆，讓身體比懷孕前更健康

骨盆因為生產的變動，若是不恢復正常的狀態，會造成小腹凸出、臀部鬆弛、體型走樣、腰痛、O型腿及漏尿等身體不適。但產後若馬上活動過多，骨盆會被固定成歪斜的狀態，請多加留意。生產是可以讓骨盆歪斜復位的機會。好好保養也能消除身體不適。

活用骨盆帶

剛生產後身體還未完全復原，請活用骨盆帶。不壓迫腰部與腹部，只束緊骨盆。產後約一個月（惡露排完後），除了骨盆帶以外，也可以採用有矯正骨盆功效的內褲或矯正運動，回復到沒有歪斜的骨盆。

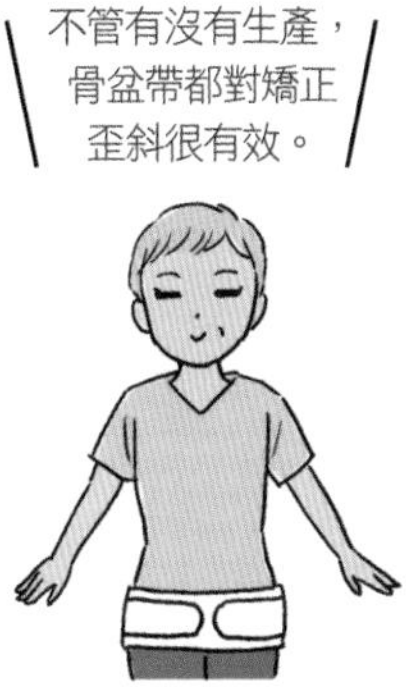
不管有沒有生產，
骨盆帶都對矯正
歪斜很有效。

產後的媽媽照護

總是用相同姿勢抱嬰兒，或是彷彿將小孩抱在腰部的「腰抱」等等，育兒的動作多少會造成骨盆歪斜。若是感到腰痛，請戴上骨盆帶，並多做伸展操及瑜伽，以矯正骨骼來進行自體保護。育兒中的媽媽照護是非常重要的大事。

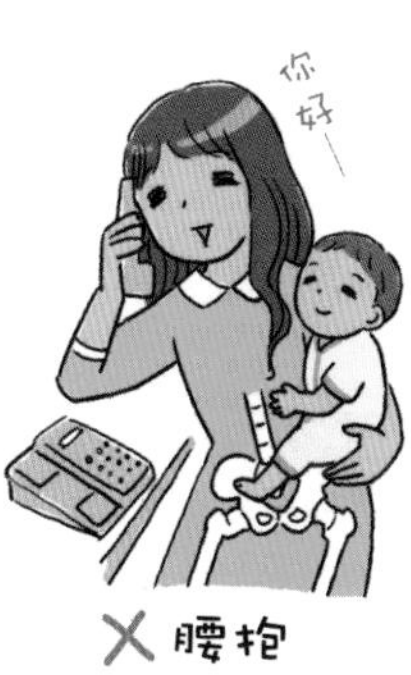
你好——
✕腰抱

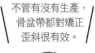

收緊骨盆的瑜伽

收緊產後打開的骨盆，調整肝臟等內臟功能。產後推薦以擴胸動作來提升心肺功能。

❶仰躺後彎曲膝蓋立起，雙腳張開與肩同寬，雙手握著雙腳腳踝。

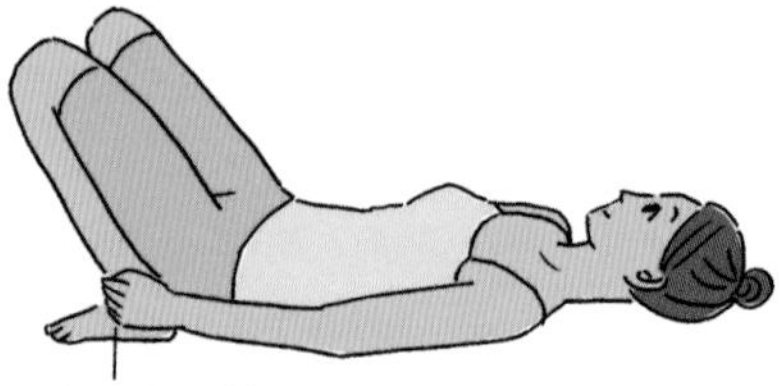
腳掌完全貼合地板。

❷吸氣，一面收緊肛門，一面慢慢抬起腰，繃緊大腿與臀部，維持三至五次呼吸。

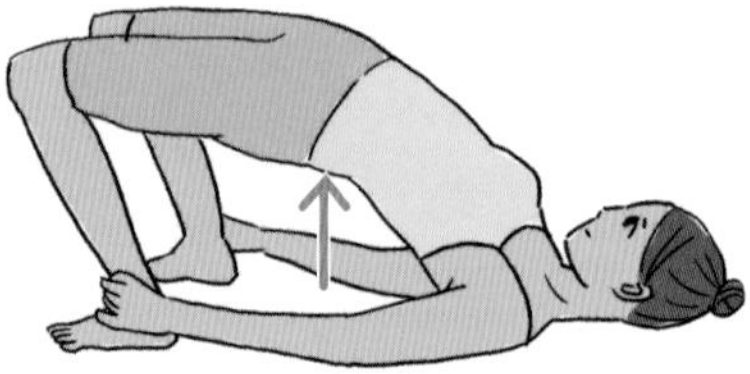
感覺將胸部往下巴頂，
用力向前推。

腰抬不起來的人

雙手在背後交扣，使用手臂的力量抬起身體。

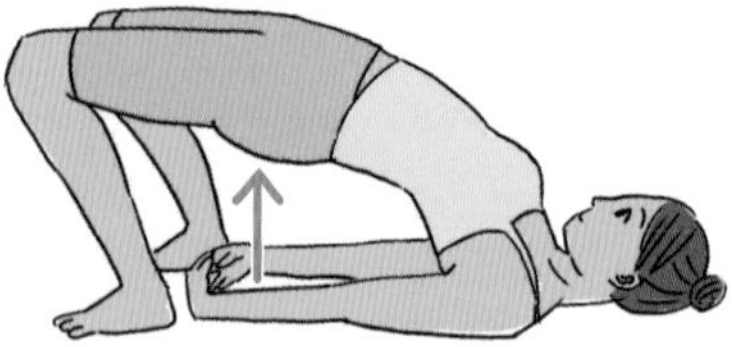

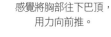

Chapter 4

更年期攻略&各年紀的照護

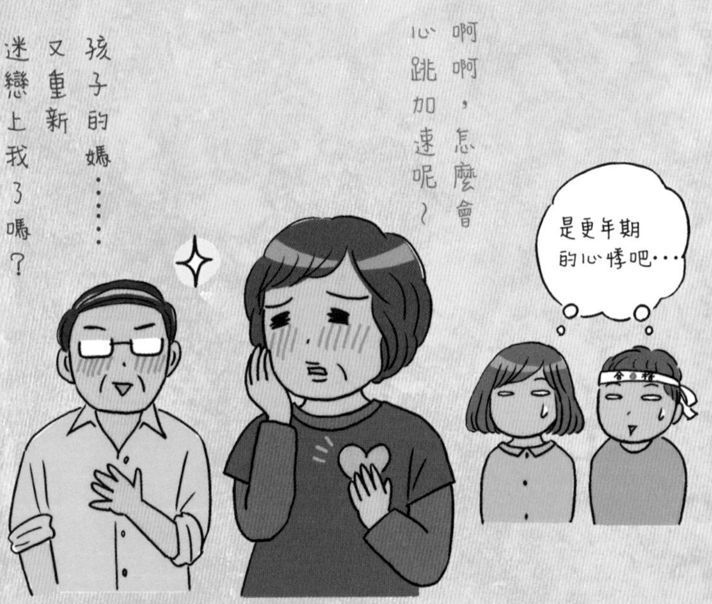

要消除更年期的不適，
重點是理解症狀與冷靜應付，
仔細照護身心，讓生活更充實！

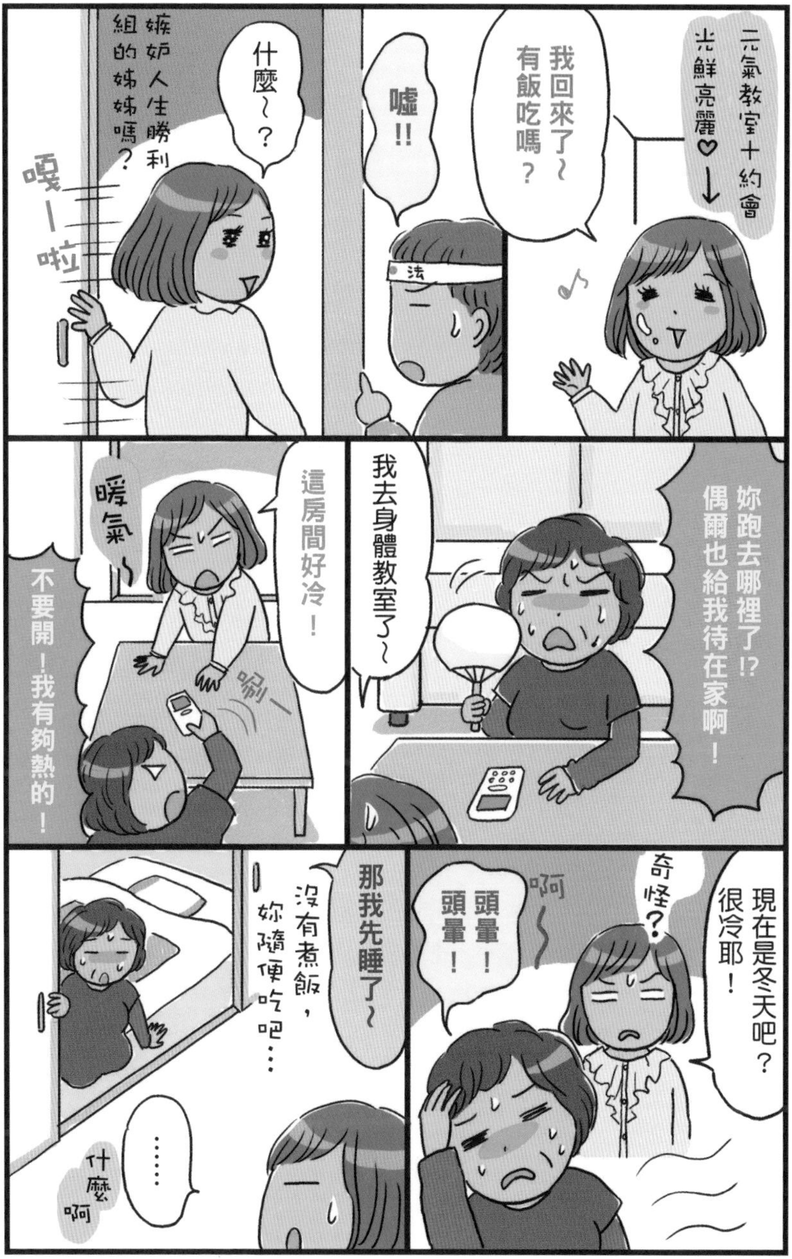
元氣教室+約會
光鮮亮麗♡↓
我回來了~有飯吃嗎？
噓!!
什麼~？
嫉妒人生勝利組的姊姊嗎？
嘎—啦
妳跑去哪裡了!?偶爾也給我待在家啊！
我去身體教室了~
這房間好冷！
暖氣~
唰—
不要開！我有夠熱的！
現在是冬天吧？很冷耶！
奇怪？
頭暈！頭暈！
啊~
那我先睡了~
沒有煮飯，妳隨便吃吧……
……
什麼啊

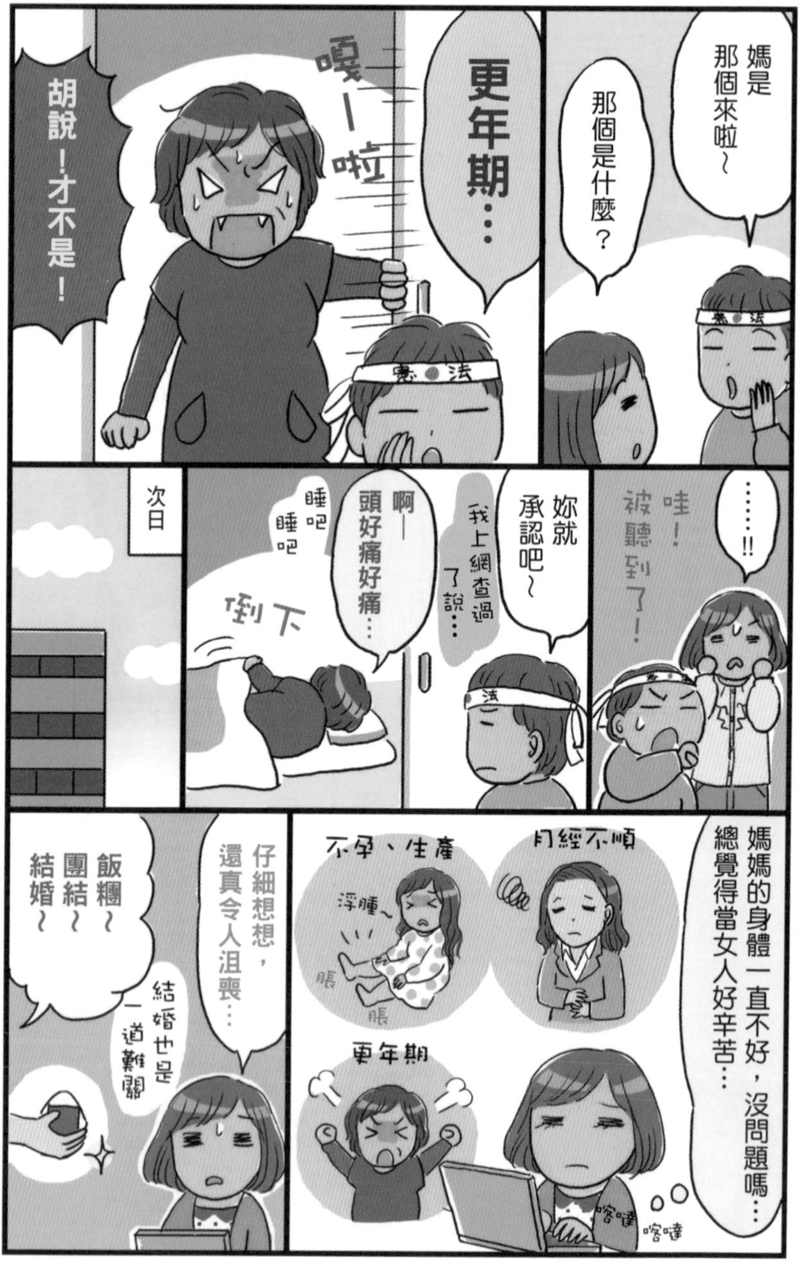

媽是
那個來啦～
那個是什麼？
更年期…
嘎—啦
胡說！才不是！
……!!
哇！被聽到了！
妳就承認吧～
我上網查過了說…
啊—頭好痛好痛…
睡吧睡吧
倒下
次日
媽媽的身體一直不好，沒問題嗎…
總覺得當女人好辛苦…
月經不順
不孕、生產
浮腫～
脹
脹
更年期
喀噠
喀噠
仔細想想，還真令人沮喪…
結婚也是一道難關
飯糰～
團結～
結婚～

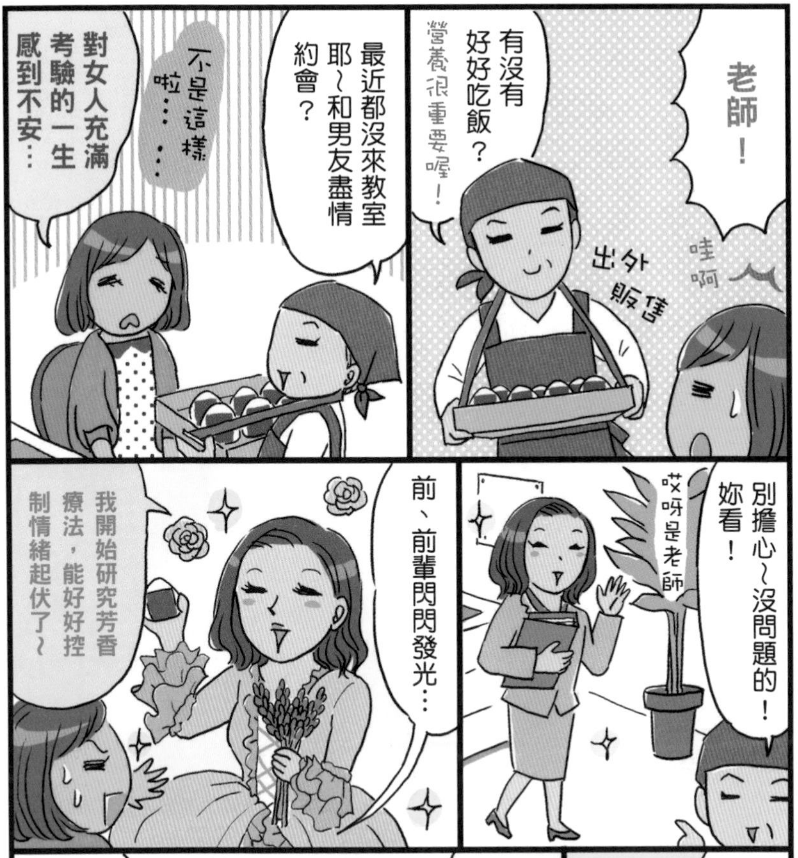
老師！
哇啊
有沒有好好吃飯？
營養很重要喔！
出外販售
最近都沒來教室耶～和男友盡情約會？
不是這樣啦………
對女人充滿考驗的一生感到不安…
別擔心～沒問題的！妳看！
哎呀是老師
前、前輩閃閃發光…
我開始研究芳香療法，能好好控制情緒起伏了～
也正在研究更年期前期的對策喔！
前期？
由於卵巢功能下降與壓力，會出現類似更年期的症狀～
從35歲開始到45歲容易出現～
更年期前也有考驗…
找時間來教室上上課吧！

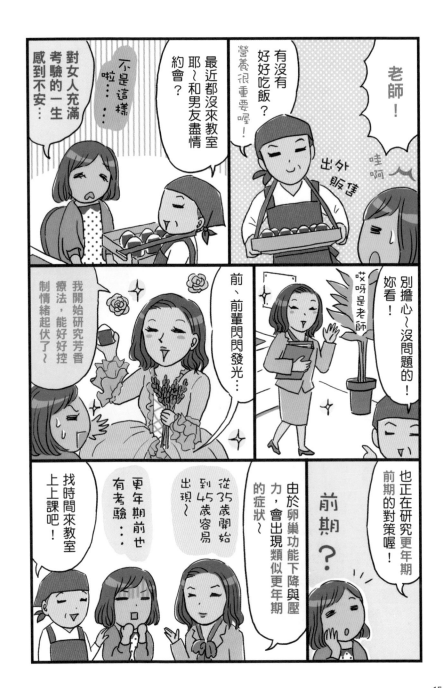

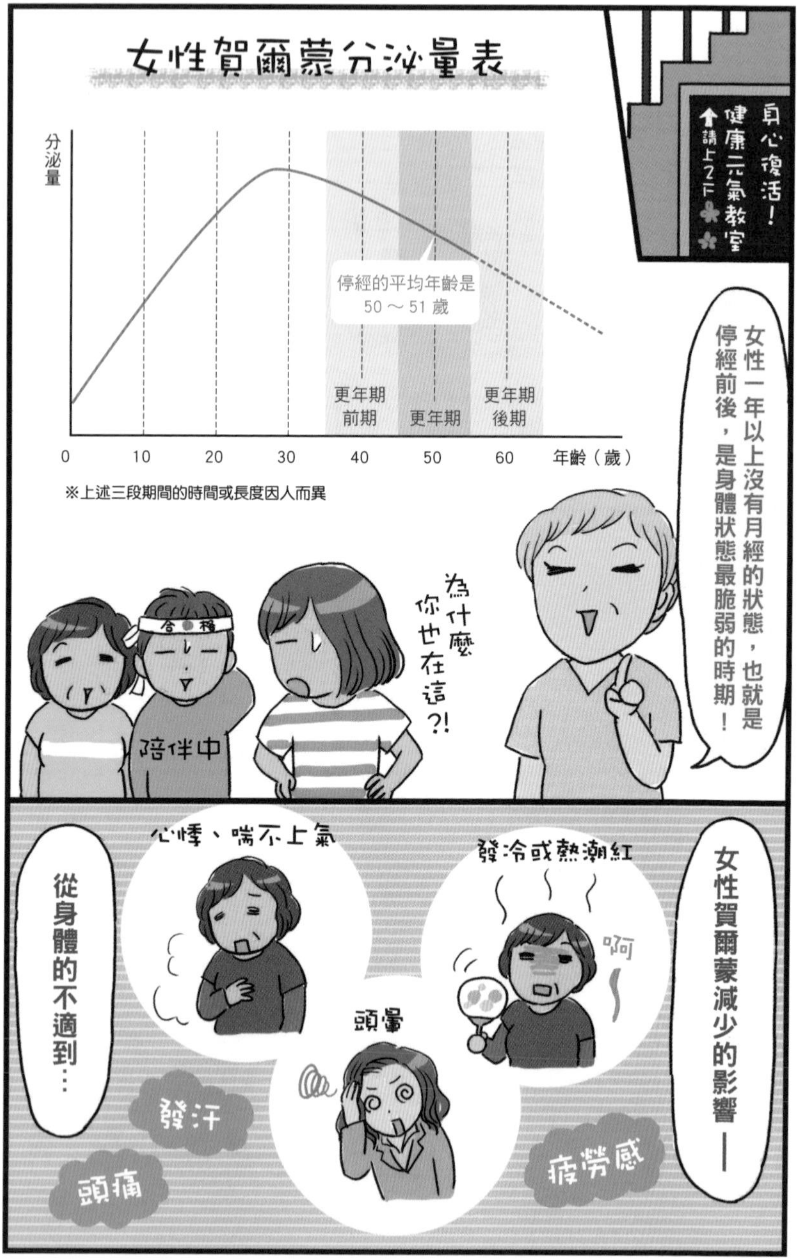

身心復活！
健康元氣教室
↑請上2F
女性賀爾蒙分泌量表
分泌量
停經的平均年齡是
50～51歲
更年期前期
更年期
更年期後期
0
10
20
30
40
50
60
年齡（歲）
※上述三段期間的時間或長度因人而異
女性一年以上沒有月經的狀態，也就是停經前後，是身體狀態最脆弱的時期！
為什麼你也在這?!
合格
陪伴中
女性賀爾蒙減少的影響——
發冷或熱潮紅
啊
心悸、喘不上氣
頭暈
疲勞感
發汗
頭痛
從身體的不適到……

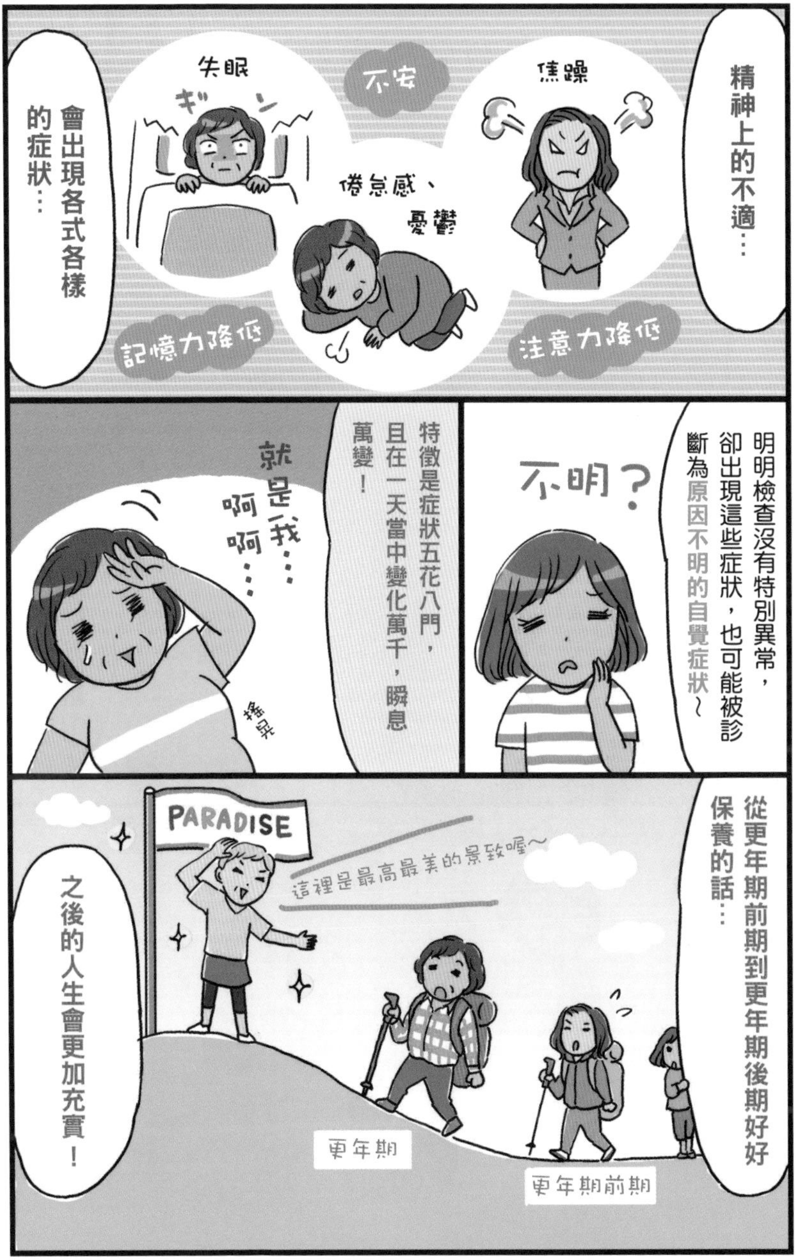
精神上的不適⋯
焦躁
不安
失眠
ギン
倦怠感、
憂鬱
會出現各式各樣的症狀⋯
注意力降低
記憶力降低
明明檢查沒有特別異常，卻出現這些症狀，也可能被診斷為原因不明的自覺症狀～
不明？
特徵是症狀五花八門，且在一天當中變化萬千，瞬息萬變！
就是我⋯
啊啊⋯
從更年期前期到更年期後期好好保養的話⋯
PARADISE
這裡是最高最美的景致喔～
更年期
更年期前期
之後的人生會更加充實！

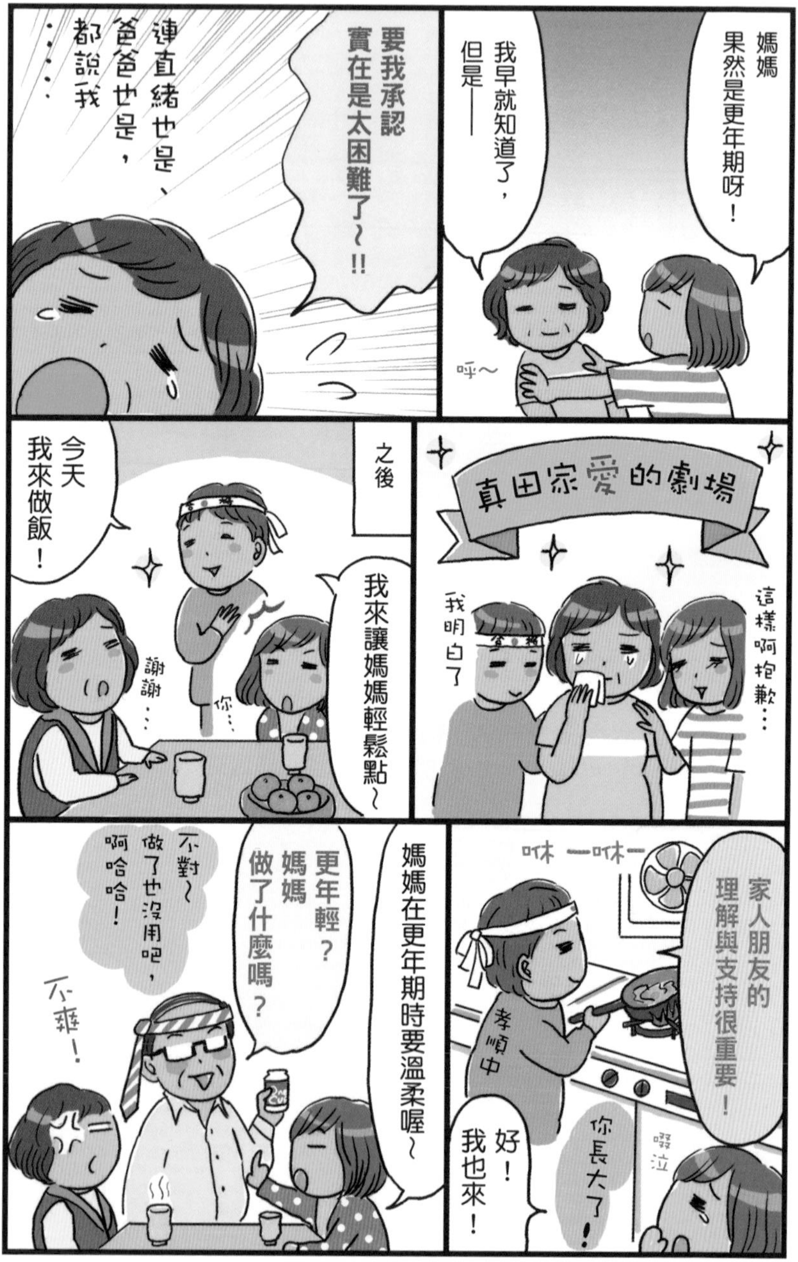
媽媽果然是更年期呀！
我早就知道了，但是——
呼～
要我承認實在是太困難了～!!
連直緒也是、爸爸也是，都說我……
真田家愛的劇場
這樣啊抱歉…
我明白了
之後
我來讓媽媽輕鬆點～
你…
謝謝…
今天我來做飯！
咻—咻—
家人朋友的理解與支持很重要！
孝順中
啜泣
你長大了!!
好！我也來！
媽媽在更年期時要溫柔喔～
更年輕？媽媽做了什麼嗎？
不對～做了也沒用吧，啊哈哈！
不爽！

▼更年期障礙

透過自療與治療，緩和身體變化的不適

一般將停經前後共十年（45～55歲左右）稱為更年期。這個時期女性賀爾蒙會急遽減少，自律神經錯亂而引起各式各樣的身心不適。這時期也是家庭或工作變化大的時期，會因為壓力讓不適更強烈。

隨著身體變化漸趨穩定，症狀也會漸漸消除。每天請好好愛自己，讓不適降到最低。

生病？更年期？

更年期也是身體各器官開始老化的訊號，也有以為是更年期但其實是生病的可能。若是感覺到左列的自覺症狀，別自己判斷，請到醫院做一次檢查吧！

生病	自覺症狀
甲狀腺異常	心悸、發汗、發冷、焦躁
腦梗塞	頭暈 健忘
子宮癌 子宮肌瘤等等	月經不順 不正常出血
高血壓	頭痛

享受今後的自己

停經是女性功能的結束，更年期因為各式各樣的身心不適，也有很多女性對於與過去不同的自己感到不安。可是，這同時宣告從月經解放出來，也是重新凝視自己的絕佳機會。這時養育子女或工作也告一段落，因此要思考今後的人生想如何生活，挑戰新事物也很棒。正向與充實的精神對緩和症狀相當有幫助。

與更年期並存的生活方式

更年期會因人而異，可以根據不同的接受方式讓心情變輕鬆。不要焦急或變得神經質，請仔細傾聽身體與心理的聲音，從容地度過這一關。

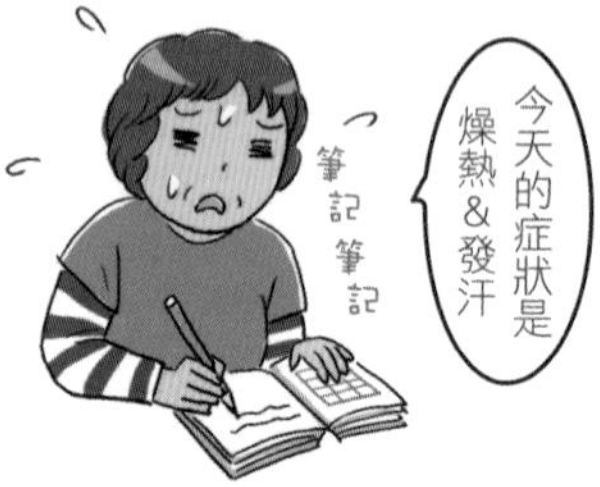
今天的症狀是燥熱&發汗
筆記筆記

輕鬆與症狀相處

想著「無論如何得治好才行」而焦急，就會變成壓力使症狀惡化。客觀地觀察自己的症狀，以輕鬆的態度面對吧！

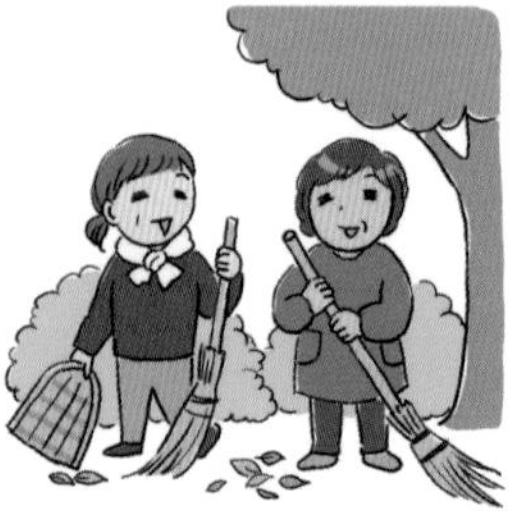

外出提振身心

不要悶在家裡，積極運用自己的時間做喜歡的事、社交活動、輕鬆運動等，為自己消愁解悶。

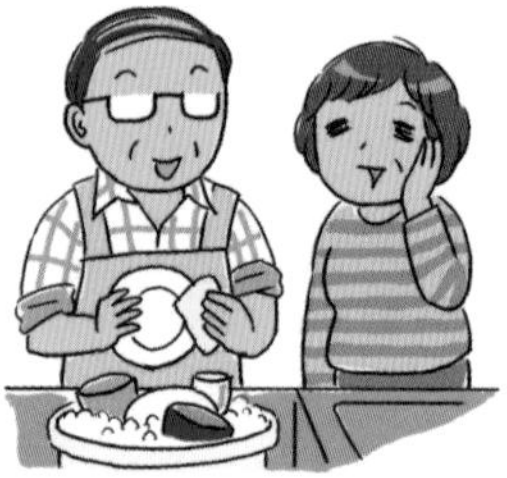

得到身邊人的支持

對家人宣告更年期來臨，擁有對家事或育兒偷懶的正當理由，得到家人朋友的理解與支持，能幫助度過難熬的階段。

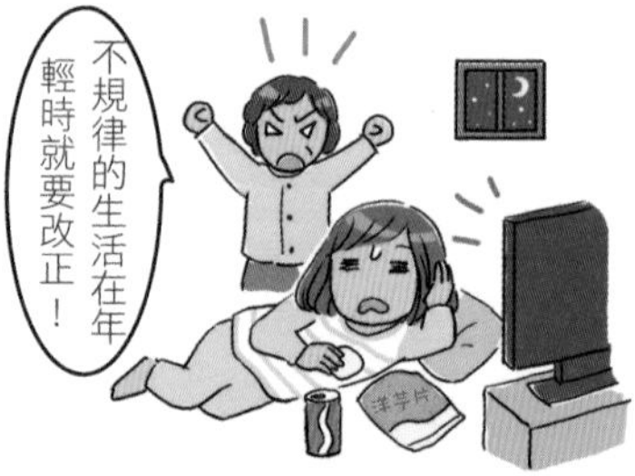
不規律的生活在年輕時就要改正！
洋芋片

調整自律神經過生活

自律神經容易錯亂的人、過於認真的人，更年期症狀有變嚴重的傾向。請多多進行自律神經的照護（→P20、62）。

因為女性賀爾蒙減少，頻尿、漏尿（→P166）、骨質疏鬆症（→P168）、動脈硬化、糖尿病的風險也相應提高，針對這些症狀也請做好應對措施。

更年期障礙❶ 熱潮紅、燥熱、盜汗

不要懶得外出，動點腦筋就能緩和不適

更年期的典型症狀是熱潮紅與燥熱、盜汗。原因是女性賀爾蒙減少，自律神經調節體溫的功能錯亂。對於刺激變得敏感，稍微的溫度變化或情緒起伏、壓力，就會讓身體過度反應而引起各種症狀，也與心悸（↓P162）有關。了解症狀的模式就能冷靜應對。

症狀的表現方式

「突然一下子熱了起來，上半身燥熱」、「汗如雨下」、「睡眠中燥熱，大量盜汗」「臉很熱，手腳冰冷」等等，症狀的表現方式、頻率、發生時間因人而異。也有以固定模式出現的情況，所以要先記錄自身症狀的表現方式。

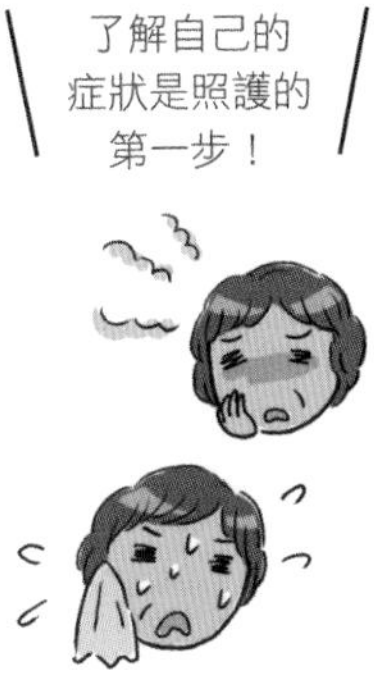
了解自己的症狀是照護的第一步！

多一點準備就可以安心

為了可以應付突然燥熱或盜汗，最好選擇好穿脫的衣服或吸收性佳的貼身衣物，隨身攜帶MP3或香氛精油等讓心神安定的物品也很有效。此外，定期的運動可以提高身體的循環功能，得以迅速調節體溫。

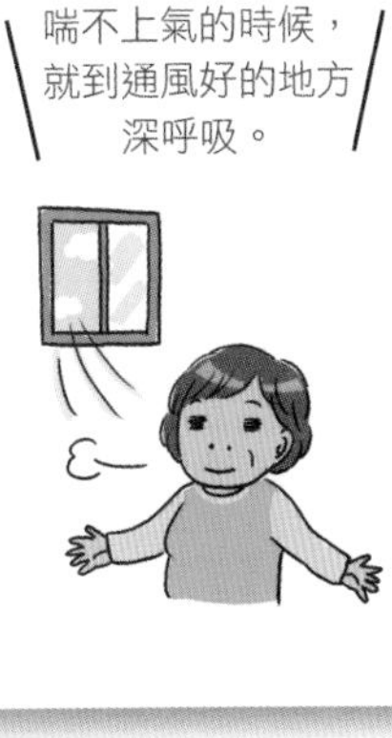
喘不上氣的時候，就到通風好的地方深呼吸。

改善熱潮紅、燥熱的穴道 & 運動

使血流順暢，放鬆身體以減輕症狀。

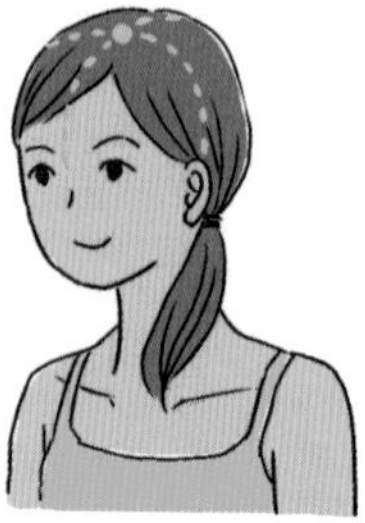
雙耳連成的線，與從鼻子延伸的線的相交點。

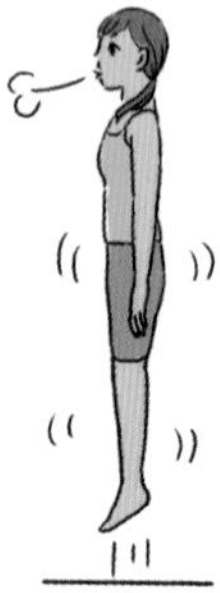

百會穴

祛除瘀血讓頭變輕鬆的穴道，一面吐氣一面按壓，可以緩和頭痛、掉髮的問題。

跳躍運動

像跳彈簧床一樣，一面吐氣一面輕跳，可以調整自律神經放鬆。

不能運動的時候，只以散步溫暖身體也有效。

以香氛保冷劑重振精神

使用精油與保冷劑，製作讓身心安定的物品。

材料
- 有清涼感的薄荷、有沉靜效果的鼠尾草等等，使用喜歡的精油
- 手帕
- 小型保冷劑

做法 用手帕沾取精油數滴，包裹保冷劑。

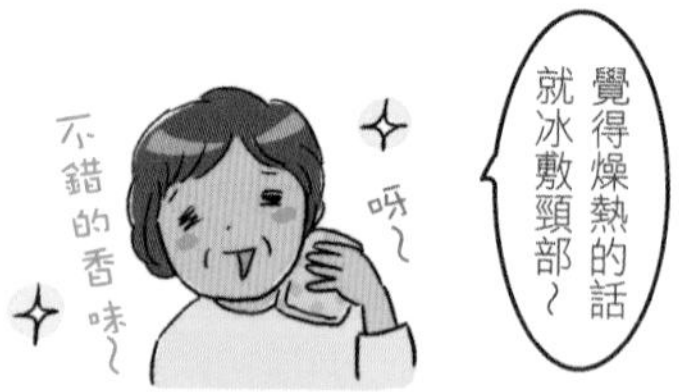
覺得燥熱的話就冰敷頸部～
不錯的香味～
呀～

沾到精油的部分請注意別直接接觸皮膚，外出時請放入保冷袋中隨身攜帶。

更年期障礙❷心悸、喘不上氣

深呼吸讓身體安定，多運動，強化心肺功能

心悸是心臟跳動劇烈，喘不上氣是呼吸痛苦，若發生在劇烈運動後、興奮時是正常反應，但若非如此，突然發生則是更年期的特徵，這也是伴隨女性賀爾蒙減少的自律神經錯亂。

只要一出現症狀，就先做深呼吸等待症狀平復。提升血液循環、提高心肺功能的運動是改善的關鍵。

改善心悸、喘不上氣的運動

讓全身的血液循環變好，加強鍛鍊呼吸器官與循環器官。

按摩腳趾

適度刺激腳尖就能提升循環功能。一起來按摩舒緩（→P101）吧！

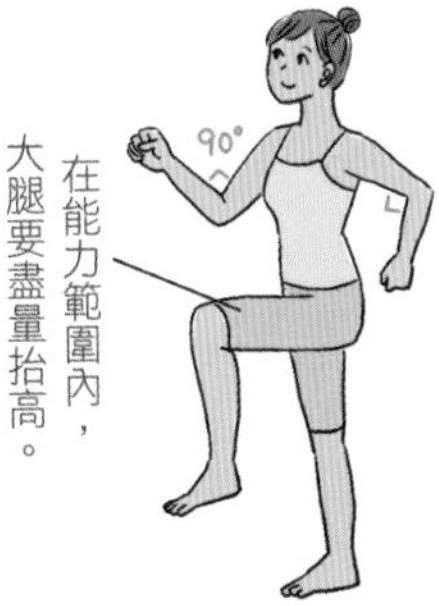

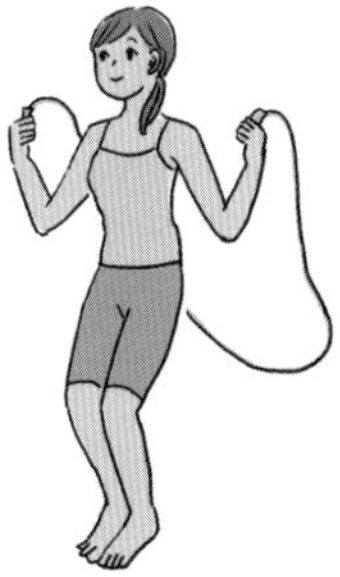

踏步運動

手肘彎曲呈90°，用力前後擺動並伴隨踏步。

跳繩

輕輕彈跳離開地面，有沒有繩子都OK。

踏步運動與跳繩合計，進行15～20分鐘左右最佳。

更年期障礙❸焦躁

擁有自我對話的時間，活動身體，消除焦躁

更年期容易發生無法控制自己情緒的情況，像是沒有理由發脾氣、自暴自棄、自我厭惡、過度焦慮，最終陷入惡性循環。

寫下壓力的來源是一大方法，讓心神安定，留給自己時間，慢慢吸收消化，專心於緩和焦躁。此外，讓心情舒暢的運動也很有幫助！

讓情緒安定的體操

大幅活動身體以釋放焦慮，血液循環只要變好，心情也會積極向前。

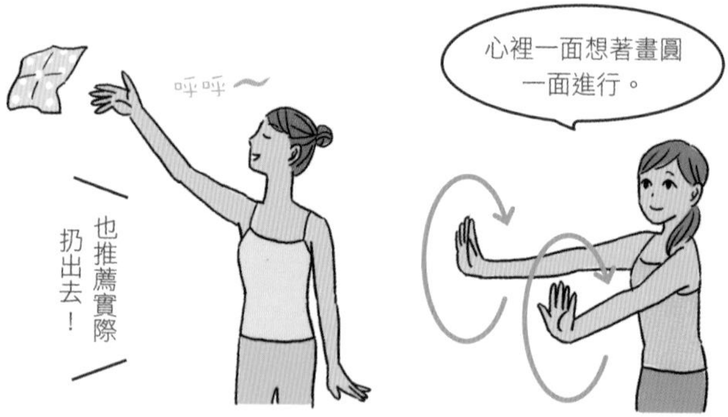
呼呼～
也推薦實際扔出去！
心裡一面想著畫圓一面進行。

放鬆手臂

擺動手臂，感覺像把手帕扔出去，並發出「呼呼～」的聲音，溫和的動作可以使心靈平靜。

雙手畫圓

雙手向前伸出，分別往右、往左畫大圓，腰與腳也可以一起左右擺動。

更年期障礙❹憂鬱、不安感

面對身體與生活的變化，以自我照護來緩和

自律神經一旦錯亂，精神上就不安定，容易引起情緒低落或失眠等類似憂鬱的症狀。此外，伴隨更年期的身體不適，小孩獨立、照顧父母等各種生活變化一併混雜其中，也會加深心情憂鬱與不安。這是因為更年期的身體變化而造成，一段時間後會自然復原。請勤於運動與改善壓力（→P60～）來守護心靈平靜。

改善心情憂鬱的瑜伽

伸展兩腋與背部，調整賀爾蒙平衡與內臟功能，使心情舒暢。

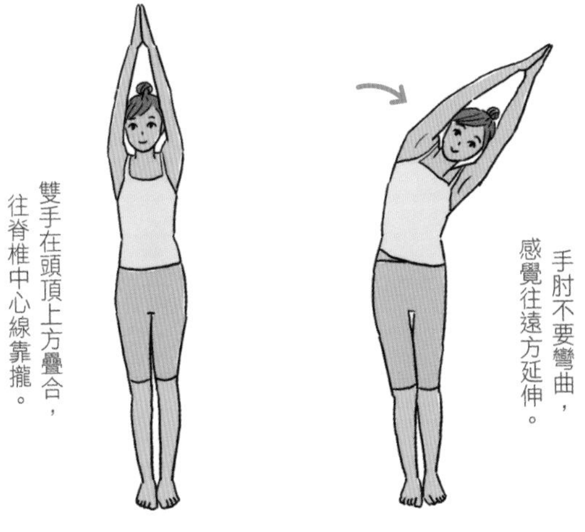
雙手在頭頂上方疊合，往脊椎中心線靠攏。
手肘不要彎曲，感覺往遠方延伸。

❶雙腳併攏站立。在胸前合掌，拇指交叉，一面吸氣，一面讓雙肘向上伸直。

❷一面吐氣，一面將身體往左傾斜，維持三至五次呼吸。慢慢吸氣恢復姿勢，做完再換另一邊。

更年期障礙❺健忘、注意力下降

更年期常會健忘，請在日常生活中強化腦力

「專有名詞想不起來」、「工作效率下降」等情形，是更年期容易健忘或注意力降低的現象。這些症狀往往是因為年紀所致，也可能因女性賀爾蒙降低，影響腦部血液循環或記憶力而引發。

若是感到健忘情況變多，建議徹底放鬆，做點輕鬆的運動或做動動指尖的工作來強化腦力吧！

在日常生活預防健忘

來動點腦筋與刺激讓腦恢復精神吧！

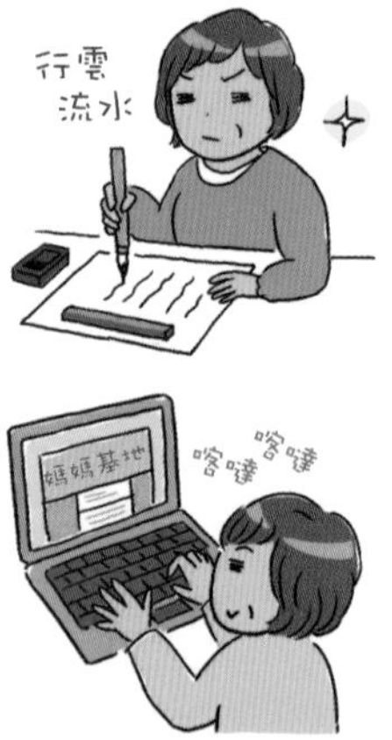

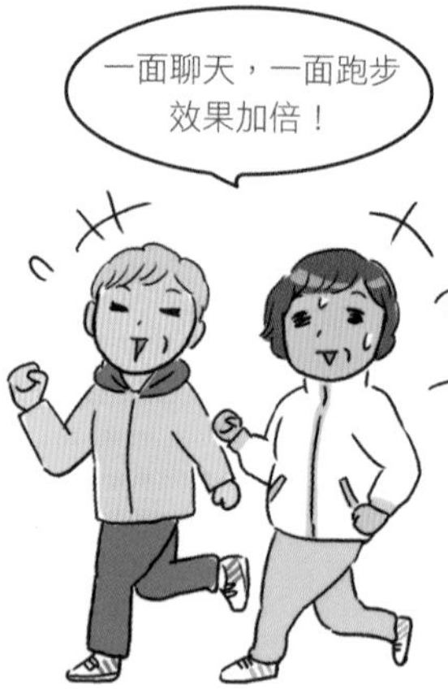

用興趣讓腦有精神

鋼琴、書法、陶藝及電腦等指尖運動就是腦部體操，朗讀或重複單純的計算也很棒。

優閒的慢跑

用慢跑活化腦，以差不多走路的速度一次20分鐘，一週進行兩次左右最為理想。

▼更年期後的症狀❶頻尿、漏尿

強化因年齡而衰退的骨盆底與腹肌！

因為女性賀爾蒙減少，膀胱與尿道的收縮就變差，只要累積一點尿就很容易感到尿意。此外因為年齡增加，全身肌力下降，骨盆底（→P144）一旦歪斜，就容易發生漏尿。骨盆底歪斜最好在產後矯正，但隨時都可進行強化。鍛鍊骨盆底與腹肌，可以避免排尿方面的麻煩。

改善頻尿、漏尿的訓練❶

在捷運或公車移動時，是收緊臀部與骨盆底的好機會！利用吊環來訓練。

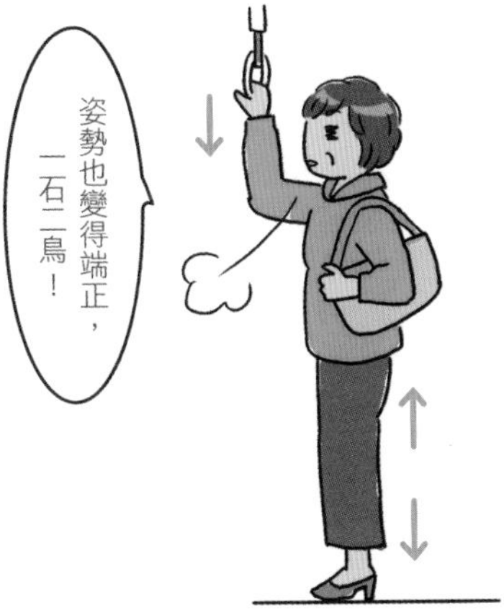

下拉吊環。一面吐氣，一面用腳掌施壓地板，感覺身體往上拉，收緊骨盆底。

也多多進行預防、改善漏尿的伸展操（→P145）吧！

改善頻尿、漏尿的訓練❷

配合呼吸鍛鍊骨盆底，讓骨盆周圍變柔韌，也讓女性賀爾蒙的分泌變順暢。

❶雙腳打開與肩同寬，呈匍匐姿勢，從手肘開始接觸地板，一面吐氣，一面收緊骨盆底。

❷一面吸氣，一面放鬆骨盆底。重複五至十次步驟❶與❷。

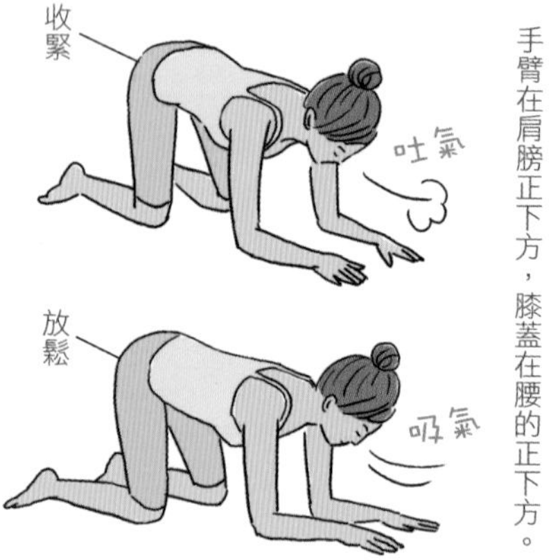
收緊
吐氣
放鬆
吸氣
手臂在肩膀正下方，膝蓋在腰的正下方。

改善頻尿、漏尿的訓練❸

坐在椅子上鍛鍊骨盆底與大腿內的肌肉。

❶張開雙腳坐在椅子上，左右手臂交叉碰觸膝蓋的內側。

❷吐氣時，雙腳用力併攏，雙手用力推開雙腳，維持三至五次呼吸。

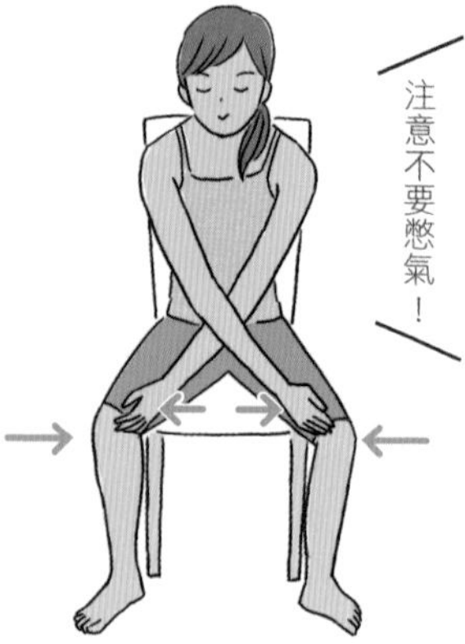
注意不要憋氣！

更年期後的症狀❷ 骨質疏鬆症

八成患者是女性，停經前就大量補充鈣質

骨頭變脆弱、容易骨折就是所謂的「骨質疏鬆症」，由於雌激素減少，鈣質急遽降低，是停經後的女性特別容易罹患的疾病。不太有自覺症狀，稍微跌倒就可能骨折，也會嚴重腰痛、臥床不起等對生活造成巨大影響。

日常生活中請多加攝取強化骨骼的飲食，並多做預防運動，囤積足夠的骨本。

月經不順的人要注意

月經不順或無月經是缺乏雌激素，慢性的雌激素不足會讓鈣質流失，即使年輕也會有骨質疏鬆症。改善不了月經不順或無月經的狀況時，請盡早去婦產科就診。

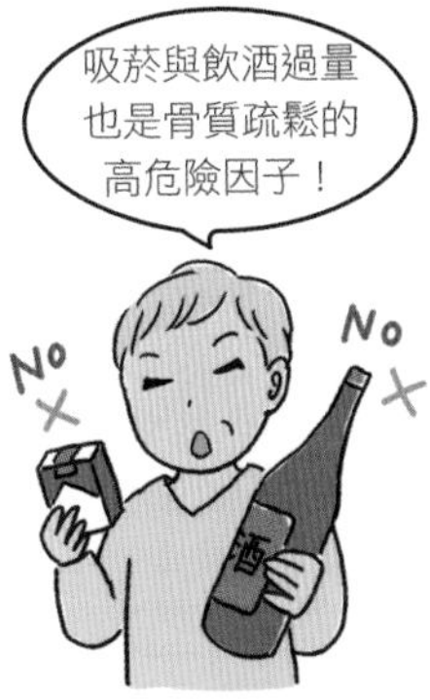
吸菸與飲酒過量
也是骨質疏鬆的
高危險因子！
No
No
酒

骨骼需要的營養素

鈣質
骨骼的主要成分
牛奶、起司、西太公魚、豆腐、蝦乾、小松菜等等

維他命D
幫助吸收鈣質
鮭魚、蒲燒鰻魚、比目魚、木耳等等

維他命K
促進形成骨骼
納豆、菠菜、小松菜、韭菜、青花菜等等

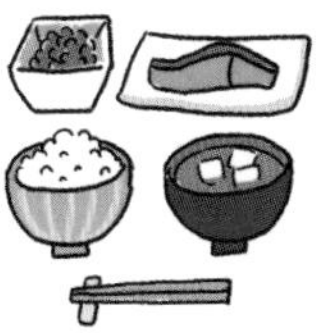

可學習一餐均衡攝取三種營養的日式定食～

預防骨質疏鬆症的訓練❶

給骨骼負荷就會促進骨骼形成，也可以預防鈣質流失。請用心從平日就做輕鬆的運動，連肌肉一起強化吧！

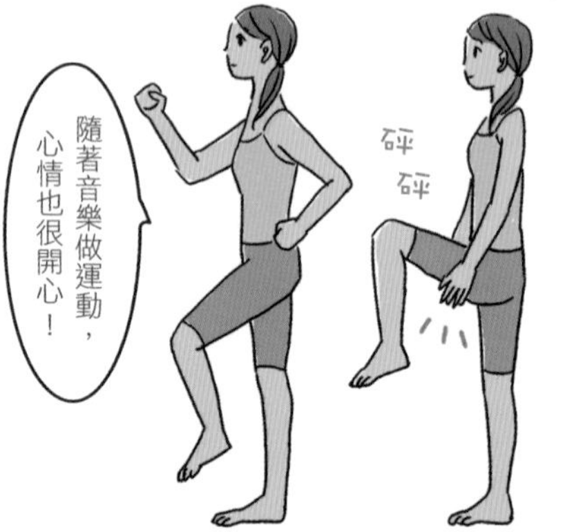
隨著音樂做運動，
心情也很開心！
砰
砰

❶擺動手臂踏步。

❷慢慢抬高大腿，再用雙手輕拍抬起的大腿。

預防骨質疏鬆症的訓練❷

一旦得了骨質疏鬆症，就會提高脊椎骨折的風險，也增加了駝背歪斜或縮短身高的可能。請鍛鍊腰椎以做預防，也可以防止腰痛或肩痠。

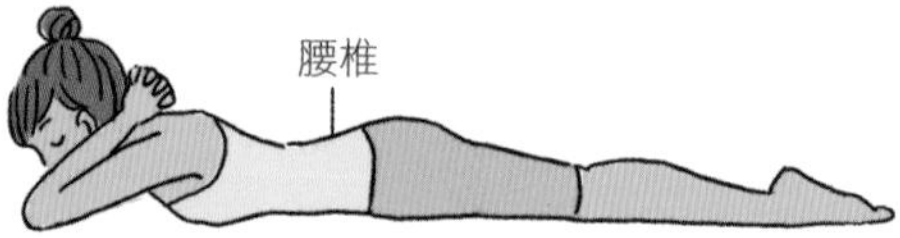
腰椎

❶全身趴著，在頸部後方交扣雙手。

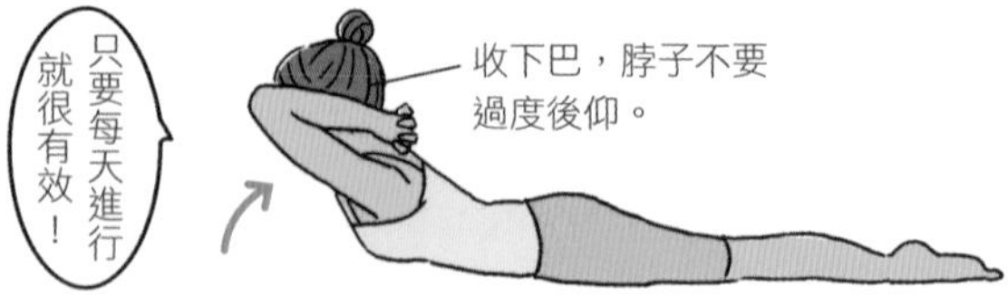
只要每天進行
就很有效！
收下巴，脖子不要
過度後仰。

腰部感到疼痛的人
請量力而為。

❶胸部抬起，維持5秒鐘，進行十五次。

▶ 治療更年期的兩大方法 ◀

靠自我照護無法緩和症狀，甚至造成嚴重壓力時，請別遲疑，直接前往醫院接受診療吧！

去醫院之前

為了詳細告訴醫師身體不適的狀況，從平常就要養成記錄月經等的習慣。

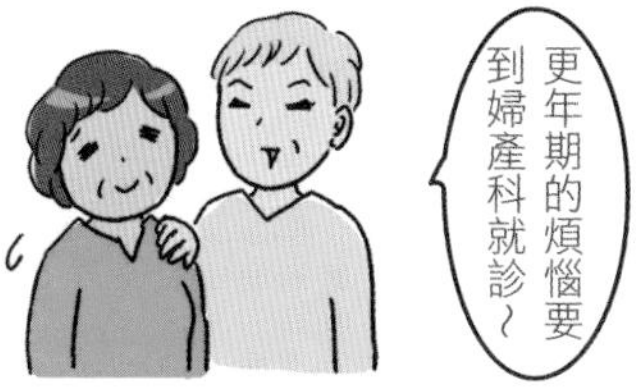
更年期的煩惱要
到婦產科就診～

要事先記錄、整理的事項

- □ 月經週期、月經期間、最後一次月經的開始日
- □ 症狀從何時開始、出現怎樣的症狀
  一天當中在哪些時段出現
- □ 過去罹患過的疾病
- □ 現在服用的藥物名稱

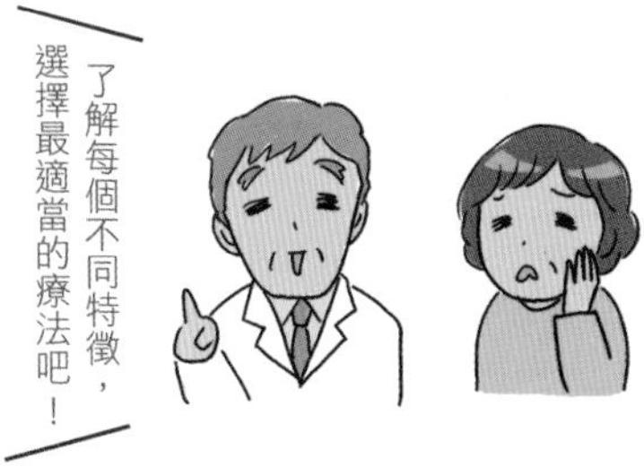
了解每個不同特徵，
選擇最適當的療法吧！

更年期的兩大治療法

中醫與賀爾蒙補充療法（HRT）是主要的治療法。請從症狀、月經、有無疾病等方面，諮詢醫師適合哪個療法。

平常就透過婦產科健檢給可以信任的醫院或醫師檢查，確認是否需要接受更年期醫療也很重要。

中醫

調整身心的平衡

對原因不明的自覺症狀（→P156）與心理不適很有幫助，因為可以配合體質選擇藥物，每個人都能接受治療，停經前後也能無礙地使用。

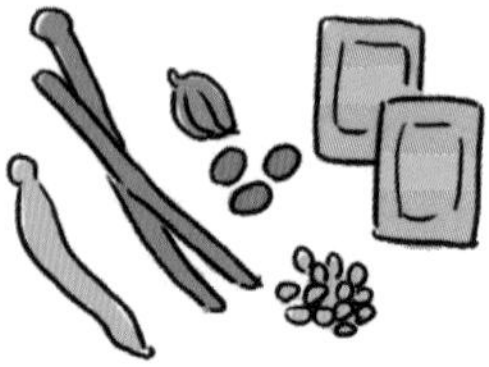
有調理全身的作用。

優點	對於難以指出特定原因、全身都不舒服的原因不明自覺症狀與心理不適很有效。	缺點	對於熱潮紅與燥熱，效果比起HRT較為溫和。
	每個人都能使用。		
	不論停經與否都能使用。		對於賀爾蒙減少而引起的症狀（骨質疏鬆症、陰道乾燥、性交疼痛）較無顯著效果。
	比起HRT，可以在許多婦產科或中醫診所配藥方。		

賀爾蒙補充療法（HRT）

補充不足的女性賀爾蒙

比中醫更為立即見效，對於預防更年期以後的疾病也有效。而對於因補充女性賀爾蒙而提高疾病風險的婦女，則不建議採取此療法。

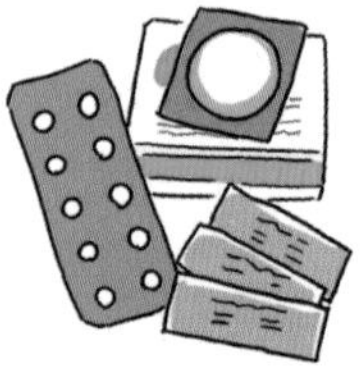
停經後五年內副作用會比較少，最適合初期使用。

優點	對消除燥熱、發汗、心悸等不適可望立即見效。	缺點	有乳癌、子宮癌、血栓症等病史的人不可使用。
	有效預防骨質疏鬆症、動脈硬化、失智症、憂鬱等疾病		可能發生不正常出血或不舒服症狀。
	對於賀爾蒙減少而引起的陰道乾燥或性交疼痛有療效。		使用五年以上也可能會提高罹患乳癌的風險。

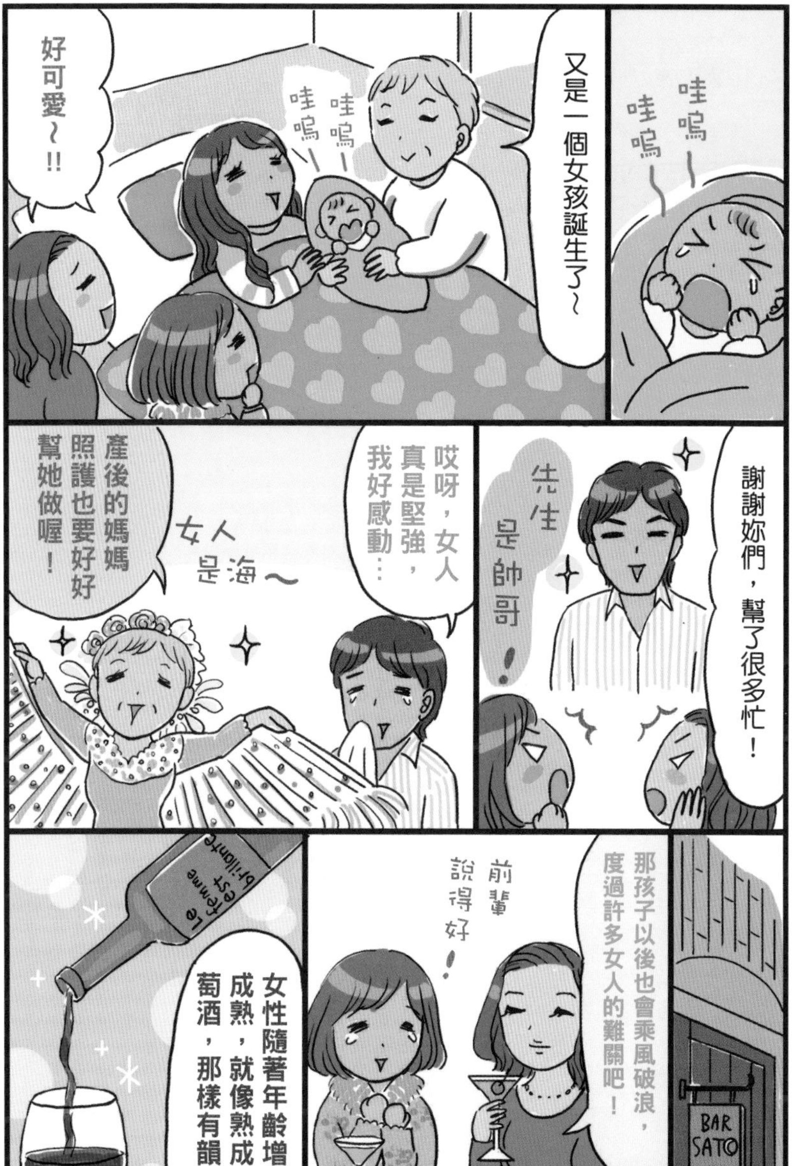
哇嗚~
哇嗚~
又是一個女孩誕生了~
哇嗚
哇嗚
好可愛~!!
謝謝妳們,幫了很多忙!
先生是帥哥!
哎呀,女人真是堅強,我好感動…
女人是海~
產後的媽媽照護也要好好幫她做喔!
BAR SATO
那孩子以後也會乘風破浪,度過許多女人的難關吧!
前輩說得好!
Le femme est brillante
女性隨著年齡增長而成熟,就像熟成的葡萄酒,那樣有韻味…

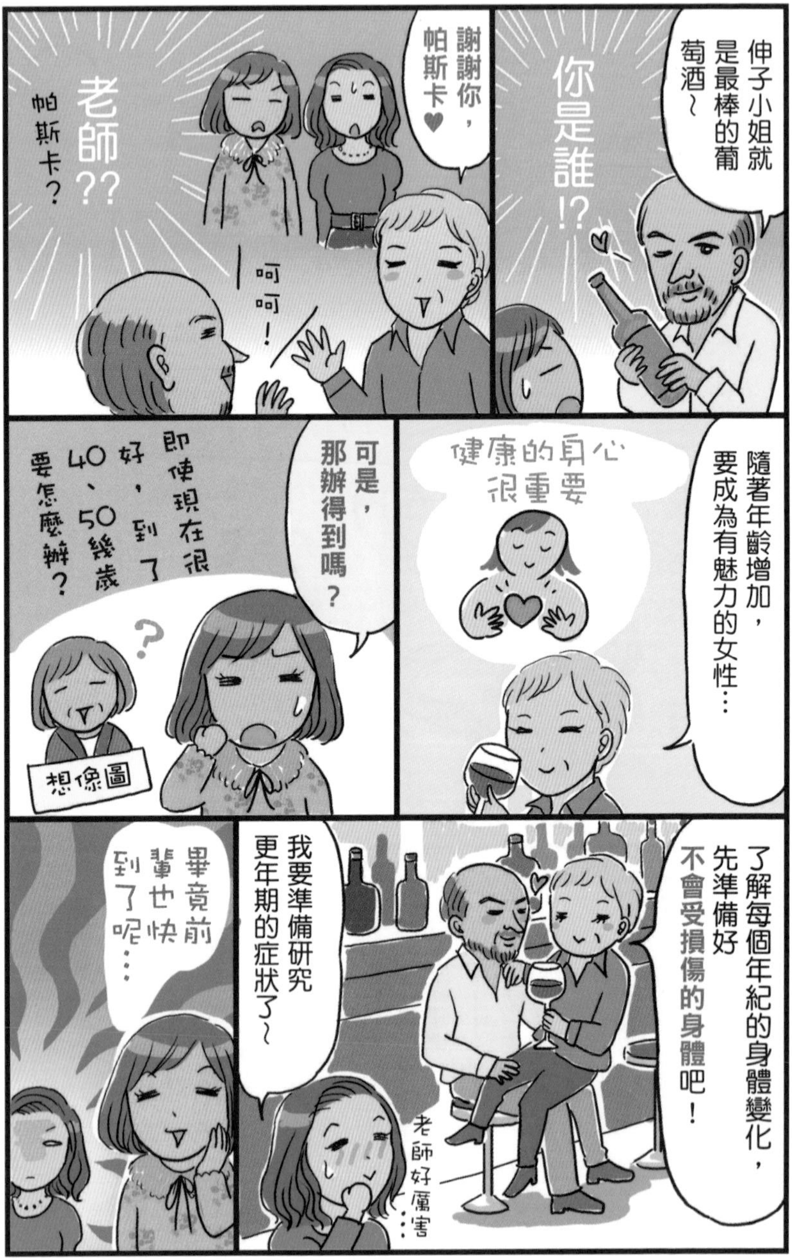

伸子小姐就是最棒的葡萄酒~
你是誰!?
謝謝你，帕斯卡♥
呵呵!
老師??
帕斯卡?
隨著年齡增加，要成為有魅力的女性…
健康的身心很重要
可是，那辦得到嗎?
即使現在很好，到了40、50幾歲要怎麼辦?
想像圖
了解每個年紀的身體變化，先準備好不會受損傷的身體吧!
我要準備研究更年期的症狀了~
老師好厲害…
畢竟前輩也快到了呢…

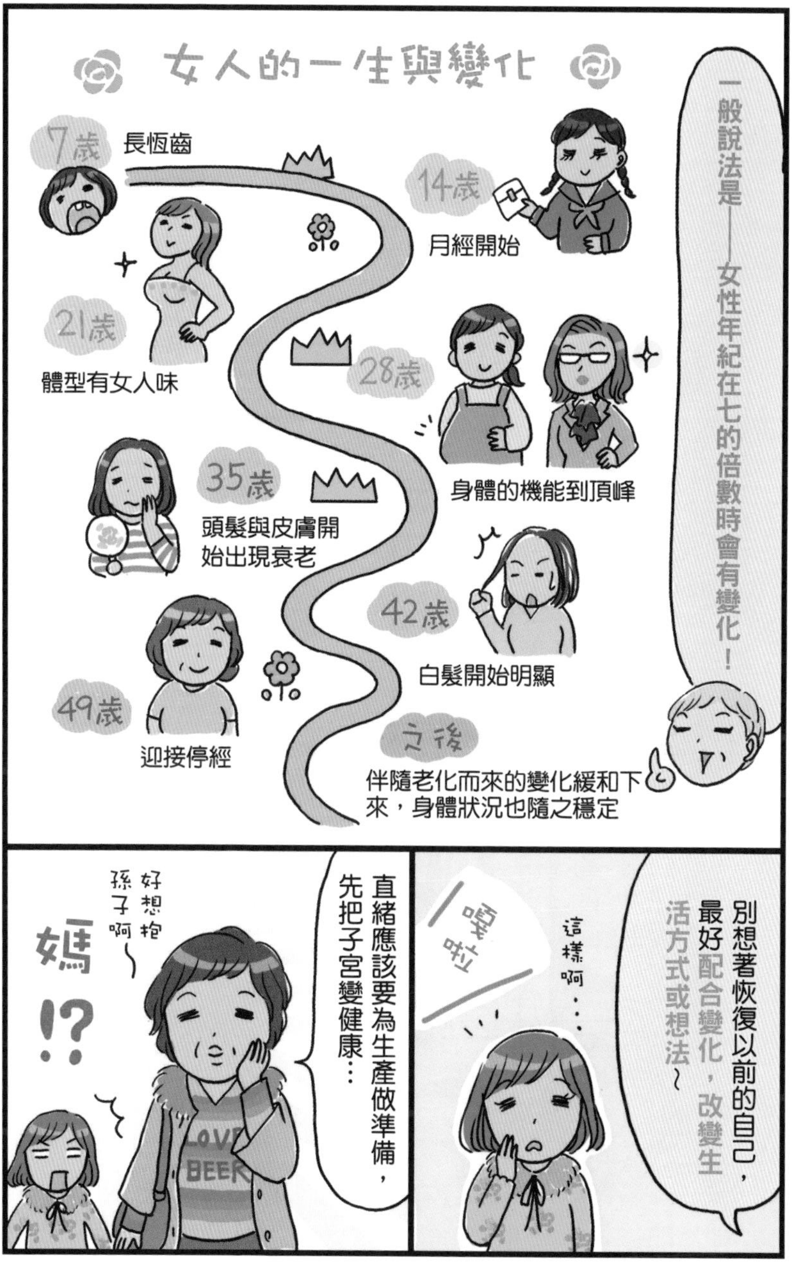
一般說法是——女性年紀在七的倍數時會有變化！
女人的一生與變化
7歲
長恆齒
14歲
月經開始
21歲
體型有女人味
28歲
身體的機能到頂峰
35歲
頭髮與皮膚開始出現衰老
42歲
白髮開始明顯
49歲
迎接停經
之後
伴隨老化而來的變化緩和下來，身體狀況也隨之穩定
別想著恢復以前的自己，最好配合變化，改變生活方式或想法～
這樣啊……
嘎啦
直緒應該要為生產做準備，先把子宮變健康……
好想抱孫子啊～
媽!?
LOVE
BEER

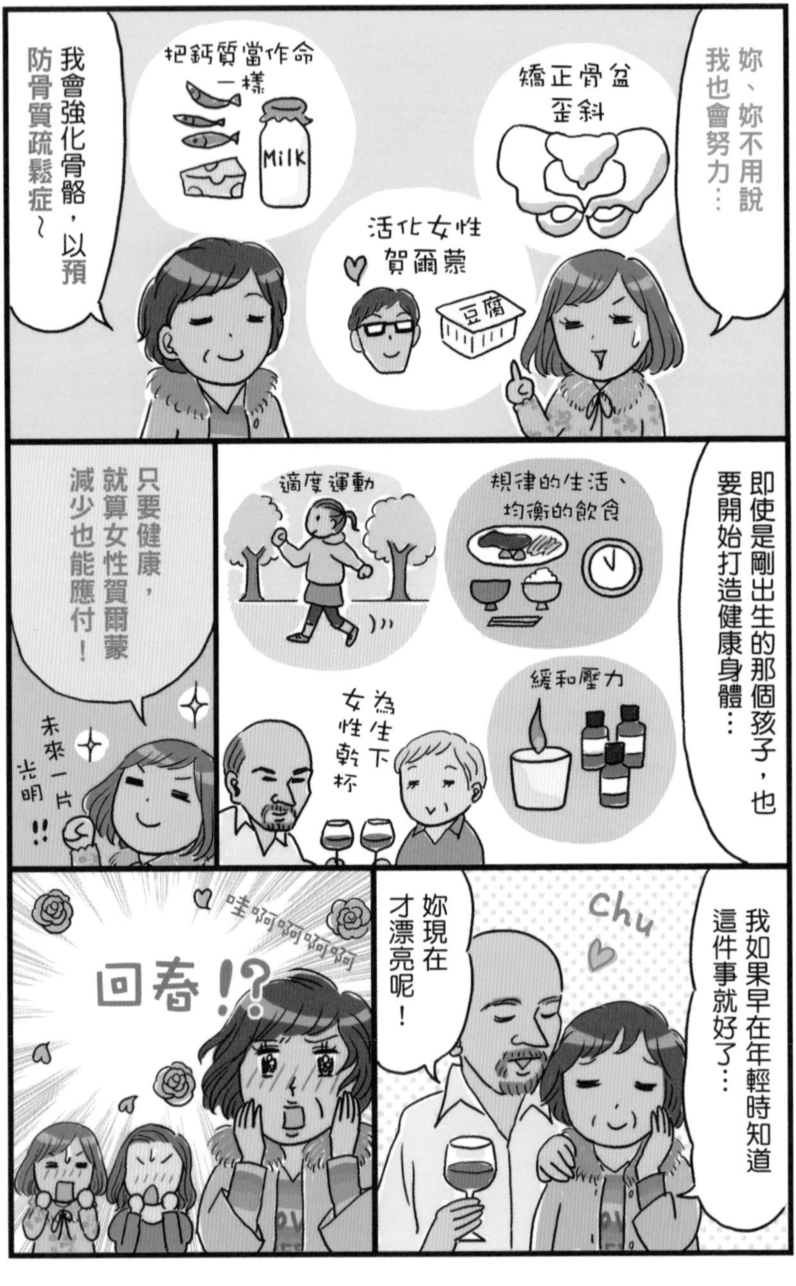

妳、妳不用說
我也會努力…
矯正骨盆歪斜
活化女性賀爾蒙
豆腐
把鈣質當作命一樣
MiLK
我會強化骨骼，以預防骨質疏鬆症~
即使是剛出生的那個孩子，也要開始打造健康身體…
規律的生活、均衡的飲食
適度運動
緩和壓力
為生下女性乾杯
只要健康，就算女性賀爾蒙減少也能應付！
未來一片光明!!
我如果早在年輕時知道這件事就好了…
Chu
妳現在才漂亮呢！
哇啊啊啊啊啊
回春!?

▶ 20世代的日常歪斜矯正 ◀

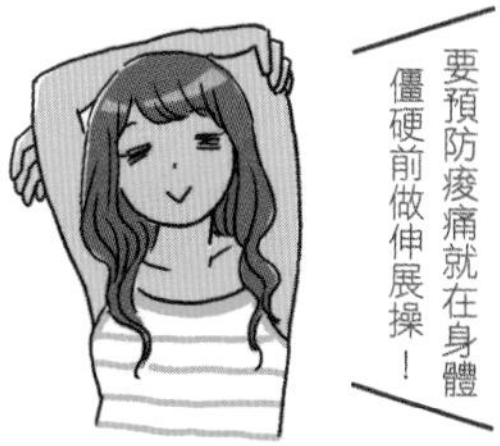
要預防痠痛就在身體僵硬前做伸展操！

20幾歲是積極活動、吸收新知的年紀。請勤於將每日的疲勞歸零，以專心於自我磨練。為了提高女性機能，有婦科方面的不適請盡早消除。

1.按摩腳趾（→P101）＋放鬆肩膀＆頸部（→P23）

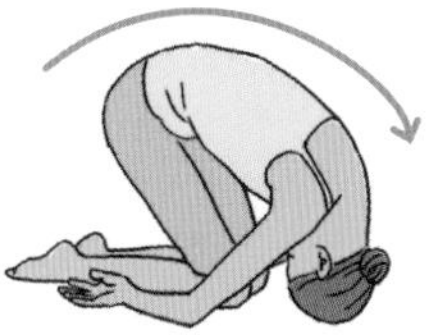

2.舒緩肩痠的瑜伽❶❷（→P24）

3.提升內臟功能的伸展操

透過扭轉身體提高內臟功能，因為會刺激肝臟，宿醉的時候也很推薦。

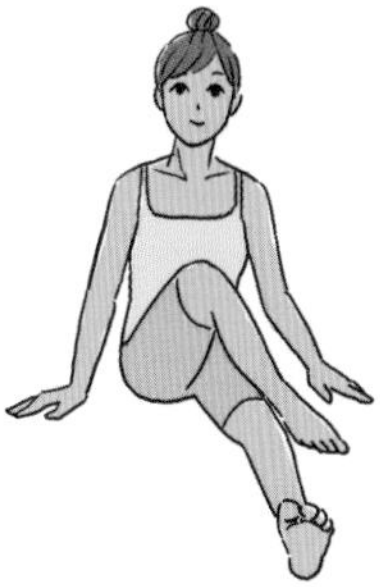

❶伸直腳坐著，右膝彎曲，腳掌碰左腳外側的地板。

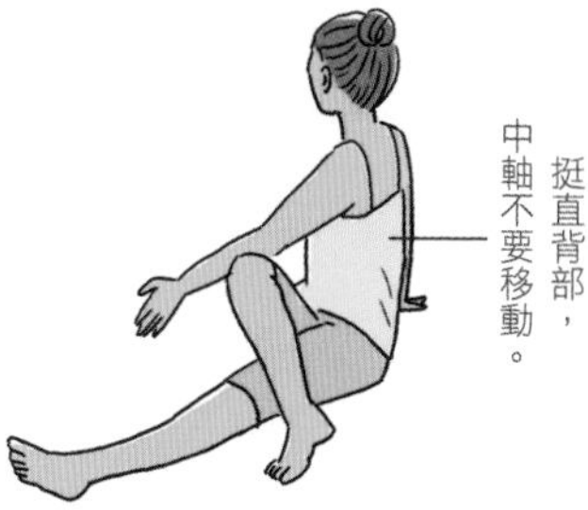
挺直背部，中軸不要移動。

❷左手肘伸直，輕觸右膝，一面吐氣，一面向右扭轉上半身，維持三至五次呼吸，做完再換另一邊。

4.提升活力的瑜伽

放鬆股關節，祛除腰腿的疲勞、腳的浮腫，也有祛寒、強化內臟、滋潤肌膚以及改善O型腿的效果。

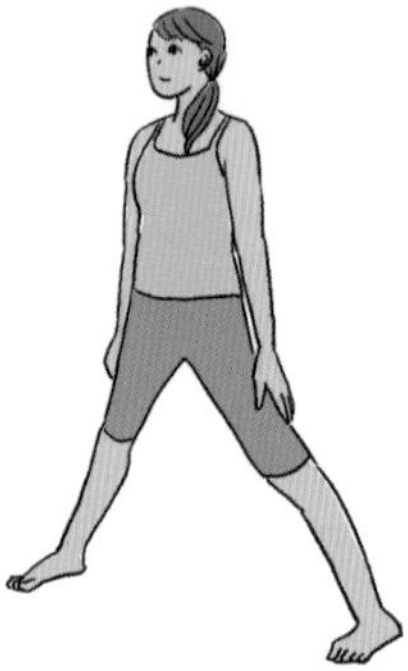

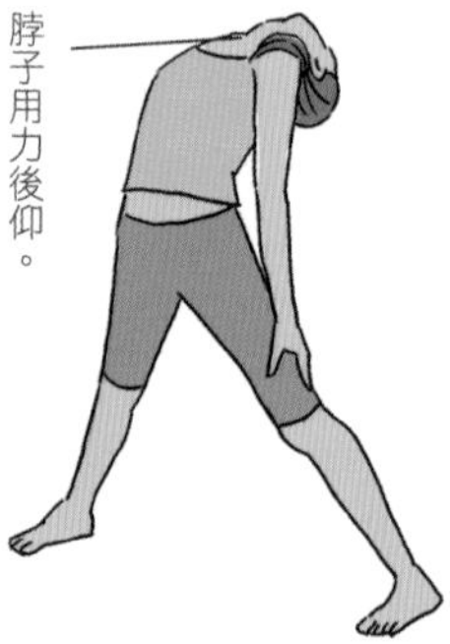
脖子用力後仰。

❶雙腿張開，腳尖朝正面站立。雙手放在大腿上。

❷一面吸氣，一面繃緊臀部，上半身往後仰，胸部向前凸出。

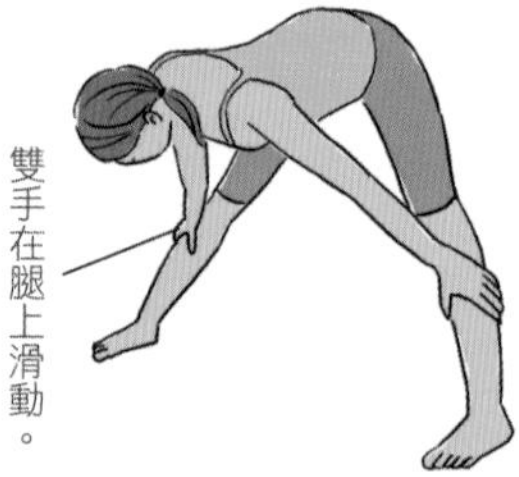
雙手在腿上滑動。

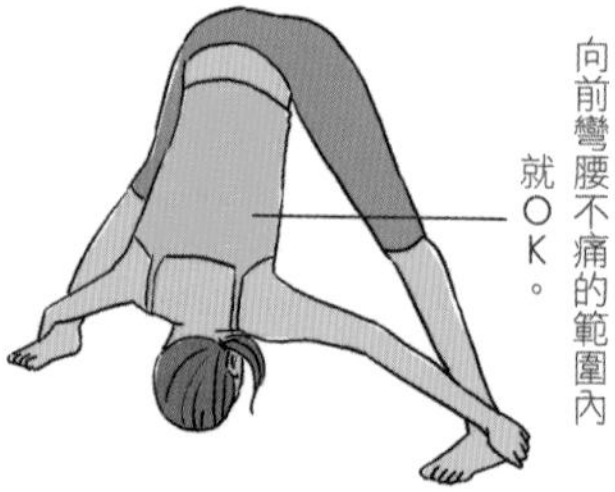
向前彎腰不痛的範圍內就OK。

❸一面吐氣，一面挺直背部將上半身往前傾倒。雙手沿著腿往下滑。

❹手碰到腳踝後，伸直手肘頭碰地板。在脖子不痛的前提下，將重量放在頭上，維持三至五次呼吸。

5.全身不用力放鬆

▸ 30世代的日常歪斜矯正 ◂

經過結婚或生產，30幾歲有很多人的環境產生了大變化。用心打造能夠從懷孕的身體變化、生產造成的損傷中復原的身體，成為從內發光又健康的女性吧！

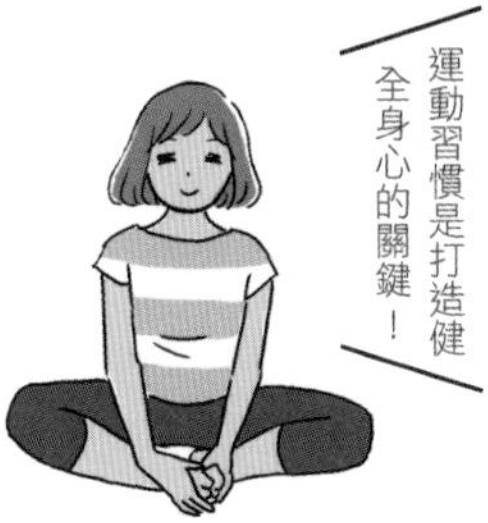

1.按摩腳趾（→P101）＋放鬆肩膀＆頸部（→P23）

2.扭轉身體伸展操

利用左右扭轉身體矯正歪斜，可以刺激內臟活化機能。

❶趴下躺著，右手朝頭的方向伸展，左手從肩膀的水平方向伸直（呈現9點鐘的形狀）。

❷左手朝天花板舉起，扭轉上半身。視線朝向舉起的手，維持三至五次呼吸。另一邊也以3點鐘的形狀做此運動。

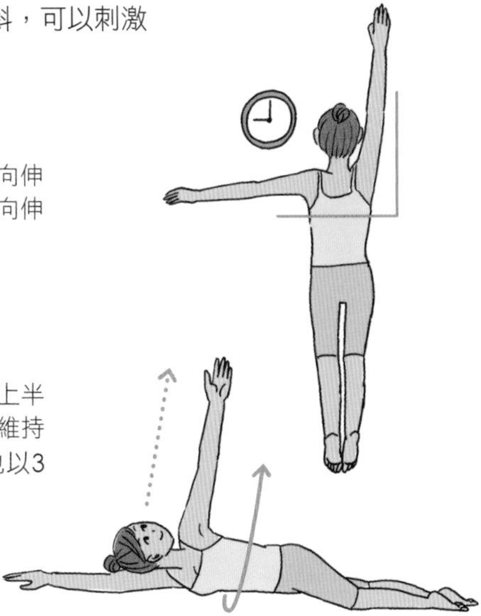

3.收緊腹部的瑜伽

鍛鍊腹肌與大腿的肌肉，活化代謝，也推薦用來恢復產後的體型。

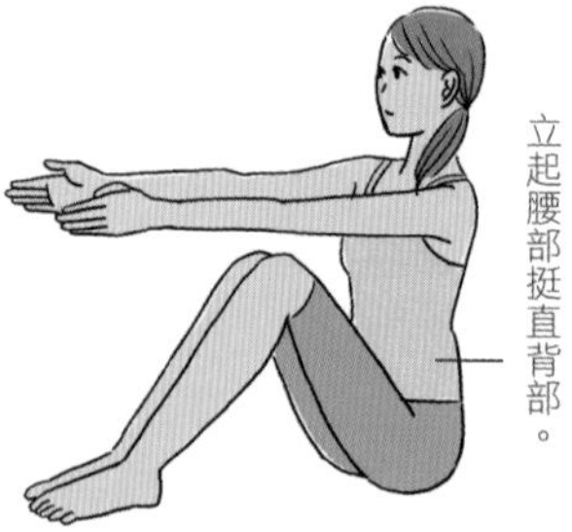
立起腰部挺直背部。

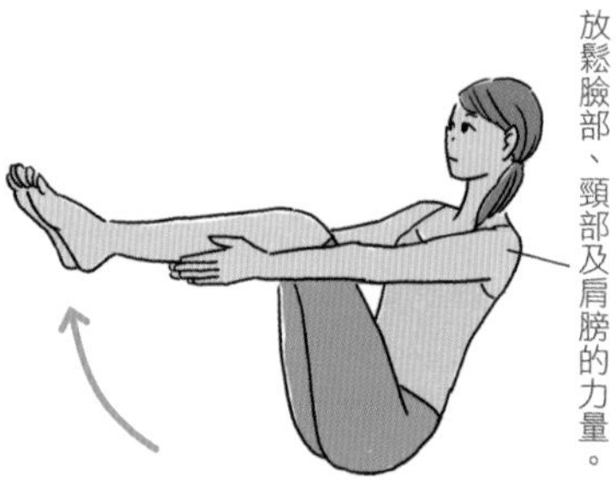
放鬆臉部、頸部及肩膀的力量。

❶挺直背部，彎曲雙膝立起坐著，雙手放在地板上，一面吸氣，一面將雙手伸直舉起，與地板平行。

❷一面吐氣，一面將雙腿舉到手的高度，雙腿併攏，小腿肚與地板平行，維持三至五次呼吸。

做不到步驟❷姿勢的人

雙手在大腿後側交扣，支撐腿部保持平衡，維持五至八次呼吸。

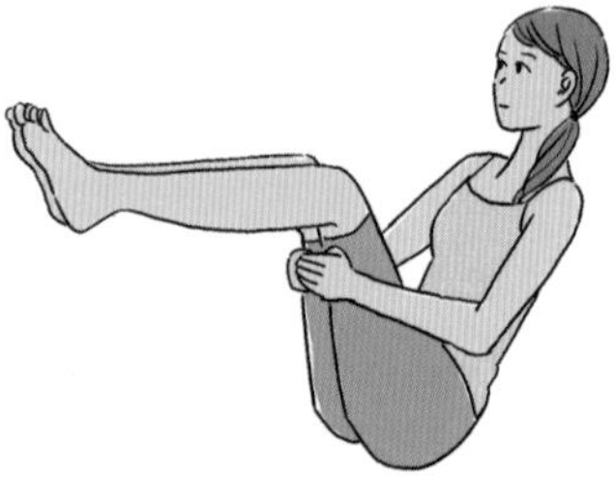

4.收緊骨盆的瑜伽（→P149）

（→P149）

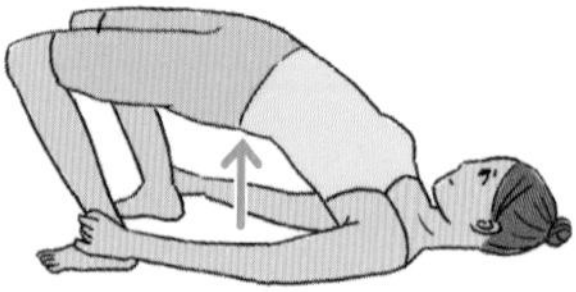

5.全身不用力放鬆

▸ 40世代的日常歪斜矯正 ◂

40幾歲是工作進入老練的境界，育兒告一個段落，開始緩慢地減少女性賀爾蒙，身心都能感覺到變化的時候。從平時就活動身體，以迎接即將來臨的更年期吧！

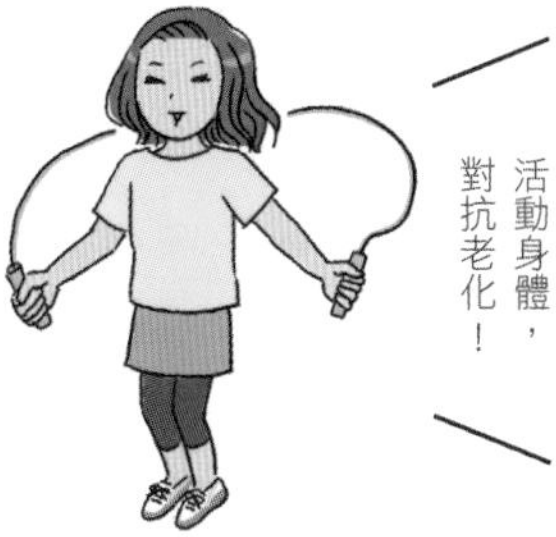

1.按摩腳趾（→P101）＋放鬆肩膀＆頸部（→P23）

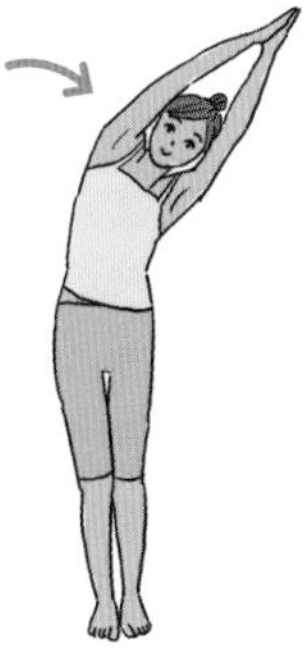

2.改善心情憂鬱的瑜伽（→P164）

3.增加肌力的訓練

強化背部與腹部周圍的肌肉，打造穩定的身體。

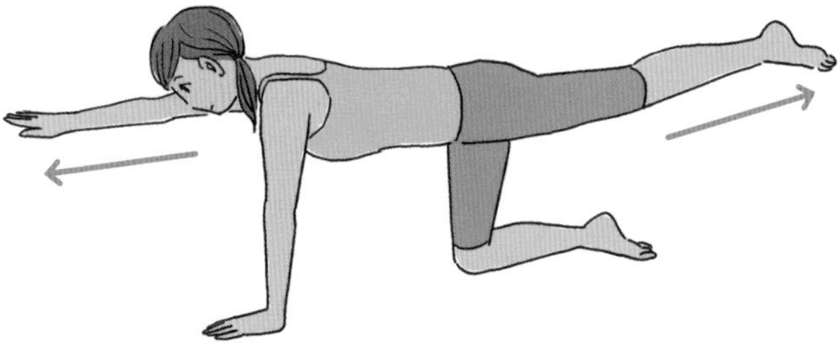

身體呈匍匐姿勢，右手與左腳和地板平行伸直。
維持三至五次呼吸，做完再換另一邊。

4.收緊全身的瑜伽

用全身保持平衡的姿勢，有溫暖身體、收緊腰部與側腹的效果。對高血壓效果也不錯。

❶挺直背部，放鬆肩膀的力量，跪坐。

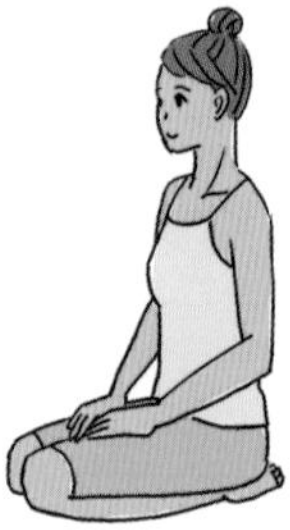

❷一面吐氣，一面抬起腰部呈匍匐姿勢，左腳往後一步延伸。

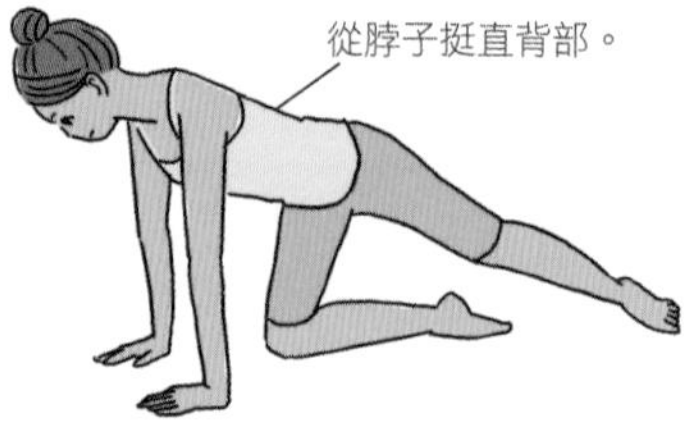

❸一面吸氣，身體一面往左扭，左手往正上方伸展，維持三至五次呼吸。一面吐氣一面恢復步驟❶的姿勢，做完再換另一邊。

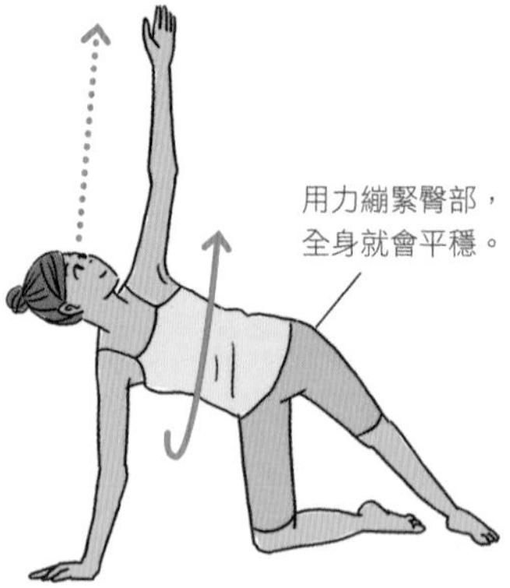

5.全身不用力放鬆

50世代的日常歪斜矯正

女性賀爾蒙急遽減少而發生更年期障礙的時期，症狀有無或程度因人而異，但可以增強體力或放鬆身心來緩和症狀。為了讓今後的人生更充實，請加強運動。

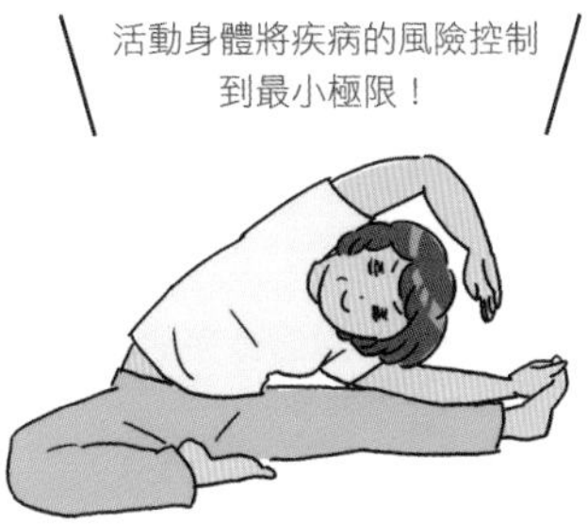
活動身體將疾病的風險控制到最小極限！

1.按摩腳趾（→P101）＋放鬆肩膀＆頸部（→P23）

2.椅子瑜伽

放鬆股關節周圍，使血液、淋巴的循環變好，也能袪除腳部疲勞，使步法變輕快。

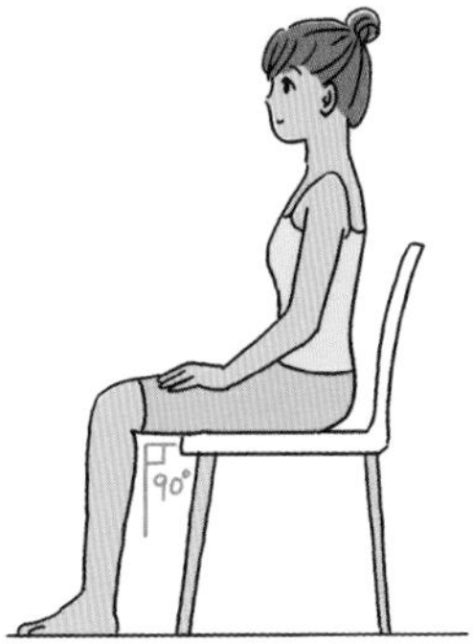
90°

❶坐在讓腳型呈90°的椅子上。

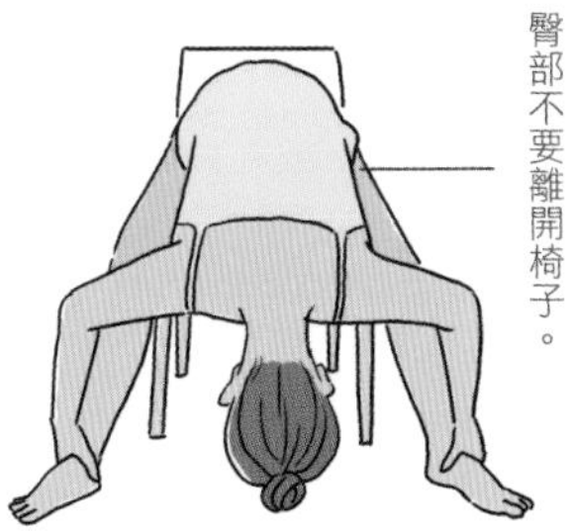
臀部不要離開椅子。

❷兩腳左右張大，上半身往前倒，雙手抓住腳踝，維持三至五次呼吸。

3.消除疲勞＆增加肌力的瑜伽

收緊大腿與臀部，打造穩定的下半身，對手腳的疲勞、矯正脊梁骨的歪斜都有幫助。

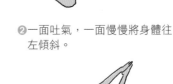

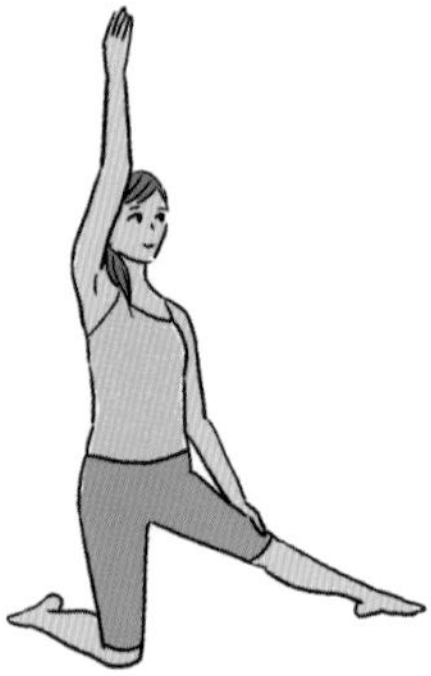

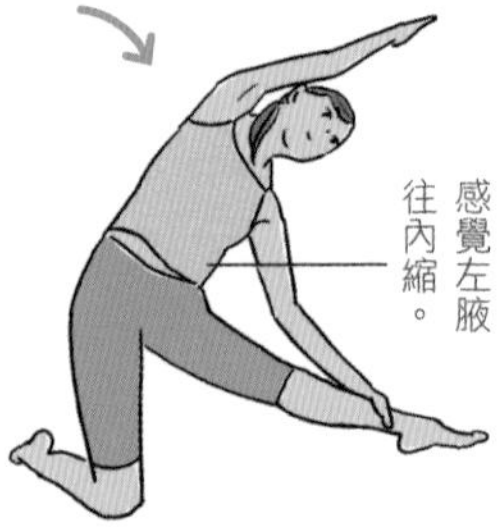

❶膝蓋著地一腳立起的姿勢，左腳往左側伸直，腳掌碰地板，腳尖朝向外側，一面吸氣一面將右手往上舉。

❷一面吐氣，一面慢慢將身體往左傾斜。

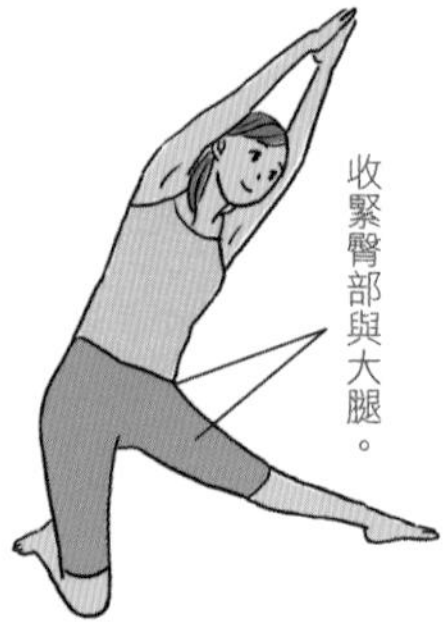

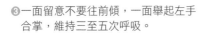

❸一面留意不要往前傾，一面舉起左手合掌，維持三至五次呼吸。

❹吸氣，上半身慢慢立直，一面吐氣一面放下手，做完再換另一邊。

4.每天都想做！消除疲勞的伸展操❷ （→P20）

5.全身不用力放鬆

依各類症狀

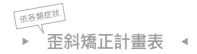

歪斜矯正計畫表

將之前登場過的伸展操、瑜伽、鍛鍊動作等，依照不同症狀組合成全新一套健身體操，循序漸進，更能對症舒緩，促進全身血液循環、新陳代謝。

徹底改善！矯正骨盆歪斜的選單

Start P30
P31
P114
P117
P122
P29 搖籃運動
P19
P149

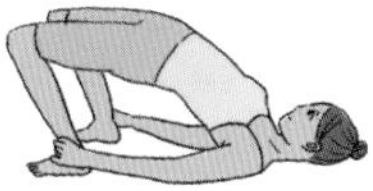

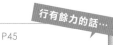

行有餘力的話…

P71 骨盆放鬆操
P73 矯正骨盆歪斜
P119、P123❶
P133
P182 椅子瑜伽

健康與美容的強化腸胃選單

Start P51
P53
P55
P54
P176 提升內臟功能的伸展操
P95 骨盆周圍肌力的訓練❶

行有餘力的話…

P45
P149
P177 提升活力的瑜伽
P178 扭轉身體伸展操

收緊身體的塑身選單

Start P96
P97
P45
P53
P179 收緊腹部的瑜伽
P99（進行適合自己腿型的伸展操）
P95
P65 誘使睡眠的瑜伽
P181 收緊全身的瑜伽

行有餘力的話…

P89、P92、P132、P143、P164
P177 提升活力的瑜伽、P180 增加肌力的訓練

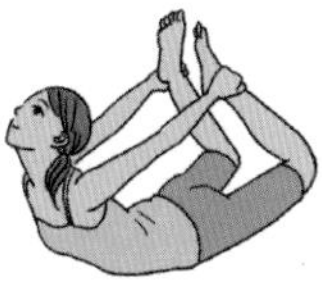

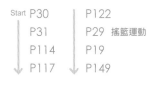

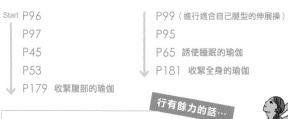

身形扭曲的元凶 擺脫駝背的選單

Start P29 駝背復位
P147
P92
P93
P19
P183 消除疲勞＆增加肌力的瑜伽

行有餘力的話…

P180 增加肌力的訓練

消除月經問題的選單

Start P114
P117
P119
P122
P177 提升活力的瑜伽
P55

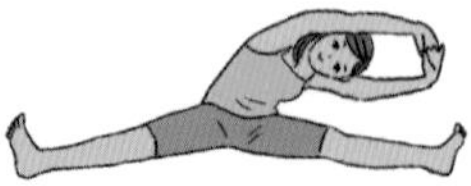

行有餘力的話…

P133、P164
P183 消除恢復＆增加肌力的瑜伽

根絕頑固肩痠的選單

Start P23
P24
P147
P123❸
P85 消除皮膚粗糙！肩胛骨伸展操

預防反覆頭痛的選單

Start P33（進行適合自己症狀的呼吸法）
P23
P24 舒緩肩膀痠痛的瑜伽❶
P123❸
P35

從內心變美！ 釋放壓力的選單

Start P61
P62
P63 讓心情變美麗的簡單伸展操
P164
P147
P65

踏實進行真正從疲勞恢復的選單

Start P19
P20
P31
P30 步驟①
P51

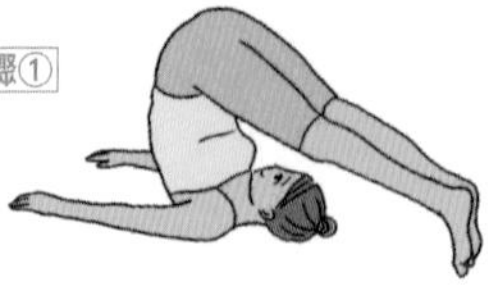

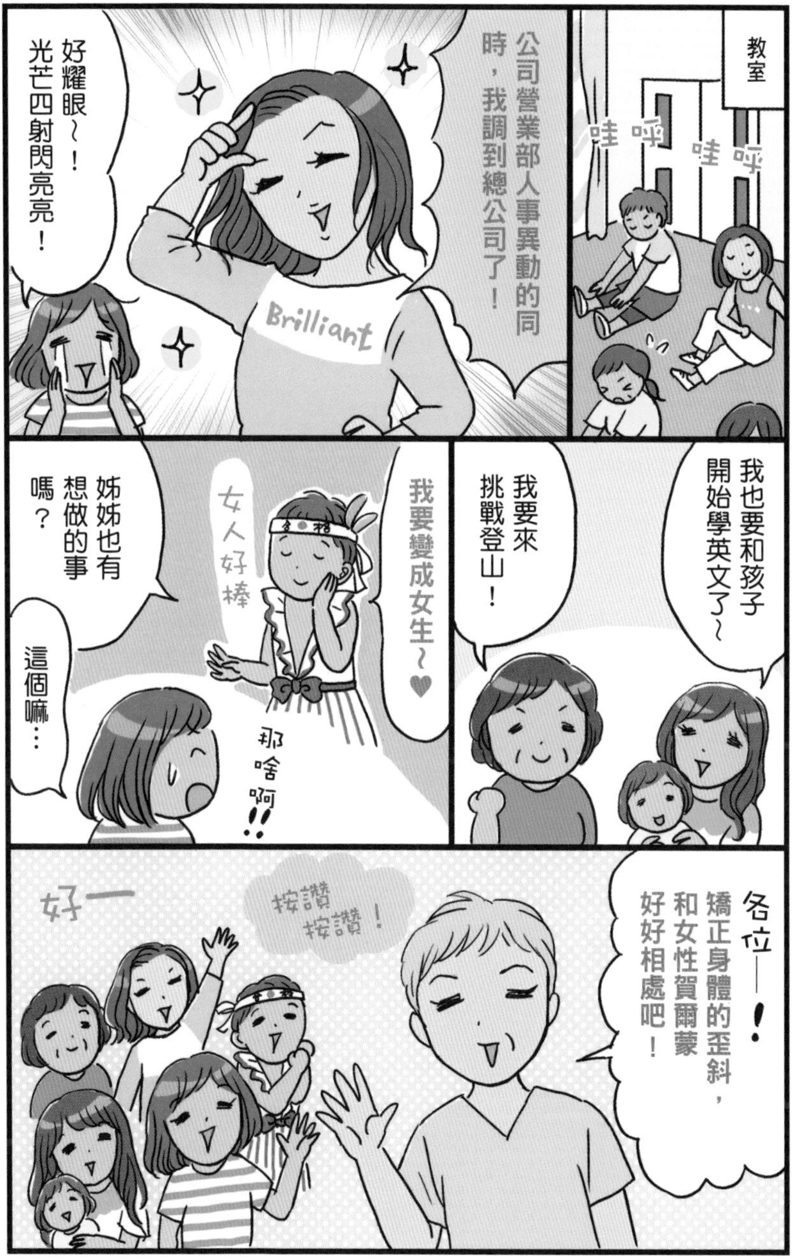
教室
哇呼
哇呼
公司營業部人事異動的同時，我調到總公司了！
Brilliant
好耀眼～！光芒四射閃亮亮！
我也要和孩子開始學英文了～
我要來挑戰登山！
我要變成女生～♥
女人好棒
那啥啊!!
姊姊也有想做的事嗎？
這個嘛…
各位——！
矯正身體的歪斜，和女性賀爾蒙好好相處吧！
按讚按讚！
好—

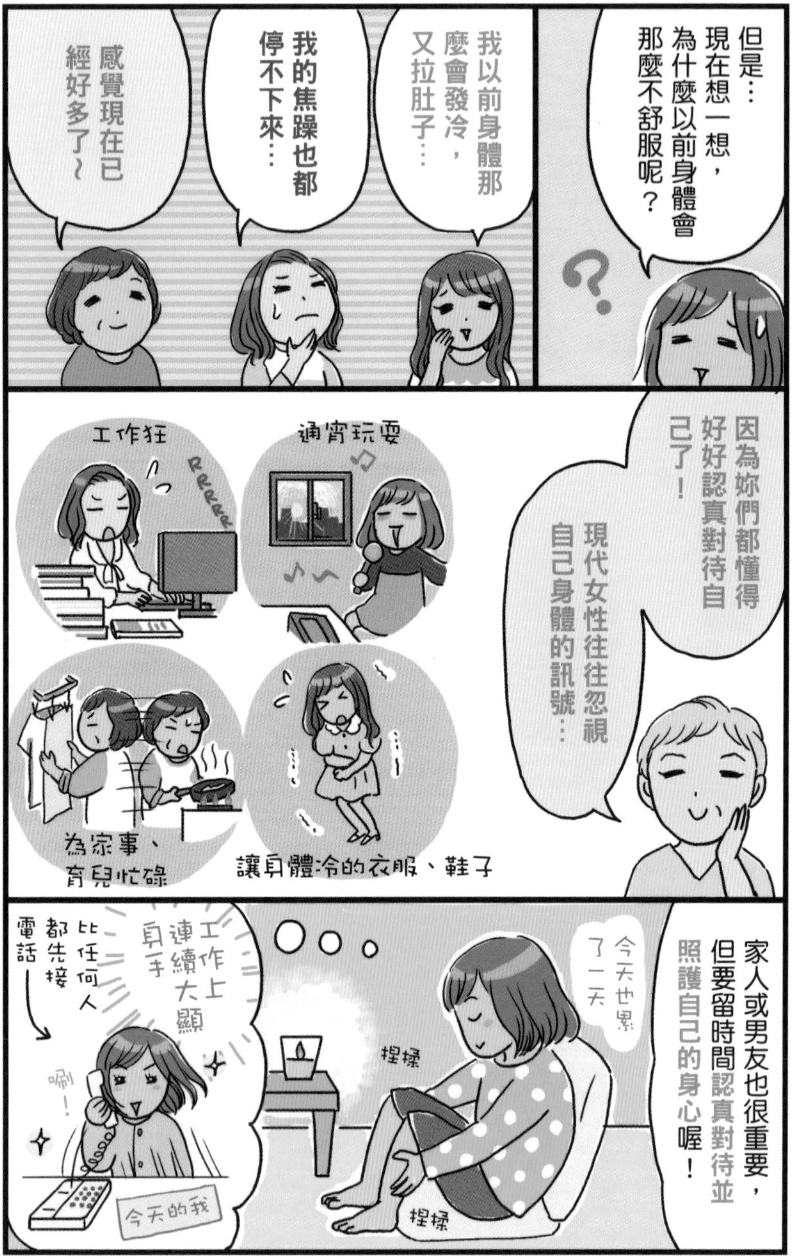
但是…現在想一想，為什麼以前身體會那麼不舒服呢？
我以前身體那麼會發冷，又拉肚子…
我的焦躁也都停不下來…
感覺現在已經好多了~
因為妳們都懂得好好認真對待自己了！
現代女性往往忽視自己身體的訊號…
工作狂
通宵玩耍
為家事、育兒忙碌
讓身體冷的衣服、鞋子
家人或男友也很重要，但要留時間認真對待並照護自己的身心喔！
今天也累了一天
捏揉
捏揉
工作上連續大顯身手
比任何人都先接電話
唰！
今天的我

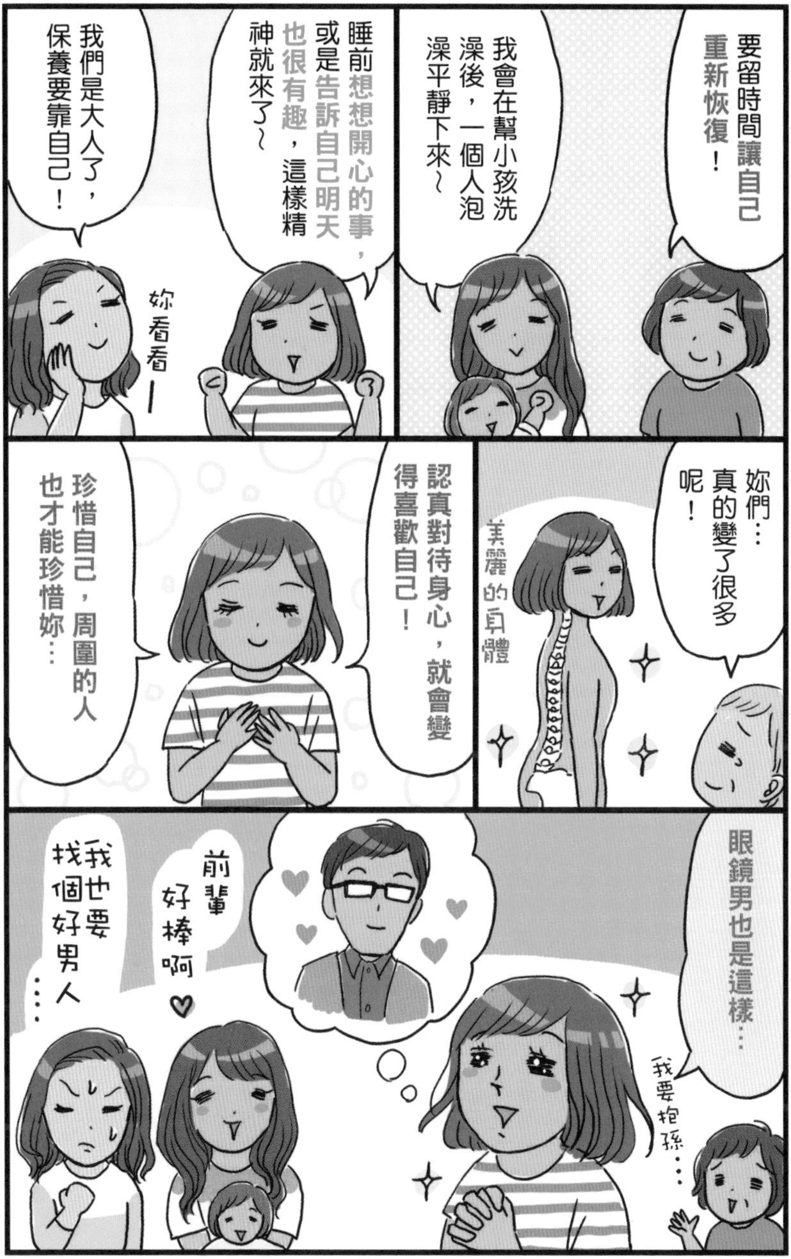
要留時間讓自己重新恢復！
我會在幫小孩洗澡後，一個人泡澡平靜下來~
睡前想想開心的事，或是告訴自己明天也很有趣，這樣精神就來了~
我們是大人了，保養要靠自己！
妳看看—
妳們…真的變了很多呢！
美麗的身體
認真對待身心，就會變得喜歡自己！
珍惜自己，周圍的人也才能珍惜妳…
眼鏡男也是這樣…
我要抱孫…
前輩好棒啊♡
我也要找個好男人…

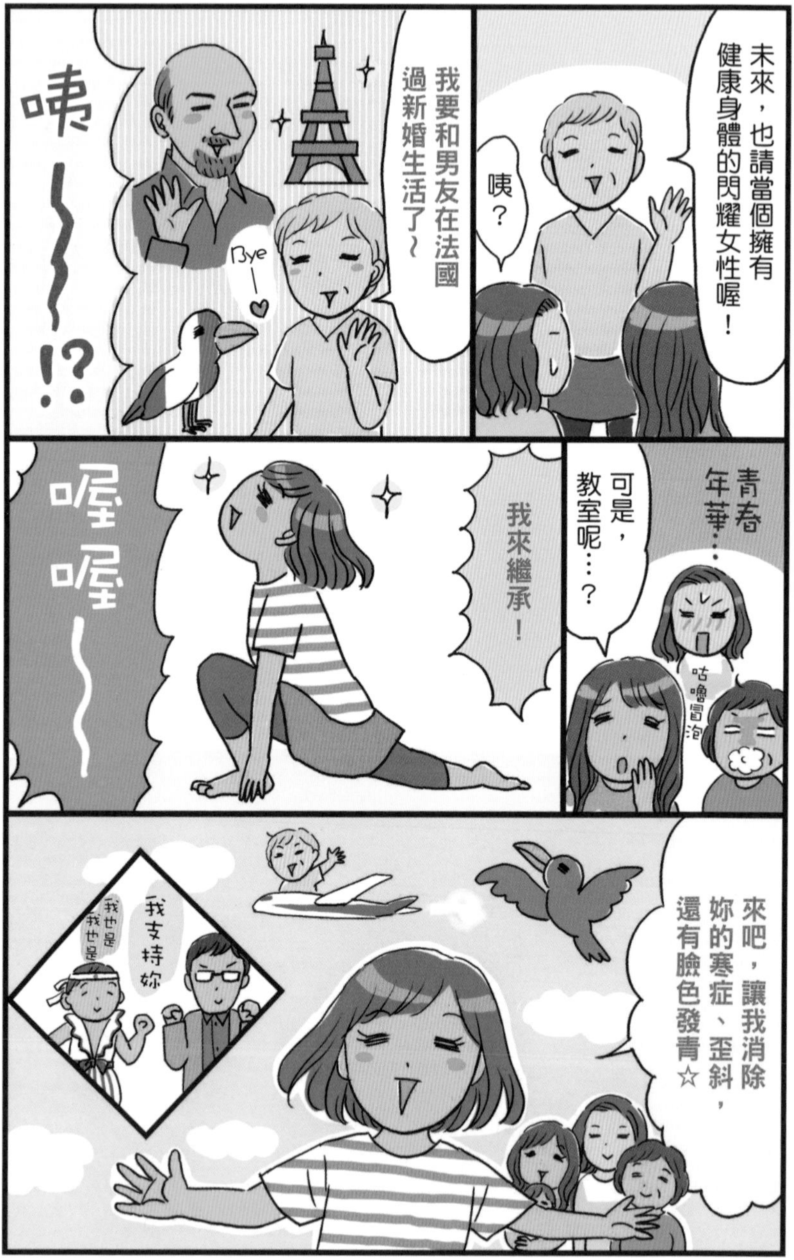
未來，也請當個擁有健康身體的閃耀女性喔！
咦？
我要和男友在法國過新婚生活了～
Bye
咦～～～!?
青春年華……
可是，教室呢……？
咕嚕冒泡
我來繼承！
喔喔～～
來吧，讓我消除妳的寒症、歪斜，還有臉色發青☆
我支持妳
我也是 我也是

MEMO

MEMO

脊椎直了，身體就爽快

編　　集—LIBERALSYA
審　　訂—西川奈穗美
譯　　者—陳冠貴
責任編輯—林巧涵
執行企劃—張燕宜
美術設計—林家琪
校　　對—洪麗雲
董 事 長
總 經 理—趙政岷
總 編 輯—余宜芳
副總編輯—丘美珍
出 版 者—時報文化出版企業股份有限公司
10803台北市和平西路三段二四〇號三樓
發行專線—（〇二）二三〇六—六八四二
讀者服務專線—〇八〇〇—二三一—七〇五・（〇二）二三〇四—七一〇三
讀者服務傳真—（〇二）二三〇四—六八五八
郵撥—一九三四四七二四時報文化出版公司
信箱—台北郵政七九～九九信箱
時報悅讀網—http://www.readingtimes.com.tw
電子郵件信箱—ctliving@readingtimes.com.tw
第一編輯部臉書—http://www.facebook.com/readingtimes.fans
流行生活線臉書—https://www.facebook.com/ctgraphics
法律顧問—理律法律事務所　陳長文律師、李念祖律師
印　　刷—詠豐印刷有限公司
初版一刷—二〇一四年六月二十日
初版三刷—二〇一七年八月三日
定　　價—新台幣二八〇元

時報文化出版公司成立於一九七五年，
並於一九九九年股票上櫃公開發行，於二〇〇八年脫離中時集團非屬旺中，

脊椎直了，身體就爽快
/ LIBERALSYA編集, 陳冠貴譯. -- 初版. --臺北市：時報文化, 2014.06
ISBN 978-957-13-5997-7（平裝）
1. 整脊　2. 脊椎病
413.99　　103010302